思想觀念的帶動者

文化現象的觀察者

本土經驗的整理者

生命故事的關懷者

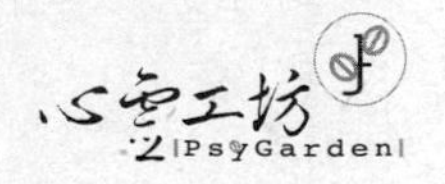

Self Help

顛倒的夢想，窒息的心願，沈淪的夢想
爲在暗夜進出的靈魂，守住窗前最後的一盞燭光
直到晨星在天邊發亮

是躁鬱，不是叛逆

【青少年躁鬱症完全手冊】

The Bipolar Teen:
What You Can Do to Help Your Child and Your Family

作　者 ● 大衛・米克羅威茲博士（David J. Miklowitz, PhD）、
伊莉莎白・喬治博士（Elizabeth L. George, PhD）

譯　者 ● 丁凡

審閱者 ● 張學岺

臺灣心理治療學會贊助出版

{目錄}

謹將這本書獻給研究家族治療和嚴重精神疾患的三位先驅：麥克・谷斯坦（Michael J. Goldstein）、伊安・佛隆（Ian R. H. Falloon）和里門・威恩（Lyman C. Wynne）。同時獻給我們接觸過的個案家庭，他們面對躁鬱症風暴的勇氣令人敬佩。

前言

1987年，我（大衛・米克羅威茲）跟一位家長的談話，至今無法忘懷。我才剛寫完論文，提出一些當時算是很新的觀念，有些人根本不相信。我發現：因爲躁鬱症而住院的青少年或年輕人，如果生活在充滿衝突的家庭中，九個月內復發的比例比衝突少的家庭爲大。精神科同僚們認爲我忘記考慮生物或遺傳變數，或是個案復發是否因爲沒有服藥。畢竟，躁鬱症和糖尿病或高血壓沒什麼不同，都是基因和生理疾病。我做了很多研究，就是沒有發現變數。

一位十八歲躁鬱症患者的母親要求我解釋我的觀察結果。我解釋了。她等我說完，瞪著我，然後終於說：「就這樣？」我以爲她沒聽懂，又解釋了一遍。

她聽懂了。

她的反應是：「呃，廢話。」

她一點也不意外。家庭壓力和復發有關。她可以給我數不清的例子：家庭衝突如何導致她兒子的復發。我跟她說，我非常想了解家庭做錯了什麼才會讓孩子復發，要如何預防這種事情發生。

她說：「你爲什麼不研究家庭做對了的事情？或許你

會發現爲什麼有些人不復發。」

過去二十年，我和同事們就是研究這個：家庭做對了什麼？如何讓孩子保持健康？我於1989年到科羅拉多大學當教授，開始和伊利莎白．喬治及其他同事一起做研究。伊利莎白的人際技巧很好，能夠讓不肯開口的個案或家屬開口。我們進行了大規模研究。我們稱這個心理教育治療爲「家族核心治療」（family-focused treatment, FFT），專門針對躁鬱症成人和他們的父母或配偶。我們的研究顯示，九個月的家族治療加上藥物治療非常有效，個案更願意服藥，和家人關係也更好。我們做了八年的研究，得到很多對躁鬱症家庭來說非常有效的策略。2002年，我出版了暢銷的《躁鬱症生存大全》（*The Bipolar Disorder Survival Guide*），將我們的研究結果公諸於世。

1990年代後期，有太多躁鬱症青少年的家長打電話來，說想接受家族核心治療，我們便修改了一個適合青少年使用的版本。然後，我們立刻看到了家長們面對的獨特挑戰：如果有的醫生認爲是躁鬱症、有的醫生認爲不是，家長該怎麼辦？孩子情緒變化很快，有時看起來像躁鬱症，有時看起來像是整個人崩潰，那他是眞的有躁鬱症嗎？還是有其他問題，例如過動症？還是荷爾蒙過多？壓力太大？或者孩子就是這樣難管教？這些孩子的狀況讓我們相信這不僅僅只是青春期問題，而是年輕版的躁鬱症。很不幸地，當時沒有適合的支持團體或治療系統可以提供給家屬，以幫助他們面對這些重複出現的危機。

過去十年，我們發展出了針對青少年的家族核心治療。我們學到如何做診斷、躁鬱症和其他疾患的差異、躁鬱症如何影響家庭或被家庭影響。我們學會如何跟家屬解釋（包括個案的兄弟姊妹）、如何指導他們接受正確治療、如何確保青少年持續接受有效治療。我們發現：最好的治療就是藥物治療與心理治療同步併行。

我們學到許多管理疾病的工具、個案穩定時如何讓他保持健康、如何辨認躁症發作前兆並及早預防、如何讓孩子脫離憂鬱。我們學會了教導家長如何辨認並處理自殺前兆，也學到了家長和老師及輔導人員溝通的重要，不能只給孩子貼上「情緒疾患」的標籤就不管他了。

我們寫這本書的目的，就是用易於理解的方式提供你有效工具，希望能幫助你面對高低起伏、充滿挑戰的躁鬱症病程，讓你的家庭生活不會因此而受到太大的影響，同時也能讓你了解孩子的優點並持續鼓勵孩子，讓你們對未來仍然充滿信心。

【第一部】

了解躁鬱少年

【第一章】

「我的孩子怎麼了？」

確診之前，我覺得生活像一百片的拼圖般破碎。現在，我的生活像是一千片的拼圖般破碎，其中還有一百片根本不屬於這個拼圖。

——十七歲躁鬱症患者

四十四歲的艾蜜莉是個單親家長，白天當女侍，晚上賣保健用品。她越來越擔心她的兒子，十四歲的卡羅。過去兩星期，卡羅的脾氣很壞，對每個人發火。不管是網路才斷了一下下、妹妹小蘭早上用廁所用得久了一點，或是他正在忙的時候小狗來找他玩，他都會大發脾氣。艾蜜莉猜卡羅晚上都比她晚睡，有兩次甚至是通宵熬夜。她很緊張，害怕卡羅瞪她的奇怪眼光，也害怕卡羅對宗教、死亡、葬禮和死後的怪異看法。卡羅相信輪迴，相信可以經由電子郵件和自己的前世溝通。從十三歲起，卡羅就越來越不把媽媽放在眼裡，對她罵髒話、用力推她。這陣子更糟了。艾蜜莉擔心，自己是不是長久以來都過度忽視卡羅怪異的行為。

艾蜜莉決定多花些時間跟孩子們相處。某個週六，卡羅睡到中午才醒來。他早上四點才睡，整晚在做「立即傳輸的實驗」。小蘭去參加同學的慶生會了。艾蜜莉提議去看電影，卡羅同意了，但是討論看什麼電影時竟然大吼大叫的吵了起來。

看完電影，卡羅坐進車子，忽然大吼：「我要吃披薩！」艾蜜莉說家裡有牛排，不要浪費，而且看電影已經花了不少錢了。卡羅開始大發脾氣說他餓了，她最好立刻開車去披薩店，「否則的話，妳給我小心！」艾蜜莉說：「你這樣對我說話，我可不接受。」

卡羅把飲料倒在她身上，拿起地圖打她的頭。她踩煞車停了下來。兩人開始互相大吼大叫，卡羅抓傷了艾蜜莉。艾蜜莉無法控制卡羅，最後只好同意去吃披薩。

回家以後，艾蜜莉一個人關在房間裡喝酒。她聽到敲門聲，卡羅傷心的問說：「媽，我可以進來嗎？」她讓卡羅進了房間。他坐在床邊顫抖著，眼神空洞。他說：「媽，人死了以後會怎樣？自殺是不是會下地獄？」

孩子為什麼變成這樣？是因為正值青春期嗎？還是她不會當媽媽？她早就應該預料到會有今天嗎？去哪裡找人幫忙？他們家還會像以前一樣嗎？艾蜜莉急著想要知道答案，但是網路上找不到她需要的資訊。

青春期躁鬱症非常令人挫折，甚至令家人心碎。青少

表1　如果有下列狀況，就應該讀這本書：

- 你認為孩子（12-18歲或更小的年紀）可能有躁鬱症但尚未接受診斷，你想看看是否應該帶孩子去做診斷。
- 孩子最近剛被診斷出躁鬱症，你想多了解一下孩子應該接受何種治療。
- 孩子接受躁鬱症治療已經數年，現在進入青春期，你想學習新知以便面對新的挑戰。

年躁鬱症很難處理，光是處理它對家庭的影響就可以耗盡你的力氣。不論孩子尚未接受診斷、已經被診斷出來但尚未開始治療，或是已經開始治療，你都需要盡量了解這個疾病。學會辨識病程、在完全發作前就看到早期跡象、讓孩子得到最新治療、控制用藥，這些都會讓你產生信心和力量。

了解青少年躁鬱症能讓你更接受它並適應它，進而協助孩子和其他家人一起面對。接下來各章節將回答你可能會有的問題。這本書的內容都是根據最新研究資訊及臨床經驗所寫的，即使你已經認識躁鬱症，還是值得一讀。

「躁鬱症是什麼？」

第二章和第三章會詳細解釋躁鬱症的症狀和診斷方法。簡單的說，躁鬱症（Bipolar Disorder 或 Manic-Depression）就是情緒變化極端，高低起伏很大。情緒高潮時稱為**躁症**（Mania），情緒低潮稱為**憂鬱症**（Depression）。

雖然任何時期的躁鬱症都很難處理，但是青春期的躁鬱症特別困難。青少年的躁症和憂鬱症的循環比成人快速。他們可能從興奮、快樂、充滿能量，忽然變得憤怒或憂鬱，甚至有自殺意念。有些青少年還可以同時經驗躁症和憂鬱症。躁症發作時，患者覺得非常興奮、易怒、自覺偉大、能量提升、活動增加、說話和思考都很快速、容易分心、衝動、從事危險行爲、較不需要睡眠。當憂鬱症發作，他們會覺得非常哀傷、對生活失去興趣、疲倦、緩慢、自責、想自殺、失眠或睡太多。青少年正在經歷人生極大的轉變，這些症狀只會讓他們更難以承受一切。

很難說有多少青少年有躁鬱症，這全要看是否有正確診斷。很多人很晚才會被診斷出來，或是完全沒被診斷出來。4%的成人有躁鬱症，也就是說，每二十五個成人就有一位有躁鬱症，其中有一半的人在童年或青春期發病。首次發病的好發期是十五到十九歲。這表示說，你的孩子大概不是學校裡唯一有躁鬱症的學生。

不論是多大年紀，躁鬱症患者在學校、工作、人際關係、家庭生活上都會有很大的困難。他們往往同時有注意力缺失過動症（ADHD）。有的人同時有焦慮症、濫用藥物或學習障礙。這些都會讓正確的診斷和治療變得極爲困難。

還好，我們越來越知道如何用藥物和一些適應策略來協助躁鬱症青少年。這本書就是要和你分享這些新知。

第一部討論症狀、原因、病程。躁鬱症是什麼（第二章）？如何診斷（第三章）？你和家人要如何一起面對（第四章）？不同發育階段的躁鬱症有何不同？成年之後會如何？

「爲什麼沒有人能告訴我，他的問題是什麼？」

艾蜜莉帶卡羅去看十三歲時看過的那位精神科醫師。當時的診斷是過動症。醫生仔細聽艾蜜莉的描述，但是對她和卡羅之間越來越激烈的衝突似乎沒什麼興趣。醫生和卡羅簡短談了一下，卡羅只說：「我有時候會生氣。」

醫生還是認為卡羅是過動症。他重新開了過動症的藥Adderall，加上抗憂鬱藥樂復得（Zoloft）。

大部分的躁鬱少年都曾經得到各種不同的診斷，包括過動症。很多醫生會說孩子只是沮喪、焦慮或正在青春期。你可能帶孩子看許多醫生，一再回答同樣的問題，然後醫生只告訴你這是典型的青春期行爲。事實上，青少年躁鬱症和其他疾患，甚至和正常青春期行爲相較，都不易辨識（請參考第四章）。即使是專家也不一定能夠分辨。

得到有效治療之前，你必須先得到正確診斷。不論你多麼努力，總是可能出錯。研究顯示，從首次發病到正確診斷平均拖延八到九年！

你可能對精神醫療系統感到挫折與憤怒。你可以讀第三章，了解醫生如何診斷青少年躁鬱症、如何分辨躁鬱症和過動症、對立性反抗疾患（oppositional defiant disorder）以及其他精神疾患。你將學會如何得到正確診斷、你應該問些什麼問題、如果不滿意的話能夠怎麼辦。

你會變得很熟悉**合併症**（comorbidity）〔譯註〕一詞——不只一種疾病同時存在。了解合併症可以讓你知道如何選擇不同的藥物，因爲同樣是躁鬱症，如果有合併症的話，藥物會不同。

躁鬱症的最大困擾就是對家庭生活的影響。身爲家長的你，在經濟上、生活上、情緒上的壓力都會很大。第四章就是討論躁鬱症對家庭的影響。診斷出躁鬱症之後，家庭會經過哪些適應階段？將如何影響其他健康的孩子？如何鼓勵生病的孩子發揮才華？雖然你的情況可能不同，但是我們描述的案例將提供你一些或許有用的想法。

「爲什麼我搞不清怎樣是病、怎樣不是病？」

躁鬱症青少年也做一般青少年會做的事：和父母爭吵、愛冒險、嘗試吸毒或喝酒、情緒不穩。你怎麼知道孩子的行爲是正常青春期行爲還是發病了呢？患者的內在歷程如何？和一般青少年的內在歷程有何不同？

艾蜜莉有時候覺得卡羅有病，有時候又覺得他只是個惹人煩的青少年。卡羅很激動的辯解：「我的朋友都跟我一樣啊。是你有毛病！」

一旦確診，你可能變得過度敏感，任何一點小事都可能讓你緊張，以爲孩子要發病了。這是常見的現象。即便是專業人士有時也會搞混。我們收集了很多個案經驗，在

【譯註】也譯爲共病現象。

第四章與大家分享、討論這個問題。當孩子表現憤怒或叛逆時，第四章的內容可以提供你一些參考，以便判斷孩子的行爲是否正常。

「爲什麼我的孩子會這樣？」

卡羅開始服藥兩週後，狀況變得更糟。他幾乎有一整個星期不睡覺，白天也不睡。他說睡覺是浪費時間。他總是很生氣，隨時好像要打媽媽似的。他打破一盞燈。他總是摔門。卡羅口頭威脅小蘭，艾蜜莉開始擔心女兒的安全。卡羅不停的談到他讀的一本關於密教和巫術的書。他開始收集樹枝和垃圾，在他的房間建神壇。

一天早上，艾蜜莉叫卡羅起床去上學。他咒罵媽媽，然後躲進廁所，用刀片在手臂上刻了「我恨你」三個字。艾蜜莉打電話叫警察，卡羅被強制送醫。

卡羅住院後，艾蜜莉見到住院精神科醫師。這位醫師專攻青少年情緒問題。她仔細聽了卡羅的發育、症狀、家族史，問了一些艾蜜莉之前沒被問過的問題。醫師說，卡羅的問題可能源自家族遺傳，雖然家族裡沒有人被診斷有躁鬱症。卡羅的父親以前常常陷入憂鬱，而且酗酒。艾蜜莉自己也犯過幾次憂鬱，一次是剛生下卡羅的時候，一次是卡羅父親離開她的時候。卡羅的祖父是一個愛流浪、愛賭博的傢伙，從來沒有固定住所。

住院一週後，卡羅得到躁鬱症的診斷，開始服用情緒穩定劑帝拔癲（Depakote）和抗精神疾病藥物思樂康（Seroquel）。醫師同意接受卡羅爲門診病人。艾蜜莉和卡羅參加了醫院辦的支持團體，和其他有躁鬱症青少年的家庭每週聚會一次，學習關於躁鬱症的知識。

這些聚會讓艾蜜莉感到非常挫折、擔憂、哀傷。她一時無法接受，覺得失去了卡羅，那個聰明、有藝術才華、有創意的年輕人。她開始擔心或許得一輩子帶著卡羅進出醫院。卡羅的心情也不好過，他擔心自己會一輩子精神不正常，永遠不會有自己的事業或家庭。母子兩人都在心裡想：「為什麼會是我？」

接受現實的第一步就是了解躁鬱症可能會是遺傳的，孩子未來仍可能發病。知道孩子生了什麼病，並且了解這個疾病是生理的，可能讓你不再自責恐懼。你以前可能以爲是你造成的，因爲你不會教養孩子、因爲你們離婚了、因爲孩子小時候交給保姆帶，或是其他原因。但是知道眞相之後，你可能開始有其他擔憂：孩子會一直這樣嗎？其他孩子也會發病嗎？我也有病，只是不知道嗎？孩子需要終生服藥嗎？這些藥物會傷害他嗎？

本書的第二部將回答這些問題。第五章描述青少年躁鬱症的生理心理治療模式，強調發病的心理、環境和生理因素。例如，壓力會導致發病，但是青少年患者可能給自己製造壓力。這是爲什麼除了服藥之外，患者還要接受心理治療的原因。

了解躁鬱症的生理機制會讓你更了解藥物治療。例如，如果你知道孩子容易有躁症發作，就不會隨便給他吃抗憂鬱藥物。如果憂鬱的患者吃了抗憂鬱藥物，卻沒有合併服用情緒穩定藥物的話，躁症就可能發作。卡羅開始服用抗憂鬱藥物時，已經躁症發作了，於是情況更糟。

「如何治療我的孩子？」

根據我們的經驗，最大的問題是：家長是否能夠帶孩子來接受治療？孩子是否能夠持續接受治療？即使孩子的行爲嚴重影響家庭生活，孩子可能不認爲自己需要治療，你的配偶也可能不同意讓孩子接受治療。你可能覺得非常挫折生氣。

第二部的首要目標就是讓你熟悉各種治療方法。第六章解釋不同藥物，包括情緒穩定劑（mood stabilizer）和非典型抗精神疾病藥物（atypical antipsychotic）兩大類。市面上一直有新藥出現，但是有一些歷史悠久的常用藥物仍然非常好用，像是鋰鹽（lithium）。

許多躁鬱症青少年從個人、家庭或團體心理治療中獲益，第七章就會談到這個。心理治療的效果或許一時看不出來，但確實是治療中非常重要的一環。

「我要如何協助孩子持續接受治療？」

參加支持團體後，艾蜜莉覺得眼界大開。其他家庭也遇到一樣的困擾，艾蜜莉第一次覺得自己不那麼孤獨。卡羅痛恨這些聚會。他認為其他孩子是軟腳蝦、沒用的傢伙，他不肯再去了。他也開始不按時服藥，有時候把藥亂放、找不到藥盒。他不喜歡醫師，覺得她不了解他，總是在「說些讓人聽不懂的話」，而且她對他的宗教信仰毫無興趣。

孩子能不能穩定接受治療，要看你。也就是說，你得想辦法讓他乖乖服藥。你需要和醫生密切合作。

這些青少年常常不按時服藥。卡羅又發作過好幾次之後，才肯按時服藥。你的孩子也可能如此。他可能一下子願意，一下子又不肯服藥。他也可能肯服一種藥，卻不肯服另一種藥。卡羅有一陣子只肯服用過動症的藥物，卻不願意服用預防躁症發作的情緒穩定劑。你的孩子可能一開始願意吃藥後來又不肯了，或是從頭到尾都拒絕用藥。

有時候，孩子拒絕服藥是因為不愉快的副作用：粉刺、體重增加、失眠、頭痛、顫抖、疲倦。醫生可以改善某些副作用。此外，有些孩子覺得服藥表示他們是「精神病患」，心理上無法接受。第八章將談到如何和孩子討論用藥、如何和醫生討論劑量以減低副作用、如何觀察藥物是否有效。如果孩子和其他家人能夠接受治療計劃，日子會容易得多了。

「我要如何避免孩子病情惡化？」

診斷和藥物治療只是初步。躁鬱症有很多起伏，常常復發。預防復發的前提是，你必須了解孩子發作前的早期徵兆。本書會協助你認識躁症和憂鬱症的早期徵兆，並學會如何採取行動（第十到十三章）。

大部分青少年發作之前，會有一段時間很明顯的不對勁。艾蜜莉注意到卡羅躁症發作前會兇每個人，眼神也怪怪的。許多家長說：「他眼光怪怪的時候我就知道躁症要發作了。」或是「憂鬱症發作前，他會看起來軟綿綿的，好像手腳都沒有用似的拖著。」

你可能也注意到了某些跡象，但是不知道如何分辨發作前兆和一般性的情緒變化。如果你的孩子尚未確診，或是才剛被確診，他的「循環模式」（發作前後徵兆何時出現、如何出現）可能還不清楚。第十一章會談到如何辨認躁症發作前兆、如何處理。艾蜜莉知道一旦卡羅眼神怪怪的、表現宗教狂熱時，就要增加抗精神疾病藥物思樂康的劑量。

最重要的是你必須知道何時和精神科醫師溝通。你和家人需要事先同意何時打電話給精神科醫師，請他緊急改變藥物劑量。有時很容易改變，例如增加情緒穩定劑的劑量；有時比較複雜，孩子需要住院調整藥物劑量。

第十二章談到憂鬱症發作時要如何處理。青少年憂鬱症可能突然發作，並且很難分辨是憂鬱症還是躁症發作（有時二者同時發作）。關於憂鬱症自我管理的文獻較多，我們比較知道如何控制憂鬱症。第十二章會談到各種技巧，例如行爲激發（behavior activation）——有計畫的讓孩子保持活動並和環境互動；認知重建（cognitive restructuring）——協助孩子看到並改變自己的悲觀想法。

第十三章將談到如何處理孩子的自殺意念。躁鬱症青少年往往有自殺意念，但這是可以預防的。自殺防預包括屋子裡不要有任何武器或可以致死的藥物。

「長期來看，我要如何協助孩子保持健康？」

跟其他家長談過之後，艾蜜莉明白，卡羅必須保持固定的睡眠習慣。卡羅出院後，常常熬夜在電腦上和朋友即時通或講手機。他還打電話到非洲去，但事後完全不記得了。艾蜜莉堅持要求卡羅十一點上床，早上七點起床準備上學。但是他們的家庭生活原本就缺乏規律步調，很難維持固定睡眠時間。

醫師建議卡羅晚上服用思樂康協助入睡。卡羅不情願的開始記錄自己上床和起床的時間，以及自己的情緒。卡羅認為這件事很「蠢」，覺得自己像個精神病患，但還是照做了。過了幾個星期，他的情緒開始穩定。

你和你的孩子都必須熟悉自我管理技巧，例如固定的睡眠時間、晚上避免過度刺激、保持睡眠和情緒紀錄、避免毒品和酒精、家庭壓力要減至最低（第九和十章）。這些習慣會讓你的孩子情緒穩定，但是不見得能夠解決一切問題。就像藥物一樣，你可能很難說服孩子使用這些自我管理技巧。本書第三部討論各種案例，也包括了可能很有助益的紀錄表。正如艾蜜莉說的：「管理躁鬱症必須改變整個生活作息，不能只是服藥就算了。」

除了管理之外，更重要的是你必須懷抱希望，也讓孩子知道你對他有信心。還在摸索用藥時，你可能感到很挫折，或是對醫生很憤怒。但是一定要一直懷抱希望，這一點非常重要。

「我的孩子可以有正常的學校和社交生活嗎？」

卡羅星期六下午出院，星期一就去上學了。星期二早上十一點，艾蜜莉接到學校輔導老師的電話，請她去接孩子。卡羅咒罵老師、翻桌子、憤怒的走出教室。輔導老師認為卡羅太不成熟，可能還不適合上高中。艾蜜莉試著解釋卡羅的躁鬱症。輔導老師不理會艾蜜莉的話，表示她見過很多「嚴重情緒困擾」的孩子。她提到特殊教育或在家教育。艾蜜莉表示卡羅已經在服藥了，只是需要一點時間穩定下來。輔導老師問「家裡是否有問題」，艾蜜莉最後只好掛斷電話，覺得學校裡沒有一個可以協助卡羅的人。

這時，卡羅開始與朋友疏遠。他一向不擅社交，但是有一些好朋友。現在他不想去朋友家了，但還是一直玩即時通。他和朋友通電話時都很簡短，不像以前那樣說個不停。

青少年躁鬱症對日常功能有非常大的影響。這些青少年可能有時候一切功能正常，卻忽然學業退步，成績從甲等一下子變成不及格；本來準時上學的，卻突然蹺課。通常，退步都和躁症或憂鬱症發作有關。很不幸地，學校通常無法處理精神疾病，例如躁鬱症、亞斯伯格症（Asperger syndrome）或過動症。你可能和老師或輔導老師發生嚴重衝突，覺得這些人理應協助你卻反而造成你更大的困擾。

有些學校會把所有的問題學生都歸類爲「嚴重情緒困擾」或「需要特殊教育」，忽視各個孩子的問題不同、需求也完全不同。躁鬱症和過動症的學生需求完全不同。卡羅需要每天晚點上學，每堂課時間短一些，情緒不穩時需要輔導老師協助，還需要數學家教。過動症學生可能需要行爲管理，包括如何提升注意力、減少分心、提升組織能力和記憶力的策略，以及社交技巧。

第十四章討論如何讓孩子在學校學習順利。我們的經驗顯示，家長和學校可以彼此協助。如何擬定躁鬱症青少年的教育計畫？這個教育計畫和過動症或學習障礙學生的教育計畫有何不同？是否要跟老師或其他家長說孩子有躁鬱症？說了會有怎樣的後果？躁鬱症的標籤可能會爲孩子在學校或朋友之間帶來困擾，該如何幫助孩子面對？

根據我們的經驗，學校的老師和輔導老師通常很願意協助，但是他們的業務過於繁重。你的孩子會需要「個人教育計畫」（individiualized educational plan, IEP），這是要經過各方同意的書面教育計畫，目的是協助孩子發揮最大的學習潛力。設計這些教育計畫，更重要的是實際的執行時，你需要很堅定的和學校當局協商。你需要爲孩子發聲，但也要小心不得罪老師。

因爲躁鬱症青少年不太會控制情緒，他們在學校不太容易交朋友。讓孩子和朋友保持互動對他的情緒穩定很有幫助。第七章和第十四章將談到維持孩子在學校的人際關係的治療策略。

「我要如何不讓這個疾病毀了我和我的家？」

從卡羅很小的時候，艾蜜莉就覺得他很難帶，進入青春期之後更難。輔導老師口中的「正常發育過程中，爭取獨立」的行為，在艾蜜莉眼中，其實就是惡毒的語言，讓她覺得自己很沒用，而且受到威脅。卡羅不再是小男孩，比媽媽高大多了。她開始害怕自己的兒子。更糟的是，艾蜜莉必須面對親友的干預：「他只是個青少年」、「他太不像話了，你不能讓他為所欲為」、「打他一頓」、「送他去念軍校」。一位受過精神科訓練的朋友甚至說：「他會不會被性侵過啊？只是沒告訴你？還是他在嗑藥？」這些話讓艾蜜莉覺得自己是一個不稱職的母親。

艾蜜莉也有自己的問題。她的工作壓力很大，直銷事業進行得不順利，經濟上勉強過得去。她的前夫只付一點點撫養金，也不太管孩子的事。當他出現的時候，通常會帶禮物給孩子，還帶他們出去見他的新女友。每次，卡羅都會對母親更憤怒、更有敵意。

艾蜜莉開始喝酒以減低日漸增強的焦慮。更糟的是小蘭也開始有問題，一不順心就罵髒話、踢傢俱。

有一次，艾蜜莉在團體治療時哭了起來，說：「我沒料到我的人生會變成這樣。我有那麼多夢想。或許我根本不應該當媽媽。」

身為躁鬱症青少年的家長，要面臨的挑戰非常大。你的人生可能完全改變了，你的人際關係、工作和家裡其他的孩子都會受到影響。雖然躁鬱症是一種生理疾病，就像糖尿病一樣，但是躁鬱症有汙名化和羞恥感的心理負擔。光是對付這個疾病，你就可能已經覺得負擔很重了，例如必須常常請假、經濟的壓力、親子關係緊張等等。躁鬱症帶來的心理壓力也同樣沉重，你可能覺得自己也需要心理輔導。因為躁鬱症有家族遺傳的特質，有些家長還得同時面對自己的、配偶的或家人的情緒疾患。

我們的研究顯示，躁症發作之前以及發作過程中，家庭環境會嚴重影響下一年復發的機率。許多精神疾病都受到家庭環境的嚴重影響。

本書的主要目的就是給你一些工具，讓你能夠管理自己的情緒和家庭中的種種壓力。例如孩子對你發脾氣時，你可以如何反應；如何一起解決問題，不要讓事情變得不可收拾；要不要跟孩子協商條件……等等。我們也提供各種穩定自己的技巧，例如呼吸、重新集中注意力、和負面思考保持距離等等。這些情緒自我管理技巧讓你得以保持冷靜。

你可能覺得第四章和第九章最有用。內容包括：躁鬱症會如何影響家庭？家庭要如何創造正向的、保護孩子的環境，並同時維護婚姻、保護其他孩子？家長的角色、個案的角色、兄弟姊妹的角色如何平衡？

我們會常常提到家族治療的技巧。我們在許多研究中發現，服用躁鬱症藥物的個案中，家庭教育和技巧的訓練可以預防復發、穩定情緒。其他研究也顯示支持團體可以穩定個案病情。我們會一一描述這些技巧，例如有效傾聽、協商的策略，以及解決問題的技巧。

我們將提供許多建議，讓你和家人練習疾病管理技巧。如果在問題發生之前練習這些技巧，問題發生時運用起來才會有效。能夠有效溝通、解決問題的家長，可以幫助患病的孩子穩定，也幫助其他孩子適應。

艾蜜莉與卡羅：尾聲

卡羅現在十八歲了，情況改善了許多。他得到高中同等學力證明，進入社區大學就讀。他終於願意接受自己有躁鬱症的事實，並願意按時服藥，這是他的病情能夠改善的主要原因。這是經過了許多過程之後的結果，不是一夕之間就達成的。他和精神科醫師會面過很多次、接受心理諮商，艾蜜莉從她的團體中得到教育和支持。卡羅的情緒還是會起起伏伏，常常抱怨自己總是感到沮喪，不過他越來越少發脾氣了。他和艾蜜莉關係不算親密，但是還算和平。小蘭一直沒有躁鬱症。她念高中時遇到一些問題，也接受過心理諮商，但基本上是功能正常的青少年。

艾蜜莉和支持團體的其他家長關係密切，多年後還每個月聚會。他們發展出來一種系統，每當有人覺得太疲倦時，他們會彼此支持。例如說，如果艾蜜莉和孩子吵架了，南西和她丈夫可能開車過來，讓艾蜜莉離開幾小時，出去散散心。孩子們似乎很喜歡這樣的安排，等媽媽回家的時候，大家的情緒都恢復了。

艾蜜莉還會想喝酒。她去參加戒酒協會尋求支持。她還在上班，但是晚上不做直銷了。她也比較能夠接受人生的轉折：「我不會希望任何人或任何家庭得到躁鬱症。但是我想，躁鬱症讓我更堅強了。」她常常協助剛剛獲知孩子有躁鬱症的家長。

這本書的主要訊息就是希望你能樂觀的懷抱希望。許多家長和你一樣，面對著相同的問題。我們還無法完全了解躁鬱症，但是有很多方法可以幫助你和你的孩子。

艾蜜莉和卡羅的故事只是一個例子。還有許多家庭的後續發展比他們更好，當然也有許多家庭發展得不那麼好。在這些故事裡，我們不斷看到的是，如果你能夠接受這個疾病，並讓你的孩子接受治療，孩子最終將看到你努力的價值，即使一開始他們很抗拒。接受躁鬱症是一生的功課、一輩子的旅程，我們希望本書能夠讓你的旅程更順利、更有希望。

【第二章】
了解症狀

我只是希望大家不要來打擾我。每件事情都讓人火大，我只想安靜一點。面對大家的愚蠢要求簡直是累死我了。他們爲什麼看不出來我只想一個人安靜一下？

——麥特，十五歲，躁鬱症的憂鬱症發作

十六歲的賈思汀在家裡不守規矩、逃學，最近還蹺家好幾天跟朋友鬼混。玩了一整晚，朋友睡著了之後，賈思汀熬夜寫歌詞。他認為自己可以成為搖滾明星，上學會阻礙他的明星之路。回家之後，他看起來很憤怒，大發脾氣，對母親大吼大叫。父親介入了，想要抓住他，賈思汀把父親打倒在地上，吼著跑出屋外。後來，朋友帶他去一個派對，他喝醉了。派對裡都是高中生。警察來了，把喝醉了的賈思汀抓進警局。父母去接他的時候，賈思汀很憤怒的抱怨。他還威脅說，如果逼他回家，他就要自殺。他們把他帶到醫院急診室接受觀察。

每個人對賈思汀的行為都有一套不同的解釋。賈思汀認為他的父母應該負責任，因為他們不支持他的夢想，要求他跟別人一樣。

賈思汀的父母一開始很困惑，不了解他的行為。在他們眼中，賈思汀不尊敬師長、非常叛逆。後來他們變得很害怕。當賈思汀的行為越來越激烈以後，他們知道自己已經無法處理了，於是尋求協助。他們看到賈思汀這麼痛苦，自己卻無法幫上忙，覺得傷心自責。

賈思汀十四歲的弟弟傑克覺得哥哥就是個混蛋。他不明白為什麼哥哥要對爸媽這麼壞。傑克心裡發誓不要像哥哥一樣，他要當「好孩子」，讓爸媽不用為他擔心。

賈思汀的朋友認為他只是正常的青少年——試圖尋找自己的定位。但是他們也承認，有時候很難跟得上賈思汀的「過動」。

醫師看到很多躁鬱症狀，讓他住院觀察。他具有躁鬱症的典型症狀：他不像他的朋友一樣需要睡眠、他夢想成為搖滾明星、他時常憤怒、曾經威脅要自殺。但是醫生必須先確定他沒有毒品或酒精上癮。

躁鬱症很難診斷，因爲患者和他身邊的人都會將症狀合理化。賈思汀認爲他的目標和行爲都完全正常，是家人不了解他。他的朋友也認爲他很正常，只是有點過動。即使親如家人也可能誤將輕度的躁期症狀視爲孩子個性的一部分，尤其如果這些症狀已經存在了好幾年的話。青少年本來情緒就比較不穩，家長無法確定孩子是否有精神問題，或只是正常的青春期現象。

表2.1　不同家庭成員眼中的躁鬱症：

青少年的角度：
「我沒事，是別人瘋了。」
「如果我這樣就算是瘋了，那我的朋友也都瘋了。」
「我一團糟，我的人生完蛋了。」

家長的角度：
「是孩子的錯——他是個壞孩子、懶惰蟲。」
「都是我的錯，我是個差勁的媽媽。」
「是環境造成的——老師對他太嚴了。」
「他交了壞朋友。」
「他腦子有問題。」

兄弟姊妹的角度：
「我弟弟是個混蛋。」
「他只是想引起注意。」
「我爸媽只在乎他。」
「我什麼時候才可以不用管他啊？」

這些元素使得青少年躁鬱症很難被診斷出來，因此，你需要找到最好的診斷。第三章將談到診斷過程。我們將協助你把大家的觀察整合起來，讓你決定孩子是否需要專業診斷。

你的孩子有些什麼症狀？

回答這個問題會有多麼困難，這要看你注意到這些症狀有多久了。早期症狀往往遠在發作和確診之前就已長期出現，所以你可能已經擔心很久了。如果是這種情形，你或許比較容易回答以上的問題。有時候，躁鬱症會毫無預警的出現，這種情況下，答案就很明顯。無論如何，讓我們來仔細看看這些症狀。

請你先回答表2.2「情緒疾患問卷」（Mood Disorder Questionnaire）。這份問卷結合了醫師使用的診斷標準和臨床經驗。請你花幾分鐘寫問卷，請注意那些症狀是否同時發生、是否使孩子正常功能出問題。試著回想孩子上個星期或是他最讓你擔心的時期的行為。

問卷分三個部分。第一部分和第二部分只要回答「是」與「否」。第三部分選擇你認為最合適的答案。如果不確定如何回答，先讀完這一章再回頭作答。

一旦完成問卷，看看你的答案。你無法用這份問卷作出診斷，但是如果你在第一部分有兩個或兩個以上的「是」，第二部的答案是「是」，第三部分有任何輕微症狀，你都應該繼續閱讀本書，並帶孩子去接受專業診斷。

第三章會告訴你更多專業人士對青少年躁鬱症的看法。診斷有特定條件，醫生需要排除其他可能。如果孩子尚未確診，你應該把這份問卷的答案帶去給診斷的醫生看。如果孩子已經確診，你的答案符合專家診斷評量嗎？如果不符合，下一次去見醫生時，跟他討論這份問卷結果和診斷評量的不同之處。

躁症（Mania）和輕躁症（Hypomania）的典型症狀

第一章已經提過，躁鬱症的定義就是情緒在躁症和憂

表2.2　情緒疾患問卷

請針對你的青春期孩子回答以下問題。

1.是否有一段時間，孩子不像他自己，他會……

…覺得自己狀況很好、很過動，別人也覺得孩子變了一個人，或是過動到惹上麻煩？	是	否
…覺得易怒、會吼別人、跟人吵架或打架？	是	否
…比起平常，顯得非常有信心？	是	否
…比平常睡得少，覺得不需要睡眠？	是	否
…不太說話或說話比平常快很多？	是	否
…腦子裡有很多想法，無法慢下來？	是	否
…很容易被外界事物分心，無法專注，無法完成手上的工作？	是	否
…比平常多很多精力？	是	否
…活動量比平常大很多？	是	否
…比平常多的社交活動，例如半夜打電話給朋友？或更常出去玩？	是	否
…比平常對性更有興趣？	是	否
…做他平常不會做的事情？或是別人認爲過度、愚蠢或危險的事情？	是	否
…亂花錢惹上麻煩？	是	否

2.如果你在第一部分回答了兩個以上的「是」，這些症狀曾經同時發生嗎？

3.這些症狀是否給孩子帶來困擾——例如：無法上學；有家庭問題、金錢麻煩、觸法；與人吵架打架？請選擇一個答案：

□沒有困擾　□輕微困擾　□普通困擾　□嚴重困擾

資料來源：Wagner, K.D. et al. (2006) Validation of the Mood Disorder Questionnaire for bipolar disorder in adolescence. *Journal of Clinical Psychiatry. 67*(5), 827-830. Reprinted by permission.

鬱症之間波動。情緒疾患問卷將讓你了解孩子是否具有這些症狀。

如果你擔心孩子的行爲，但是不確定是否爲躁鬱症的話，到了青春期就會很明顯了。青少年會有一些兒童較不會有的行爲：花錢、穿著暴露或不合宜的衣服、大而無當的想法、過度性行爲。輕度的躁症比較不容易辨識，尤其如果孩子經歷比較長的憂鬱期的話，你可能將輕躁症視爲走出憂鬱的反應——不切實際、開玩笑、沒來由的快樂。如果孩子顯露輕躁症的其他症狀——生氣、易怒、頂嘴——你可能就會警覺到了。

快樂興奮

> 躁症發作時，我覺得自己像隻豹。我很強壯、有力、快速。沒人能夠馴服我。 ——路易，十四歲

躁症和輕躁症（躁鬱症的躁期）有兩種主要面貌：快樂興奮，或者易怒。躁鬱症的躁症發作時情緒很高昂，但不一定是高興的情緒。有些個案完全沒有興奮的感覺，只有憤怒。

躁症的興奮感包括：幸福、信心、力量。家長會注意到這些情緒和生活裡發生的事情並不相符。十三歲的瑪西很快樂的說：「我的生活一切都太棒了，我有很多朋友，學校也很棒，我以後會有很棒的一生。」事實上，她只有一個住在另一州的普通朋友，在學校好幾科不及格，跟家人關係緊張。

在輕躁症或躁症發作時，這些青少年無法客觀檢視自己。你如果提醒他，他會認爲你在挑他毛病、潑他冷水。賈思汀的父母提醒他成績退步時，他大發脾氣，認爲父母在找他麻煩，衝動的跑出去惹更多事。

偉大卻不切實際

> 我的朋友和我要開車到加州去，當小甜甜布蘭妮的舞群。
> ——丹尼爾，十五歲

86%的躁鬱症青少年對自己或自己的能力有偉大卻不切實際的想法，但有時和一般青少年典型的不切實際很難區分。通常，患者對現實缺乏認知。問他是否學過舞，或他是否有任何管道可以成爲布蘭妮的伴舞者時，丹尼爾說：「沒有，可是我知道我會成功。」

輕微的症狀尤其難以察覺。畢竟，這個年紀的孩子就是會做偉大的夢想，尤其是聰明又有創造力的孩子。有時候，家長需要花很長的時間覺悟到孩子已經大了，這些不切實際的夢想早該消失了。

如果你懷疑孩子的夢想不切實際，可以找孩子的老師或兄弟姊妹查問。他們可能會注意到孩子總是誇大其辭、覺得自己什麼都懂、非常惹人厭。十四歲的肯尼斯的父母悔恨的說，肯尼斯在幼稚園和小學一年級時不斷在教室裡挑戰老師，他們還以爲是因爲孩子特別聰明，未來前途無量。進了中學以後，肯尼斯總是表現得比老師懂得多，這時候，他的父母開始明白這可能是生病的症狀。

對於兄弟姊妹而言，這個現象尤其煩人。患者會讓他的兄弟姊妹覺得自己很愚蠢。十三歲的羅伊輕躁症發作時，會挑剔弟弟小班的每一句話。即使小班說的話與他無關，羅伊也要大吼起來：「你說得不對！你眞是蠢！滾開！我恨你！」羅伊相信沒有人像他那麼聰明，尤其是他的笨蛋弟弟！羅伊情緒穩定時不會這樣。

較不需睡眠

> 他晚上待到兩三點都不睡，聽音樂、打電玩、弄出一堆聲音。早上六點就起床，弄吃的、摔門。他出去騎車，然後整天跟朋友混。他看起來一點也不累，他的朋友都累了。我們都快累扁了。
>
> ——保羅的母親，保羅十三歲，躁症發作

躁症引起的睡眠減少和失眠不同。失眠是無法入睡，第二天很累。躁鬱症青少年可以睡得很少或完全不睡，卻不會累，好像他們已經睡夠了似的。40%躁鬱症青少年經歷過這個現象。如果孩子長期患有躁鬱症，他可能從嬰兒時期就這樣了。但是如果孩子的躁鬱症才剛剛發作，你可能發現睡眠減少的破壞力很大。你自己睡不夠，精力不足，更別提你還得對付一個極端叛逆難纏的青少年了。缺乏睡眠讓人容易生病。雖然孩子可能宣稱他不需要睡眠，但是睡眠不足還是會導致易怒。第六章會討論幫助睡眠的藥物，第十章會討論如何調節孩子的睡眠。

飛躍思考和滿腦子想法

> 我腦子裡有好多想法，整天想個不停。到了晚上，我的腦子很累……我沒辦法專心，因為我的腦子太忙了，一直塞得滿滿的。
>
> ——十二歲的馬可士

馬可士說的現象有兩種：飛躍思考和滿腦子想法。這兩種現象都會影響個案的學校表現。「飛躍思考」是一次出現一個想法，但是非常快速，孩子無法專注在某一個想法上，另一個想法就出現了。「滿腦子想法」則不一定快速，而是許多想法同時出現，於是很難專注在一個想法上。71%的躁鬱症青少年有飛躍思考或滿腦子想法的現象，但是家長和孩子往往無法知道這個現象是否存在。家長可能看不到這個現象，孩子則是不知如何描述這個現象。除非特別問到，孩子通常不會提到飛躍的思考。我們會跟孩子說，飛躍思考就很像快轉的音樂，這時候，很多孩子會回答說他們的腦子就是那樣，根本停不下來。

過度的性活動

> 她一向在性上面很活躍。才三四歲的時候，她就會公然自慰。她會在自己房間長時間自慰，一直到青春期都這樣。她現在還是會在房間裡自慰好幾個小時。 ——十五歲躁鬱症少女的母親

過度的性活躍是躁症或輕躁症的症狀之一，但是和一般青少年的性活躍或性實驗有時很難分辨。家長對這個現象的反應不一。你可能認為只需要教導孩子建立界限就好了，或者你可能很擔心，尤其如果其他孩子也看到這些行為的話。一位十六歲患者的母親說：「她一興奮起來，就做一些很噁心的事。她會舔我的臉，然後大笑。然後她會脫掉長褲，把內褲拉得高高的，滿屋子亂跳。她還有兩個妹妹，不應該看到這種行為。」

有些家長很擔心孩子的行為會讓他們交不到朋友。一位十二歲躁鬱症少女的母親說：「我女兒念六年級，她會寫很肉麻的信給班上男生。我知道了嚇個半死，我很擔心其他女生會不理她了。」

孩子大一些以後，性的感覺會演化成性的實驗，事情就更危險了。雖然這些性行為是因為疾病引起，但是其症狀和後果卻可能一輩子影響孩子的自我形象。十六歲的瑪麗莎說：「我一直希望自己是處女新娘。現在不可能了。我十三歲的時候和一個比我大很多的男生發生關係。我當時想做，可是後來覺得噁心想吐，覺得被侵犯了，我很自責、很困惑。」一年之後，瑪麗莎懷孕了。

這些孩子掙扎著試圖了解他們過早的性經驗。有時候，他們因此沮喪、焦慮。十四歲的溫蒂說：「和男友有性行為的第二天，我開始焦慮。我肚子開始痛，覺得非常焦慮，因為我知道懷孕會讓人肚子痛。從那之後，即使我知道自己沒有懷孕，也一直擔心會懷孕。」

低於一半的躁鬱症青少年有性行為過度的現象，但是因為後果嚴重，因此特別需要控制，不讓它惡化。第六章討論控制躁症症狀（包括過度的性行爲）的藥物，第十一章討論當孩子剛開始躁症發作時，如何防止孩子衝動行事。

易怒

研究顯示，易怒是躁鬱症兒童或青少年最常見的症狀，我們的經驗也是如此。家裡任何人、任何小事都可能讓他們暴怒，「是什麼事情不重要，如果我心情不好，任何人做任何事都會惹我發火。」有時候，長期易怒的對象可能是家裡特定的某個人。一個十四歲少女說：「我就是恨我媽媽。她笨得要死。她做的每件事情都讓我生氣。」

易怒往往導致攻擊性。有些人的易怒比較難以察覺，讓人不覺得需要帶孩子看精神科，有些人則非常明顯。躁鬱症青少年可能變得非常憤怒，對父母一發脾氣就是好幾個小時。他們生起氣來似乎有用不完的能量。賈思汀發過脾氣之後總會大睡一覺，好像力氣都在那之後用盡了。

有時候，發脾氣的青少年可能變得具有威脅性，對家長和手足非常粗暴。如果孩子童年時就有易怒傾向，到了青春期就更讓人害怕了。孩子越長越大，越來越強壯，發起脾氣來可能造成肢體傷害。十六歲艾文的母親說：「他現在這麼大了，我們都膽戰心驚，唯恐說錯一句話惹翻他。他比我們強壯，我丈夫的背不好。我們不希望艾文傷害我們。我們覺得自己在家裡像是人質。」

一個青少年曾經把母親的床柱拆了，威脅說要殺死她。另一個青少年跳到母親背上不肯下來。很多青少年事後不記得這些行爲，也不了解這些行爲的意義。很多青少年不覺得自己需要爲這些行爲負責，反而會怪罪父母。如果青少年根本不認爲自己易怒的話，就很難找到解決問題的辦法。

家長最感困擾的就是攻擊性的行爲。如果孩子一直都很易怒，家長可能漸漸認爲他根本就是個壞孩子。羅德尼十六歲，他的母親說：「他從一生下來就是個壞胚子。他還是嬰兒時連割包皮都沒有哭。他就那樣滿腹仇恨的瞪著我們。」攻擊性的行爲有時會和憂鬱症的易怒混爲一談。一個母親說她兒子憂鬱了好幾個月了。兒子卻說他根本不憂鬱，只是很生氣。往往，家長對孩子情緒的錯誤解讀會讓青少年更生氣。

如果家裡還有其他孩子，生活就更困難了。許多手足關係被破壞到無法復原的地步。賈許十二歲，他的哥哥十四歲，患有躁鬱症。賈許說：「他對我總是很壞。即使我沒做什麼，他也欺負我。如果我受夠了，要他走開，他就會打我。如果我還手，他就會打得更兇。我現在都躲著他，我好期待以後離開家，就不需要再看到他了。」

易怒及攻擊性可以讓家庭破碎。第九章針將對這個現象提出建議。

精力與活動增加

> 我每次想整理房間的時候就知道自己發病了。不，老兄，你不懂。我不只是隨便清一清——房間必須一塵不染。我通常是半夜十一點有這種衝

動，一收就收好幾個小時不睡覺。

——瑪雅，十七歲躁鬱症患者

躁症或輕躁症發作的青少年能量非常強。有些孩子會動個不停，在房間裡不斷踱步，到處摸來摸去。有些孩子來做心理治療時，治療中間需要到戶外跑步、溜冰、溜滑板來消耗能量。許多孩子無法久坐，也無法忍受五十分鐘的治療。雖然精力過剩讓他們在家裡或學校裡惹上麻煩，他們並不在乎。許多躁鬱症青少年的個人教育計畫中（參考第十四章）會建議經常讓他休息，去教室外面走走，他們才能忍受一整天的學校生活。

過動是躁鬱症兒童常見的明顯症狀。有過動現象的兒童往往被診斷爲過動症，而不是躁鬱症。過動症兒童的能量一直很高，躁鬱症青少年的能量則只在躁症發作時很高，憂鬱症發作時能量非常低，上課時可能無法保持清醒。

躁症或輕躁症發作時，青少年可能將這股能量用來要求自己事事完美。就像瑪雅，很久不收屋子了，一收起來就要一塵不染。或者他們可能對學校作業忽然很熱心，或是忽然有了新的嗜好。這些孩子短時間內的產能和創意可能非常驚人。很不幸地，這些能量也可能被運用在毫無助益的活動上，例如：

「嗯，法蘭克（父親）和伊凡（十六歲躁鬱症患者）昨天又吵了一架。伊凡躁症發作，他想做一個古代的投石機。他去買了材料，做了一個很大的投石機。法蘭克回家看到他的工具散在一地就生氣了，我了解他的感覺，可是我也試著跟他說，伊凡做的投石機，射程可以到五十呎耶！」

這個孩子還花了好幾個小時串起一大堆鐵環，做成了一件盔甲。這個孩子沒辦法完成學校作業。他曾經多次憂鬱症發作，父母無法勸他離開房間或參與任何活動。

缺乏判斷、衝動

這個週末是我們此生最糟糕的一個週末。星期五下午，我們跟瑪莎說她週末不能出去玩，因為她那天早上對我們態度很差。她當著我們的面大笑，說我們沒辦法阻止她，然後就跑出去了。我們追出去，看到她坐上一輛機車後座。騎車的男人看起來有三十歲。我們把她拉下機車，跟她拉扯了一陣子。鄰居看到了，打電話叫警察來。警察到的時候，瑪莎的臉在流血。警察把我們報到兒童福利局，建議我們暫時讓瑪莎住在別人家。我們完全不知道怎麼辦。我們從來沒想過事情會發展成這樣。 ——十四歲瑪莎的父母

90%的躁鬱症青少年缺乏判斷能力。青少年尋求獨立，反抗父母是自然的成長過程，但是躁鬱症青少年過度

的性行爲、冒險、亂交朋友可能很危險。這些青少年和他們的父母看法不同。賈思汀的父母帶他到急診室時，他說：「我只是喝醉了嘛，我爸媽眞蠢，他們反應過度了。」第十一章會討論如何保護躁症發作的青少年。

濫用毒品或酒精，以及其他自我毀滅行為

> 她說她只是去朋友家過夜。我們通常會打電話給對方的家長確認，但是她已經十六歲了，我們決定信任她。我們不知道那個朋友跟她的父母說她會來我們家過夜，結果她們兩個跟一些男孩去喝酒。菲達一口氣喝了一整瓶琴酒。晚上十一點，我們接到電話，說菲達昏迷不醒。她幾乎害死自己。我們以後怎麼敢讓她一個人出門？
>
> ——菲達的母親

躁鬱症青少年常常做出危害自己的行爲以減輕痛苦或追求興奮刺激。40%躁鬱症青少年嗑藥或酗酒。有些青少年用古柯鹼振奮情緒，或用大麻、酒精、止痛藥讓自己感覺平靜。有些躁鬱症青少年很衝動，不顧後果的嗑藥喝酒。他們可能比別人都喝得兇，想要表現自己很行。青春期首次發作的青少年尤其危險。一項研究顯示，青春期首次發作的患者比兒童時期首次發作的患者更容易嗑藥成癮，其比例爲8.8:1。

除了嗑藥，孩子可能自殘、狂吃之後催吐、結交損友，例如待在一個不健康的關係中，和男友分分合合。她

可能借助這些刺激讓自己從沮喪憂鬱中走出來。她可能辯解說，別人也這樣，或是說男友比藥物更有幫助。

思考和認知的改變

分心

你可能注意到孩子很容易分心。越是需要專注的時候，分心的現象越明顯，例如上課或做功課的時候。同學咳嗽或是外面的鳥叫聲都可以讓他分心，而且一旦分心就回不來了。

分心也是過動症的主要症狀。事實上，60-90%躁鬱症青少年也有過動症。下一章會討論這二者的重疊性。

幻想和幻覺

> 我知道家裡有人來抓我。我注意到住在對街的人今天早上用很奇怪的眼光看我，現在我爸媽不在家，他們要來抓我了。我好像看到他們家客廳有人被綁著。我聽到門鈴一直響。他們為什麼不走開？你一定要幫我。
>
> ——曼蒂，十七歲，在急診室打電話給她的治療師

躁鬱症青少年有時會出現精神病症的症狀。根據不同的研究，幻覺和幻想出現的頻率起伏很大，大約是16-60%之間。青少年出現幻覺的比例比成人高。很多家長表示，

童年時期的精神崩潰是他們第一次注意到孩子有精神上的問題。有精神病症的憂鬱症年輕人比較容易（20-40%）發展出躁鬱症，所以需要注意這些症狀。下一章，我們會解釋躁鬱症和其他精神疾病的差異。

幻覺往往讓家長覺得孩子再也無法過正常生活了。躁鬱症青少年常常認爲某一個家人是「惡魔」或「危險人物」。喬十四歲，他的母親說：「他不肯跟家人一起吃飯。他害怕被下毒。他認爲他父親是惡魔。如果他父親用過電腦，他就不肯用。他在家不肯脫掉鞋子，因爲地板被爸爸走過。他不肯從他的房間出來，因爲他不願意和爸爸互動。」

很不幸地，這些青少年不知道自己的想法是幻覺。有時候，發作之後很多個月，情緒都過去了，他才開始質疑。十五歲的麥特說：「情緒不對勁時，我認爲政府有計畫的經由電視控制我們的思想。我也認爲政府有計畫的在自來水裡加氟以控制我們的想法。我復原之後開始對這件事情有一點質疑，但是我還是認爲政府一定有用某種方法來控制我們的思考。」

精神病症的症狀不一定很極端。明蒂的兒子十六歲，她說：「這整個夏天我都無法好好工作。雖然他已經夠大了，可以一個人待在家裡了，可是他害怕一個人在家。中午，他打電話給我說要下雨了，或是他聽到什麼聲音，或是任何其他小事，他都覺得世界末日要來了，我必須趕回家保護他。如果我不趕回家，他會一直打電話，弄得我沒法工作。」

接下來我們會談到控制幻覺的藥物（第六章）和心理治療策略（第七章）。

憂鬱的症狀

所有的事都好無聊。大家都很蠢，學校也很蠢，我的朋友很無聊。沒有任何好玩的事情。

——史黛西，十五歲，躁鬱症的憂鬱症發作

青少年憂鬱症（不論是躁鬱症的循環或是單純的憂鬱症）和成人憂鬱症的症狀不同。青少年的憂鬱症狀比較不是哀傷或沮喪，而是無聊、不想與人接觸或對以前有興趣的事情失去興趣。有些青少年的憤怒多於哀傷。如果易怒和其他典型憂鬱症症狀（活動減少、疲倦、自責、自我形象低落〔請參考第三章〕）同時出現，就可能是憂鬱症而不是躁症的症狀。躁症的易怒比較像是「滾開！」或「照我的意思做，否則……」，憂鬱症的易怒比較像是「不要打擾我」。

你可能誤以爲這些退縮和無聊只是典型青少年行爲，不是躁鬱症症狀。憂鬱症青少年很少說話，很少表達情緒，家人可能很難察覺。一個十四歲青少年的母親說：「我們沒辦法要她做任何事。她只想玩電子寵物或看電視。她沒有任何朋友，她不運動、不吃東西，甚至不肯走出房間。」

兄弟姊妹可能覺得被憂鬱症患者拋棄。「她以前很有趣，會到我房間問我學校怎麼樣。現在她一天到晚待在房間裡睡覺。我不明白我做了什麼，讓她不肯跟我講話了。我想念她。」

能量及活動減少

> 挫折極了。他整天在家裡躺著，我們每個人都得做家務事，還要幫他處理善後。他懶惰透了，我受不了他總是等別人幫他處理善後。
>
> ——一位父親，兒子憂鬱症發作

憂鬱的孩子缺乏動力，可能讓家長非常憤怒不滿。因此，家長必須熟悉躁鬱循環的模式（第三章），了解孩子的行為，就能夠分辨得出憂鬱症和一般青少年惹人生氣的行為有何不同。

失眠

> 我總是累個半死。我躺在床上好幾個小時，無法入睡。有時候我才剛閉上眼睛，鬧鐘就響了，得準備上學了。我在學校完全無法專心，整天累個半死。——十七歲，處於憂鬱期的躁鬱症患者

失眠的青少年會覺得疲倦，功能減低。失眠有好幾種。有些人難以入眠、有些人半夜醒來、有些人太早醒來

無法繼續睡，這些都可能是憂鬱症症狀。失眠的人很想睡覺，非常需要睡眠，但是無法好好睡。

疲倦和躁動不安

> 他整天坐在沙發上。我叫他去洗臉準備吃飯，他花了十五分鐘才走到廁所。他像蝸牛那樣慢。我幾乎不敢叫他做任何事了。
>
> ——一位父親描述十五歲兒子的憂鬱症狀

另一個症狀是極端疲倦。有時候，孩子可能累到無法跟人說話。精神運動性遲緩（psychomotor retardation）可能伴隨著憂鬱症出現。患者可能沮喪到覺得自己身陷泥濘無法動彈，或是手腳都非常沉重。他的動作遲緩、很少說話、產能降低。

除了疲倦，孩子也可能顯得躁動不安、手腳一直亂動、踱步、拉扯衣服、抓頭髮、咬指甲、全身動來動去。躁症發作也可能有這些行為，但是感覺不太一樣。比如說，憂鬱症的動來動去給人的感覺不是能量過剩或是坐不住，而是焦慮不安、很不舒服的樣子。

自殺意念和衝動

> 我不會自殺。我不會這樣對待我的家人。可是我不想活了。我晚上躺在床上，祈禱上帝讓我死

掉。我覺得好哀傷、好痛苦。每天早上醒來，發現自己還活著，我就更沮喪了。

——露西，十五歲

有時候我一看到刀子，就會想刺自己，或是看到藥瓶就想把整瓶藥吞下去。我只是這樣想，不會真的去做。可是有時候我會一坐就坐好幾個小時，計畫著要怎麼自殺。我試過上吊，也試過服藥自殺。我不怕死。事實上，我很好奇死亡是什麼滋味。我想，我最後還是會自殺吧。

——傑米，十六歲

家長最恐懼的就是孩子自殺。躁鬱症青少年確實有此危機。一項研究顯示，44%躁鬱症青少年曾經嘗試自殺。他們比一般青少年更常想到自殺、首次嘗試自殺的年齡更小、多次嘗試自殺的比例更高、自殺的認眞程度也更高。青少年原本就很衝動，躁鬱症青少年的情緒尤其不穩定，自殺的危機因此提高很多。所有的家長都應該意識到躁鬱症青少年自殺的危險。《躁鬱兒童的生活》（*The Life of a Bipolar Child*）作者楚蒂・卡森（Trudy Carlson）談到兒子班的自殺時說：「班自殺了，我可以選擇怪我自己。是我跟他說他的飲食習慣不對，惹他生氣，讓他和我吵起架來……雖然我的行爲不會導致一般孩子自殺，但是可能會讓躁鬱症的孩子自殺……但這並不表示是我害他的，是班的躁鬱症害他自殺的。」

還好，有方法幫助孩子管理自己的自殺衝動。有些方法很實際（例如家裡不要有任何武器），有些方法用到藥物，或是幫孩子找到有力的支持系統。第十三章討論自殺的危機指標、預防和危機處理策略。

躁鬱症青少年典型的一天

現在你知道青少年躁鬱症的症狀了，讓我們來看看他們典型的一天。如果你熟悉成人躁鬱症症狀，可能誤以爲孩子會在不同時段表現出清楚的跡象。但是青少年的躁鬱症症狀往往一直存在。第三章會描述各種不同的躁鬱症亞型，你需要了解：青少年的躁鬱循環可能經常發生，甚至持續一直發生，發作期的分割並不明顯。

一天中，情緒的循環頗爲固定。典型的躁鬱症青少年一早上起床會很呆滯。家長都說很難叫孩子起床，常常需要搖醒他們。到了學校之後，他們往往覺得整個早上「無法進入狀況」或「昏昏沉沉」，課堂表現不佳，尤其是需要專注的課程，例如數學。到了上午十一點或中午，他們的精神開始好一些了，這時剛好是午餐時間。很多孩子表示這段時間上課最舒服。接下來，他們越來越興奮。回到家時，他們已經累壞了，很容易發火，但是太興奮了無法休息。剛放學回家時，他們常常跟家人吵架。吵完架，他們會累癱了，一直到晚飯時間都很呆滯。他可能躺在那邊看電視，或睡個午覺。第十章和第十四章討論如何找出並利用每天的最佳學習時刻。

吃過晚飯後，孩子的精神又來了，他變得興奮而且充滿創意。更晚一點，他會想做功課，也有精神做功課了。很不幸地，這會讓他很難放鬆下來準備睡覺。結果就是很晚上床，有時到了早上三四點才上床，一大早卻又得起床了。到了週末，孩子因為身體極度疲倦、作息時間不固定、睡得不夠而整個崩潰。即使躁症青少年宣稱自己不需要睡眠、不覺得疲倦，睡眠不足仍然會導致功能失衡。這個循環非常典型，已經成為非正式的青少年躁鬱症診斷工具了。

我們希望本章提供一個大綱，讓你和孩子可以討論他的狀況，並協助你跟別人討論孩子的狀況。如果你讀到這裡，覺得孩子可能有躁鬱症，你的知識將讓專業評估（第三章）更準確，讓孩子得到更快速、更適合的治療。

【第三章】

得到正確診斷

沒完沒了的問題終於結束了。精神科醫師看著我確定的說：「躁鬱症。」就這樣。我希望他的花園有蝗蟲、屋頂大漏水。我不說一句話，氣到不行。我對他微笑。他也對我微笑。戰爭才剛剛開始。

——凱・傑米森（Kay Redfield Jamison），

《躁鬱之心》（*An Unquiet Mind*，天下文化）

四十歲的愛琳有兩個孩子：懷特十三歲、泰碧莎十六歲。愛琳受夠那些醫生和治療師了。過去三年，誤診連連，充滿挫折。青春期一開始，泰碧莎就變得憂鬱沮喪，曾經用刀片自殘。心理衛生專家給了她各種不同診斷：憂鬱症、邊緣性人格（borderline personality disorder）、反應性障礙症（reactive attachment disorder）、對立性反抗疾患。最後，她得到第二型躁鬱症的診斷，開始服用除癲達（oxcarbazepine, 亦稱Trileptal）。但是愛琳一直無法完全相信這個診斷，更不認為藥物有用。

當懷特開始常常發脾氣時，愛琳更加擔心。他進了中學成績就一落千丈，情緒變得很不穩定。老師說他上課不注意，好像總是有心事。在家裡，他好幾次大發脾氣、丟東西、打破燈、虐待小狗。愛琳覺得是她與她第二任丈夫（孩子的繼父）離婚所引起的，但是懷特不願意談這件事。

她先去找懷特的小兒科醫生。醫生認為懷特有過動症，開了Adderall的處方。醫生也建議她帶懷特去精神科醫師那邊做進一步的評估。懷特吃了藥，專注力改善了，但是更為易怒躁動。

愛琳終於找到一位宣稱專治「青少年行為問題」的兒童精神科醫師。艾琳和懷特花了兩小時和一個醫學院學生做初次面談，愛琳說這個人「實在是嫩得不得了」。接下來，精神科醫師很快地做了一份標準評估，結論是懷特可能有過動症，也可能受到離婚的影響。愛琳質疑為什麼懷特小時候在學校表現良好，完全沒有過動的跡象？醫生聳聳肩說，過動症常常很晚發作。她建議懷特服用抗憂鬱劑，並讓他服用不同的過動症藥物。

懷特變得更焦慮不安、更憤怒、非常焦慮、反應過度、睡得越來越少。他開始用瘋狂的方式說話。愛琳帶他回去看同一位醫生。醫生讓懷特全面停藥，但是懷特的症狀持續下去。一星期之後，他威脅說要上吊。愛琳終於帶他去急診室，住院治療。那邊的醫生給了懷特第一型躁鬱症之混合發作的診斷。

或許這是你第一次試圖幫孩子尋求診斷。你可能最近才注意到孩子有問題，診斷過程可能對你還很陌生。或許孩子小時候已經有過精神科診斷，但是年紀大了以後症狀

表3.1　躁鬱症種類

第一型躁鬱症（Bipolar I disorder，也稱為第一型雙極性疾患）：
青少年至少有過一次躁症發作，或是混合型躁鬱症發作（持續至少一個星期）。可能有或沒有憂鬱症發作。

第二型躁鬱症（Bipolar II disorder，也稱為第二型雙極性疾患）：
青少年至少有過一次長達兩星期以上的憂鬱症，以及一次長達四天以上的輕躁症發作。

其他未註明躁鬱症（Bipolar disorder not otherwise specified, NOS，也稱為其他未註明雙極性精神失調疾病）：
至少曾經有過四次以上的躁症發作，其間除了亢奮之外，還有至少三項躁症症狀（如果情緒只是易怒的話，需要至少四項症狀），但是這些症狀每次出現只是一兩天，從來沒有超過一星期，也不需要住院治療。可能有或沒有嚴重憂鬱症。

循環發作型躁鬱症（Cyclothymic disorder，也稱為循環性情感疾患）：
在短暫的輕躁症到輕微的憂鬱症之間循環至少一年，從來沒有爆發式的躁症或憂鬱症發作。

快速循環型躁鬱症（Bipolar disorder with rapid cycling，也稱為快速循環型雙極性情感疾病）：
症狀符合第一型或第二型躁鬱症，並一年內曾有過四次以上的躁症、憂鬱症、輕躁症或混合型躁鬱症發作，或是躁症和憂鬱症多次交替出現，或混合出現。

改變，你可能開始懷疑以前的診斷是否正確，或是孩子其實是合併了兩種疾患（「合併症」）。

你可能得到過許多不同的錯誤診斷，這個現象很常見。我們強烈建議你找一位有執照、懂得情緒疾患的兒童精神科醫師，爲孩子做全面性的評估，讓孩子得到正確的診斷和治療。

診斷的重要性

如果你像愛琳一樣，孩子曾經不斷被誤診，你可能懷疑爲什麼還要繼續看醫生。答案很簡單：若要得到適當的治療，你必須得到正確的診斷。懷特被誤診爲有過動症的憂鬱症，錯誤的藥物可能正是導致他躁鬱症發作的原因。反過來說，若是一個得了憂鬱症的青少年被誤診爲躁鬱症，醫生開的處方就會不同，應該開抗憂鬱劑卻開了情緒穩定劑，當然不會有效。躁鬱症的藥物有副作用，如果孩子承受很強的副作用，而且沒有效果，自然會抗拒服藥。誤診可能讓青少年不再信任精神醫學，因此拒絕治療。

被誤診的青少年也可能對自己失去信心。得到診斷之後，青少年自然會產生自我懷疑。如果誤診，孩子可能更會覺得自己所面對的困難，被錯置的標籤輕易地被「打發掉」了。錯誤的標籤可能阻礙了青少年的自我形象和社交技巧的發展。

未被正確診斷的躁鬱症也可能會繼續惡化下去。如果沒有治療，情緒疾患會越演越烈，發作的頻率越來越高。一開始，發作還會始於重大壓力（例如家人死亡），到後來，一點小事都會導致發作，甚至在沒有任何導火線的情況下，疾患都可能會發作。

正確的診斷帶來正確的治療，可以預防反覆發作，並且讓你了解孩子的後續發展和可能出現的症狀。第一型躁鬱症患者可能躁症和憂鬱症輪流發作，也可能只有躁症，沒有憂鬱症。第二型躁鬱症患者可能有長期的憂鬱，中間夾雜著短期的精力旺盛、高亢、易怒，但還不至於嚴重影響日常生活。如果是過動症，你不會看到情緒大幅改變，也不會發展出第二章所說的過度的性衝動、亢奮、誇大的行爲或思想、憂鬱。如果他有躁鬱症**和**過動症（合併症），病程就會更複雜，治療可能包括情緒穩定劑和精神興奮劑，例如利他能（Ritalin）。

診斷是醫生們互相溝通的工具。當我們使用同一個標籤時，雖然不一定開同樣的處方，但是至少我們談的是同一種疾患。

有了正確標籤還不夠

正確的診斷應該帶來有效的治療，並讓你和孩子了解未來將會如何。診斷應該包括孩子是否有任何共病現象；評估環境因素、個人危機因素和重要發育事件的影響；評估家族精神疾患病史；同時列出孩子的優勢。這些資訊會讓他的療程更爲有效。

但是，並不是所有的報告都包含所有的資訊。這要看你當初診斷的目的爲何。瑪拉的女兒成績不及格，學校要她去接受完整評估，才能建立個人教育計畫（IEP，參考

第十四章）。診斷必須包括神經心理測驗（以排除學習障礙和注意力缺損）和發育史（例如，出生時體重不足）。另一方面，艾莉帶兒子去做診斷的主要目的是，她不相信原先醫生給的診斷與治療：分離焦慮症，兒子的狀況並未因焦慮症治療而好轉，因此，他的評估著重於確診和有效治療：症狀是否因爲分離焦慮症引起，或是因爲憂鬱症和輕躁症？情緒穩定劑是否有幫助？

醫生如何做出診斷？

身爲家長，你無法爲孩子做診斷。但是如果你了解醫生如何診斷，就知道臨床醫生是否問對問題、是否回答了你提出的問題。你和孩子可能已經做過很多次評估了，可能覺得很奇怪，爲什麼有些問題一再地被提出來？有些重要問題卻完全被忽略了？例如說，艾琳就覺得很奇怪，爲什麼懷特的第一位醫生那麼關心懷特的專注力缺損，卻對他的怒氣和缺乏睡眠一點興趣也沒有。醫生還花很多時間探討懷特的「童年創傷」，認爲父母離婚和多次轉學造成懷特的問題。

躁鬱症的診斷相當主觀。沒有標準測驗，評估完全倚賴病史描述，例如睡眠問題、易怒的情緒，或第二章談到的其他症狀。

典型的診斷過程包括跟孩子面談、跟家長面談、跟其他家人面談。醫生可能和你以及孩子一起面談。診斷兒童和青少年的差別就是：青少年的自述會扮演比較重的角色，因此，孩子參與診斷過程的意願就十分重要。之後會談到如何和孩子討論，讓他願意參與。

躁鬱症的確診必須根據正式的精神科診斷標準，也就是說，青少年必須在特定時期內呈現足夠的症狀項目，並因此引起某種程度的功能失調（社交、學校、家庭功能失調，或住院、入監）。很不幸地，目前還沒有針對兒童的診斷標準，我們必須使用成人標準來診斷。你讀了這些複雜的標準以後，就會了解爲什麼這麼難做出正確的診斷了。

躁症或輕躁症的診斷標準

一旦了解醫生如何區分躁症、輕躁症、憂鬱症或混合型，你就會知道需要告訴醫生什麼症狀了（即使孩子在診療室沒有顯現這些症狀）。了解躁症和憂鬱症症狀也可以讓你即時通報，不用等到事情一發不可收拾時才處理。第二章的「情緒疾患問卷」能幫助你記錄孩子的情緒變化。

躁症的症狀最容易辨認：**延續一星期以上，每天大部分的時間都非常興奮、精神特別好，或是易怒；如果因此住院的話，時間則可以少於一星期**。如果偶爾發怒，又沒有其他症狀的話，就可能不是躁症發作，而是其他原因，例如壓力、焦慮、憂鬱或青春期（第四章）。

要注意的是：躁症發作時，不只是情緒改變，思考和行爲也會改變。因此，除了亢奮和易怒之外，以下特質必須出現三項以上（如果孩子只是易怒的話，則需要四項）：

- 膨脹的自我價值和偉大感

· 不大需要睡眠
· 快速飛騰的思緒
· 必須不停地說話，想法一個接一個來
· 活動增加（包括過度的性行爲）
· 分心
· 參與危險活動，例如飆車、衝動購買、公開或莽撞危險的性行爲

這些行爲（請參考第二章）必須要到讓孩子功能失衡的程度（例如成績退步），並且要確定不是因爲毒品所引起的，才能算是症狀。懷特被送進醫院時具有諸多症狀，極端易怒之外，他覺得腦子裡思緒奔騰、躁動不安、精力充沛、說話極快、從一件事情跳到另一件事情。

我們必須區分躁症和輕躁症。輕躁症症狀只需要出現四天，但是還是要有以上症狀（亢奮加上三項症狀，易怒加上四項症狀）。**更重要的是：雖然可以看到症狀（例如，孩子的朋友說：「你今天好亢奮喔」），但是輕躁症不需要功能失衡，孩子不會因此不上學，也無須住院。**

爲什麼這些學術定義這麼重要呢？如果孩子只有輕躁症，而不是躁症，那麼，他可能患有第二型躁鬱症，而不是第一型，二者使用的藥物和心理治療都不一樣。而且，輕躁症可能惡化成躁症，如果及早察覺，就能阻止惡化。

憂鬱症的診斷標準

在《精神疾病的診斷與統計手冊第四版》（DSM-IV）

裡，診斷的標準很繁複，有時候很難完全記得。例如，孩子可能完全沒有憂鬱症，但還是被診斷爲躁鬱症。戴莉亞十歲時嚴重躁症發作，十四歲時輕躁症發作。她從未有過憂鬱症，但是被診斷爲第一型躁鬱症，因爲她以後還是可能會憂鬱症發作（這也是爲什麼我們需要了解**預後**〔prognosis〕發展）。

憂鬱症的定義爲何？首先，孩子幾乎每天都顯得哀傷、對以前有興趣的事情失去興趣，如此持續兩星期。很多青少年會忽然覺得哀傷，或是對朋友、活動、運動或教會失去興趣，但通常很快就過去了，而且會轉向對其他的事情產生興趣。憂鬱症青少年則會對所有的事情失去興趣。他們往往待在房間不出來、睡很多、不跟朋友交往、忽視學校作業。

憂鬱症會影響情緒、思考和行爲。除了哀傷和失去興趣，孩子還需要表現至少五項以下症狀（請參考第五章）才算是有憂鬱症：

- 疲倦、精力變少
- 動作很慢（精神運動性遲緩）或緊張的躁動不安（精神運動性激動，psychomotor agitation）
- 幾乎每晚失眠（無法入睡或太早醒來）
- 失去胃口（或體重減輕）或胃口特別好（或體重增加）
- 無法專注、很難做決定
- 覺得沒有價值或自責
- 自殺的想法、計畫或行動

混合型發作的診斷標準

青少年有可能躁症和憂鬱症同時發作，但是如果要符合混合型躁鬱症的診斷，他必須在同一個星期內，同時具有以上所說的躁症和憂鬱症診斷條件。這和快速循環型（rapid cycler）不同，快速循環型指的是一年內有四次以上的躁症、輕躁症或憂鬱症發作，或是明顯地從躁症變成憂鬱症，接著變成躁症，再變成憂鬱症。混合型的躁鬱症復原比較慢，需要比較強烈的藥物治療。

懷特就是混合型躁鬱症。他易怒、思緒飛騰、精力旺盛、分心（這些都是躁症症狀），但是他也缺乏興趣、有自殺傾向、疲倦、自覺沒有價值、對未來絕望、想睡卻睡不著（這些都是憂鬱症症狀）。

短暫卻頻繁的發作：這是躁鬱症嗎？

很多臨床醫師認爲躁鬱症有躁鬱光譜。有些躁鬱症兒童可能有典型症狀，但是持續時間不足以符合一般診斷標準。這些孩子被歸類爲「其他未註明躁鬱症」。這些孩子需要有明顯的異常亢奮、誇大或易怒，加上兩項（如果只是易怒則需要三項）躁症症狀，因此功能失衡，持續至少一天，病史加起來總共至少四天。

眞的是躁鬱症嗎？這些孩子長大後眞的會演變成典型躁鬱症嗎？目前我們仍不知道。一項研究顯示，三分之一的其他未註明躁鬱症兒童（並且有家族躁鬱症歷史），會發展成第一型或第二型躁鬱症。並且，其他未註明躁鬱症兒童通常在學校裡和社交上有很多困難，需要輔導。

如何分辨青少年躁鬱症和其他疾患？

我們很難分辨躁鬱症和其他情緒疾患。即使有了精確的診斷標準，也不容易分辨。專注力問題是躁鬱症還是過動症引起的？他的偏執思考是精神分裂的前兆嗎？

接下來我們將描述一些可能和躁鬱症同時出現或被混淆的疾患，請你看看孩子是否符合。如果你覺得符合，請跟醫生說，問他的意見。如果他還是認為孩子是躁鬱症，請問他評斷的原因。

注意力缺失過動症（attention deficit/hyperactivity disorder，簡稱過動症）

60-90%躁鬱症兒童與青少年有過動症，症狀就是無法注意細節、衝動、分心、過動、常常不小心犯錯、無法好好聽別人說話、缺乏組織力、健忘。過動症比躁鬱症早發，大約七歲就開始了，躁鬱症則大多在十五到十九歲時首次發作。過動症很少首發於成年時期，但是可能到了成年才被診斷出來。

> 我覺得兒子身上有個馬達，總是往前衝個不停，像個火箭。他那個樣子的時候，別想跟他說話。他像龍捲風似的。
>
> ——十三歲男孩的母親，男孩有躁鬱症和過動症

如何分辨躁鬱症和過動症呢？表3.3或許有些幫助。可是唯一眞正有效的方法就是讓同一位醫生長期觀察孩子對藥物的反應，以便了解孩子各種情緒階段的認知及行爲問題。

知道孩子是否同時有躁鬱症和過動症，可以協助你和醫生決定用什麼藥。醫生通常不會開興奮劑給躁鬱症孩子服用，因爲可能引起失眠。如果孩子同時有過動症，我們永遠無法確定哪個疾患導致哪種行爲。醫生可能開興奮劑處方治療過動症。目前的一般作法是先用情緒穩定劑控制情緒（憂鬱或躁動），例如鋰鹽、抗癲癇藥卡馬西平（carbamazepine）或帝拔癲（valproate），至少六到八週，然後才同時開興奮劑的處方，就不會引起發病。

對立性反抗疾患

孩子是否經常：

- 發脾氣？
- 跟父母或其他長輩頂嘴？
- 連最簡單的要求他也不肯做？
- 似乎很喜歡惹人生氣？
- 把自己的問題怪到別人頭上？
- 很容易被惹火？
- 說話顯得很憤怒、怨恨、惡毒或仇視？
- 喜歡報復？

對立性反抗疾患常常伴隨躁鬱症出現。重點是，對立

表3.2　幫孩子尋找正確診斷時的忠告

- 要有耐性：診斷是一個漫長的過程，隨著孩子長大還可能改變。
- 接受不明確性：許多疾患有重疊性，可能很難區分，也可能同時出現。
- 做好心理準備：即使全面性評估後，可能還是得不到確診。

表3.3　躁鬱症和過動症的不同

躁鬱症	過動症
躁症症狀：明顯一段時間的亢奮、誇大、過度的性行爲、不需要睡眠、過度的社交、做蠢事。	過動、衝動，但是不一定亢奮
專注力問題、容易分心、衝動伴隨著其他躁症症狀出現	不論情緒如何，一直都有分心、專注力、組織、記憶的問題
憂鬱症症狀：失去興趣、疲倦、自覺沒有價値、自殺的想法或行動	哀傷是暫時的，很少有自殺的想法或行動
從一個情緒到另一個情緒的快速轉換	情緒不會變化這麼大
具有情緒疾患的家族史	家族史並未顯示情緒疾患
青春期首度發病	十歲前首發
男孩女孩比例相近	男孩較多
易怒、說話很快、活力增加，但是和平常不同	也可能易怒、說話很快、活力充沛，但是一直如此

性反抗疾患的患者一直有這些症狀，躁鬱症患者則要在躁症或輕躁症發作時才會出現對立性反抗。不過，很多躁鬱症青少年循環快速，於是很難分辨。可能需要經過多次嚴重發作之後，醫生才能確定。即使確定了，對立性反抗疾患也沒有藥物可治，只能做心理治療（第七章）。

品行疾患（conduct disorder）

孩子是否常常：
- 欺負別人、威脅別人、打架？
- 用武器威嚇或傷害別人？
- 殘酷對待別人或動物？
- 偷竊、說謊、毀損（例如縱火）？
- 闖入別人屋子或汽車？
- 逃家、經常晚歸？
- 常常逃學？

躁鬱症兒童及青少年常常出現這些行爲。一項研究顯示，69%躁鬱症兒童在某個階段符合品行疾患的描述。另一項研究顯示40%躁鬱症患者同時有品行疾患。

躁鬱症青少年可能已經發展出自己的一套道德標準，經常侵犯別人的權利。很難區分躁鬱症和品行疾患的原因是，躁症發作的青少年有時也會犯法，但是憂鬱症發作或情緒穩定的時候則不會。例如，躁症發作的青少年可能變得很暴力、離家出走、逃學、說謊，但是平常不會。事實上，他可能事後極爲後悔。這樣的孩子沒有品行疾患，因爲他的行爲問題是暫時性的。

如果孩子有品行疾患，你可能需要用獎罰制度設限，孩子則可能需要認知行爲治療，或是服用減少暴力的藥物。

焦慮症（anxiety disorder）

焦慮症有好幾種：

分離焦慮症（separation anxiety disorder）：和家庭、父母或其他親近家人分開的極度焦慮，常常導致拒絕上學、不願意獨處、睡眠不佳、惡夢和身體不舒服。

強迫症（obsessive-compulsive disorder）：不斷重複出現的想法，通常導致重複的行爲以消除這些想法（例如不斷檢查、不斷洗手）。

廣泛性焦慮症（generalized anxiety disorder）：對各種事情過度的擔心或焦慮，例如學校、工作或社交。並且焦躁不安、疲倦、無法專注、易怒、肌肉緊繃、睡眠不佳。

創傷後壓力症候群（posttraumatic stress disorder）：嚴重創傷經驗（例如車禍、強暴）後產生嚴重焦慮，包括不由自主的回憶事件的發生、感覺好像再度發生、逃避會勾起回憶的事物、精神緊繃。

大部分躁鬱症青少年有某種程度的焦慮，即使躁症發作時都會焦慮。未被處理的焦慮可能成爲對立反抗或憤怒的根源，但是孩子可能並不自知。如果焦慮症沒有得到適當治療，躁鬱症會更嚴重，孩子可能自殺。有焦慮症的躁鬱症孩子也比較容易嗑藥上癮，以便控制自己的焦慮。現在有很多新的治療可以有效控制焦慮症，在討論治療的章節裡會詳細描述。

酗酒嗑藥

> 我爸媽說我有躁鬱症，說我的腦子有問題，他們可能說得對，但是實際上，可能是我不應該再嗑藥了。
>
> ——十八歲躁鬱症患者，因為吸食古柯鹼，躁症發作住院

十分之六的躁鬱症患者曾經嗑藥。大部分的青少年都會喝酒或嘗試毒品，但是躁鬱症青少年對毒品的反應特別強，可能因此發病。

藥物上癮症（substance-dependence disorder）的定義是不當使用並出現以下症狀：

- 重複使用，因此影響上學或做功課
- 於危險情況下重複使用（例如騎車時）
- 產生法律問題（例如被開除、酒駕等等）
- 即使失去朋友或工作，或引起嚴重家庭衝突都還持續使用

如果孩子有耐受性（需要越來越大的劑量才夠）、戒斷症狀（例如不喝酒就會發抖）、無法控制份量（例如本來只要喝一杯，結果喝了十瓶）、無法戒斷，就算是有上

癮症。

孩子可能利用毒品來消除內在的憂鬱或焦慮，雖然長期下來，酒精往往讓事情更加惡化。躁鬱症患者在躁症發作時比憂鬱症發作時更常用大麻。他們可能用古柯鹼或興奮劑來加強亢奮，但也可能用來消除內在痛苦。許多青少年都是等到事情嚴重之後才意識到毒品的危害，例如出了車禍。有時候是家人之外的人讓他們戒毒，例如女朋友、男朋友或教練。

如果你知道或懷疑孩子嗑藥，一定要通知醫生。有些醫生會要求做尿液檢查。尿液檢查可以查出毒癮，但無法查出酒癮。第七章和第十章會討論嗑藥的問題。確定孩子是否同時有躁鬱症和藥物上癮症的唯一方法，就是戒斷後長期（至少一年）觀察。好消息是：一旦戒斷，躁鬱症症狀就會減輕。

精神分裂病和其他精神疾患

我們很難區分躁鬱症和精神分裂病（schizophrenia）。有精神分裂病的青少年可能有以下症狀：

· 幻想、錯誤的想法，例如認為他的食物被下了毒，或是有人跟蹤他，或有人在控制他的思考。
· 幻覺，包括幻聽和幻視
· 缺乏動機、退縮
· 情緒平板、不再笑或哭、缺乏臉部表情
· 言語支離破碎、使用自創的字或奇怪的用語

・奇怪的行為，例如忘記洗澡、在公眾場合喃喃自語、翻垃圾桶

要區分躁症和精神分裂病特別困難，因為二者的症狀非常接近。一般而言，躁症青少年的幻想比較誇大，認為自己有超能力、和某位名人有關係、以為自己可以改變人類歷史。他們的幻覺也可能很誇大，例如某位躁症青少年會聽到有個聲音一直說：「你做得太棒了……繼續加油，每個人都愛你喔。」

只有當孩子在躁鬱症沒有發作時也呈現這些症狀，精神科醫師才會做出精神分裂病或情感性精神分裂疾患（schizoaffective disorder，精神分裂混合情緒疾患）的診斷。例如，躁鬱症沒有發作時，孩子覺得有人跟蹤她，或聽到腦子裡有人跟她說話，而且不是偶爾一次發生而是經常發生（也不是嗑藥引起的），她就可能有精神分裂病或情感性精神分裂疾患，而不只是情緒疾患了。如果她的幻覺總是跟躁症一起出現、一起消失，就可能是有嚴重精神疾病傾向的第一型躁鬱症。

這些區別為什麼重要？主要是因為預後和治療。雖然現在有很多新的藥物，精神分裂病患者的預後越來越好了，但是一般而言，精神分裂病患者的預後比躁鬱症患者差。對精神分裂病患者，精神科醫師會用非典型抗精神疾病藥物，例如金普薩（olanzapine、Zyprexa），理思必妥（risperidone、Risperdal），思樂康（quetiapine、Seroquel）或安立復（aripiprazole、Abilify），而不是用情緒穩定劑。不過，現在有越來越多的醫生用非典型抗精神病藥物治療

躁鬱症兒童，尤其如果情緒穩定劑效果不好的話。

不斷復發的憂鬱症

許多憂鬱症患者會被誤診爲躁鬱症，因爲一旦從憂鬱症復原，患者會很高興，對戀愛、運動、嗜好，甚至學校都產生興趣。這和輕躁症不同。當然，我們也必須小心，不要誤以爲輕躁症是憂鬱症過後的正常表現。

這些被誤診的孩子中，很多人有躁鬱症家族史。如果直系家屬中有人是躁鬱症患者，一定要跟醫生講，因爲孩子很可能得到躁鬱症。如果孩子被診斷爲躁鬱症，醫生就會開情緒穩定劑。如果孩子被診斷爲憂鬱症，醫生就會開抗憂鬱劑。如果孩子憂鬱，並可能有躁鬱症傾向，那麼，單單服用抗憂鬱劑，反而可能因此躁症或混合型躁鬱症（或快速循環型）發作。第六章將討論藥物的使用。

亞斯伯格症（Asperger syndrome）

孩子是否：

- 社交孤立？
- 缺乏社交技巧，無法和同儕交往？
- 無法用肢體溝通、缺乏臉部表情，或是有奇特的手勢？
- 可能過度投入某種興趣或活動到一個地步，幾乎完全不理會其他活動？
- 有重複的儀式性行爲？
- 動作笨拙或缺乏統合？

亞斯伯格症是自閉症的一種，它是廣泛性的發展疾患，患者缺乏社交技巧、有高度重複的思考模式和行為。同儕往往覺得亞斯伯格症兒童很奇怪，因為他說話的方式不同（例如音調平板或過度正式）、興趣狹窄、對別人不感興趣。亞斯伯格症兒童不像自閉症兒童，他們沒有語言障礙。一萬人中大約有兩個亞斯伯格症患者，男生比女生多。

十六歲的亞利斯朋友很少。他和別人說話的時候會把頭從一邊轉到另一邊，眼神僵直。他想幫自己的電腦買個數據機，以至於他完全無法談論或思考任何其他事情。他有時候會自己一個人笑起來，但是他的幽默有些愚蠢，沒人懂他的笑話。

為什麼亞斯伯格症會和躁鬱症混為一談？當青少年憂鬱症發作時會退縮、無法溝通，看起來情緒平板。躁症發作時則特別陷入某件事情（例如邪教），追求之餘顧不到其他一切。不過，等到輕鬱症或憂鬱症消失，這些行為都會跟著消失。反過來，亞斯伯格症青少年從小就有社交困難，發育也比較慢（例如爬和走）。他們總是缺乏社交技巧、情緒也不會起伏變化。

有些青少年同時有躁鬱症和亞斯伯格症。我們目前仍然不知道這兩種疾患合併出現的機率有多高，也不知道亞斯伯格症是否會導致躁鬱症發作。正如其他疾患，臨床醫生一定要全面評估孩子的長期發育史，才能做出診斷。

不要忘了，診斷過程持續不斷，很少能夠一次面談就確診。孩子逐漸成長、發展出新的症狀或技巧，診斷可能也隨之改變。很多躁鬱症青少年一開始被診斷爲過動症或憂鬱症，後來才發現是躁鬱症。

第一步：找一位你能夠信任的醫師

如果你多年來換了許多醫生，每次都得到不同的診斷，那麼，你現在要如何選擇醫生呢？你、你的孩子和你的家人都可能感到非常挫折。

如果孩子還沒有看過精神科醫師，最好先從他的小兒科醫生那邊開始，因爲孩子認識他。醫生可能做一些生理檢查，排除醫學上的問題，例如甲狀腺荷爾蒙異常引起的憂鬱。

如果孩子一直都在看醫生，但是情況一直沒有起色，你可能一想到帶孩子去看另一位新的醫生就很火大。但是，如果你從來沒去看過有執照的、專攻情緒疾患的兒童精神科醫師，就值得再試一次。一旦找到合適的醫生，問他：你以前治療過同樣問題的青少年嗎？你覺得青少年情緒疾患是你的專長嗎？

你或許也需要兒童臨床心理師（clinical psychologist）的協助。通常，兒童精神科醫師負責評估、診斷並開藥，心理師則進行神經心理測驗，以便決定孩子是否有學習、閱讀或語言表達障礙。心理師也可能協助你發展一套家庭行動計畫，例如有效的獎懲制度（第七章將會討論心理社會治療）。

醫生如何做出診斷？初診評估

懷特出院後，愛琳找到一位好的兒童精神科醫師，感到很興奮。不像以前的醫生，這位醫師見到懷特之前，就已經仔細讀過他的病歷。他提出很多問題，例如症狀何時開始出現、每次維持多久、是否在不同環境出現、情緒和過動是一起出現或是分開出現。他也問到其他症狀，例如焦慮、飲食問題、尿床和惡夢。他紀錄了完整的發育史，包括愛琳懷孕時的狀況、生產過程、各種重要發育里程碑。他詢問懷特在學校的表現和交友狀況。花了兩次面談才結束初診，但愛琳確信懷特是躁鬱症了。

表3.4列舉了青少年全面性診斷面談裡應該有的重要元素。醫生可能不會全部都做，但是至少應該做到大部分項目。接下來，我們會告訴你如何準備初診面談。初診會包括和你、孩子和另外一位家人的面談，並閱讀孩子的病歷。首先，我們先看一個常見的現象：孩子不肯去的話怎麼辦？

幫青少年準備面談

懷特完成評估之後，愛琳決定帶泰碧莎去看同一位醫生。但是泰碧莎拒絕去。泰碧莎說：「精

表3.4　疑似患有躁鬱症的青少年診斷面談的內容

- 完整的發育史，包括孩子胚胎時期和出生前後的各種狀況、嬰兒的性情、發育過程的重要里程碑、童年的社交或情緒困擾。
- 和你及孩子面談，找出主要的診斷和任何合併症，通常會問現有和過去各種症狀的頻律、嚴重程度、時間長度、功能失衡的程度。
- 家族史，誰有情緒、焦慮或上癮的問題。
- 讓你和孩子在面談前或面談時各自填寫問卷評估，記錄面談前兩個星期的憂鬱症或憂鬱症狀和情緒，或是學校和社交表現。

資料來源：Quinn and Fristad（2004）

神科醫師都是笨蛋。這個也一樣。你沒辦法逼我去。」

如果孩子從小就有情緒困擾，對精神科診所和面談大概很熟悉了。如果她最近才遇到困擾，或是一直沒看過醫生，那麼，她可能非常害怕去看精神科醫師。

怎麼跟孩子說

首先，告訴孩子你希望帶她去看醫生。不要弄得好像是大事一樁，不要說：「我對你現在的醫生很不滿意，你的情況越來越糟了。」或是「這對你的未來非常重要。」要保持低調。以下是南西與十五歲的班的對話：

南西：我想我找到一位醫生可能可以幫助你了。

班（很嚴肅的）：什麼意思？

南西：我找到一位專門處理兒童和青少年情緒困擾的醫生。潔西的媽媽介紹的。

班：又來了！

南西： 是啊，我想你大概不會很有興趣，不過我是想啊，我們可能從他那裡得到一些客觀的意見。我不確定我們已經完全了解到底是怎麼一回事了。

班：那我又要回答一遍那些愚蠢的問題嗎？我已經回答過了！他為什麼不乾脆問我現在的醫生就好了嘛？

南西：我想他確實會跟你的醫生談談。這是個好主意。但是每個醫生做事情的方法都有點不一樣。他還是會想跟我和你談一談，問一下你的情緒、你的背景和我的背景。

班：然後給我一堆他媽的藥物。

南西：嗯，這倒是太快下定論了。我不知道他會不會改變你現在的處方。就只是聽聽他的客觀意見嘛。我背痛的時候也找過兩個不同的醫生。

班：我才不幹。我太忙了。

南西：我知道看醫生很煩，可是我要你找時間去看這位醫生。我們來看看你的行事曆，看看什麼時間我們可以一起去。

南西保持低調、直接，但是不交代太多細節。她接受班的情緒反應，但是仍然堅持。她避免一直討論該不該去看這位醫生，直接行使親權。躁鬱症青少年一旦爭論起來，可以吵贏任何人，也可以一直吵下去。

試著了解孩子認為的問題是什麼

有些家長定期和孩子懇談，試圖了解孩子需要何種協助。有些家長很少跟孩子討論，害怕孩子生氣。如果孩子不肯去看精神科醫師，你必須讓他了解看醫生對他有益。你可以問孩子：「你覺得去看醫生會有什麼好處？」或是「你希望看到什麼改變呢？」他可能回答：「我不想跟你說。」這時候就不要再逼問了，等以後再說。

了解孩子的恐懼

孩子的抗拒往往是焦慮恐懼引起的。如果他正在發作之中，恐懼可能擴大，甚至產生不實幻想。無論如何，爲了說服他，你必須面對他的焦慮。運用以下四個原則來討論他的焦慮恐懼：

- 弄清楚他在焦慮什麼？
- 說一說可能發生什麼事情。
- 表示這些恐懼是合理的。
- 跟孩子說事情不會像他想像的那麼糟糕。

泰碧莎害怕新的醫生會逼她住在治療機構中，以前的醫生曾經這樣「威脅」過她。她認爲自己的毫無起色，表示她是「怪物、有病、無藥可救的」。蒂妮絲十七歲，害怕被強迫轉學或被轉入「專收像我這樣智障」的特教班。班十六歲，害怕服藥會讓他呆滯，無法打籃球，別人會笑他「笨手笨腳」。

你無法保證這些事情不會發生。要對孩子誠實。你可以說，或許有此可能，但是你可以答應讓他一起參與做決定。青少年比較傾向獨立自主，如果他們覺得自己的意見——無論你認爲多麼不合理——能夠被考慮進去的話，就會比較願意合作。

正常化孩子的反應

青少年喜歡自己跟同儕一個樣。試著正常化孩子的反應，你可以說：「我想，大部分青少年都會這麼覺得。」「要是我，或許也會想這麼做。」或「大部分的人去看新的精神科醫師時都會緊張。」不過，有些青少年會看穿你，他們可能會說：「你不要再假裝是我的治療師啦。」不要介意，不要對孩子的話過度反應。

請其他家人或信任的專業人士陪著一起去

你可能覺得和孩子討論他的病情已經太敏感了，根本不敢提議去看新的精神科醫師。你可以請別人提出來，你的配偶、祖父母、學校輔導老師或孩子的治療師。先和這個人談談你的想法，例如：「我想帶他去看這位醫生，但是我知道他會拒絕。如果你能先跟他談一談，我想他會比較合作。」

漸進策略

推銷員最會這一套了。他先讓你同意一件小小的事情，然後才開始說服你簽合同。有時候，教養青少年就像在做推銷。漸進策略就是先要求孩子只是去看看這位醫生，回答一些問題。很清楚的告訴他，接下來的任何事情——例如改變處方、持續看這位醫生、新的治療——你都會先和他討論。跟孩子說：「我只是要你去認識一下，看看你們兩個是否合得來。」或「只是一次門診。我還不知道以後要不要繼續去。」孩子會比較不那麼焦慮。

強調孩子的優勢

和孩子討論時，要強調他的優點。例如孩子很有創意、有藝術或運動天分、成績很好或很會交朋友，讓孩子知道你注意到他的優點了，這些優點並不會因為去看醫生而打折。你也可以說你注意到他試著控制自己的憤怒、比較用功，或比較聽話了。

也讓醫生知道孩子的優點。在他提出孩子應接受何種心理治療或學校輔導的建議時，這部分可以作為他提議前的參考。

討論隱私權

如果孩子曾經看過精神科醫師，就知道不用擔心隱私權的問題。如果他從來沒有看過精神科醫師，那麼他就可能會擔心。跟孩子討論他的內心恐懼時，你可以直接問他會不會擔心朋友知道這件事。也可以討論一下如果朋友發現會怎麼樣（例如：「他們會不理我。他們會覺得我是瘋子。」）

依照之前提過的四個原則，先接受他的感覺。你可以說：「我可以理解你爲什麼擔心這個。大人也會擔心。」然後解釋法律上的隱私權：若是沒有家長授權或孩子授權，醫生不能公布任何資料。學校輔導室可能會拿到資料以便設計個人教育計畫。但即使是爲了這個目的，也一定需要當事人授權。

以我們的經驗，口頭保證還不夠。通常，青少年需要感覺到醫生在乎他、有愛心、可以信任。你可以跟孩子說：「你可以自己決定要跟他說些什麼。你可以先看看，覺得自在了再說。」

萬一孩子同意出席，屆時卻不肯開口怎麼辦？

要有心理準備，尤其如果你和孩子爲了來看醫生爭論很久的話。孩子可能因爲焦慮或怨恨而不肯開口。他可能用這個方法在他無法控制的事情上重新獲得一些控制。

大部分家長擔心若是孩子不肯開口的話，醫生會診斷錯誤，其實，醫生會等到有把握之後才下診斷，所以不要逼孩子開口。可以等到事後問孩子爲什麼不肯開口，看看你是否可以了解他在怕什麼。可能是小事情（例如：「我討厭他的領帶。」）也可能是比較嚴重的事情（例如：「如果我跟他說，他可能會要你把我送走。」）診斷過程中，即使因爲他不肯開口而必須去好幾次門診，也要對孩子有耐性。

萬一孩子去面談卻粉飾太平怎麼辦？

很多家長以爲孩子會對醫生傾訴一切，但是孩子可能會說一切都很好、大方地跟醫生聊天、否認他和家長或教師有任何衝突、否認有性行爲（你明明知道他有）、否認酗酒嗑藥。你可能擔心醫生看不到眞相。

醫生可能覺得你在誇大問題，但是他最後的診斷不會受到影響。事實上，醫生知道可能有親子矛盾，才會和你以及你的孩子分開會談。青少年多半會把自己的憂鬱大事化小、小事化無的輕描淡寫一番，躁症症狀更是極力遮掩。一項最新研究顯示：家長的描述比個案本人或老師的描述更爲有用。因此，好的精神科醫師會根據全部的資料做判斷，而不會只聽信孩子的話。第二章「情緒疾患問卷」可以提供醫生完整的紀錄。

最終，堅持自己的立場

無論發生了什麼事情，你要堅持自己的立場：去看醫生是對的。他或許不同意，但是他必須去。你可以將精神科門診視爲牙科門診，即使孩子不肯去，你也不會取消牙科門診。不要延期。孩子可能越延越抗拒。

準備面談

準備你自己的情緒

如果你以前沒看過精神科醫師，可能覺得很可怕。記住：沒有一個醫生可以告訴你孩子必須做什麼，只有你才能做這個決定，最好是你跟孩子一起做出決定。帶孩子去看精神科醫師並不表示他就得一輩子服用精神科藥物。將面談視爲資訊收集：將各種零星資料彙整爲一個診斷，並因此有了明確的治療計畫。

首次面談之後，醫生可能不會立刻做出診斷或開處方。他可能會做第二次面談，或讓孩子去看心理師做神經心理測驗，或安排全面醫學檢驗。他可能另外找時間單獨和孩子面談（尤其如果孩子不太肯開口的話），或是和你及你的配偶另外再談一次。評估的時間長度和完整度各人不同。

很多家長對於無法立刻得到答案會覺得很挫折。他們非常渴望答案，也很不願意再次逼孩子來看醫生。但是你以後會很感激醫生花了那麼多時間確診。多花點時間確診比匆忙而資訊不足的診斷好多了。

需要帶什麼資料？

把資料準備好，放在一個資料夾裡，在面談的時候拿給醫生。

首先，寫一張時間表，記錄孩子問題發生的時間前後。每個生命階段（例如出生到兩歲、兩歲到五歲、六歲到十歲、十一歲到十四歲、十五歲到十八歲）、列出症狀（例如憂鬱、易怒）、功能失衡（例如拒絕上學、無法獨處）、孩子的生命重大事件（例如父母離婚、大病、搬家、家人死亡），以及任何診斷或藥物處方。簡短扼要即可，避免長篇大論。

第二步，列出孩子現有症狀的清單，註明哪些行為只在家裡發生（例如發脾氣）、哪些行為只在學校發生（例如無法專心）、哪些行為在家裡和學校都會發生。

第三步，列出你和配偶所有的一等親（父母、孩子）和二等親（祖父母、兄弟姊妹、孫子、外孫）、你的孩子和他們的關係、他們目前的年紀、是否有情緒疾患（例如焦慮症、精神分裂病、嗑藥酗酒）。註明他們有無任何精神病院住院或自殺的紀錄。如果孩子是收養的，跟醫生說，並盡量列舉你所知道的資訊。

第四步，記錄孩子面談前兩個星期或一個月的情緒。這份情緒紀錄要詳述孩子每天的情緒，讓醫生看到孩子的情緒如何變化。你也要記錄面談前幾週孩子服用的藥物和發生的生命事件。第十章會進一步討論情緒紀錄的優點和缺點。最後，填寫表3.5「一般行為問卷—家長版」，這張問卷可以協助醫生判斷孩子是否有躁鬱症。和第二章的情

表3.5　一般行為問卷—家長版，短問卷

以下問卷包括一般人都會有的許多行爲。請看看你的孩子是否有這些行爲？用以下量表，選擇最適合描述孩子過去一年行爲的頻率：

0	1	2	3
從來不會	有時候	常常	幾乎總是這樣

請留意以下各點：

頻率：你可能從孩子小時候就注意到某項行爲，或是最近才注意到。無論如何，估計過去一年裡出現的頻率。例如，你注意到孩子五歲時有這個行爲，過去一年也有，那麼，請選擇「常常」或「幾乎總是這樣」。如果這項行爲在孩子的一生中只出現過一次，但確實是在過去的一年內，那麼，請選擇「從來不會」或「 有時候」。

時間長度：許多問題需要這項行爲出現一段時間才算（例如數天或更久），時間長度必須至少有那麼長。如果孩子行爲出現的時間長度短於這個長度，請選擇「從來不會」或「 有時候」。

改變：孩子是否可以戒除這些行爲不是重點，重點是孩子是否呈現這些行爲。所以，即使孩子可以戒除某項行爲，只要這項行爲確實發生了，就要算進去。

你的任務就是紀錄過去一年裡，孩子出現這些行爲的頻律（根據問題設定的時間長度）。請仔細閱讀每一個項目，寫下你的觀察。

0	1	2	3	
❑	❑	❑	❑	1. 孩子是否曾經連著好幾天雖然特別快樂、精力特別旺盛（比起孩子的正常狀況），但是同時身體躁動不安、坐不住、必須一直移動、從一個活動換到另一個活動？
❑	❑	❑	❑	2. 是否連著好幾天，孩子的朋友或其他家人跟你說孩子似乎特別高興或亢奮，顯然不像他平常的樣子？
❑	❑	❑	❑	3. 孩子的情緒或能量很快地從快樂變成哀傷，高高低低的變化？
❑	❑	❑	❑	4. 除了月經期間之外，孩子是否連著好幾天非常快樂或精力充沛，同時比平常覺得更焦慮或緊繃（躁動不安、緊張）？
❑	❑	❑	❑	5. 是否曾經連續幾天，孩子雖然特別快樂或活力充沛（比起孩子的正常狀況），卻同時必須努力控制內在憤怒，或是控制自己不摔東西？
❑	❑	❑	❑	6. 孩子是否曾經特別快樂或活力充沛（比起孩子的正常狀況），以至於需要花一小時以上才能入睡？
❑	❑	❑	❑	7. 是否發現孩子的感覺或精力常常不是太高就是太低，很少有中間值？
❑	❑	❑	❑	8. 孩子是否曾經連著好幾天覺得沮喪易怒，然後連著幾天特別高亢、興奮、活力充沛？
❑	❑	❑	❑	9. 除了月經期間之外，孩子是否曾經雖然特別快樂或活力充沛，但是幾乎任何事情都可以惹火他？
❑	❑	❑	❑	10. 孩子是否曾經思緒飛騰，多到無法及時表達，或是別人抱怨說跟不上他的思緒？

資料來源：Depue, R. A., Kleinman, R.M, Davis, P., Hutchinson, M., & Krauss, S P. (1985). The behavioral high-risk paradigm and bipolar affective disorder: VII. Serum-free cortisol in nonpatient cyclothymic subjects selected by the General Behavior Inventory. *American Journal of Psychiatry,* 142, 175-181. Adapted with permission from E. A. Youngstorm, personal communication, Feb 1, 2007.

緒疾患問卷一樣，這不是診斷工具，但是可以幫助你和醫生彙整有用的資料。一旦開始治療，這兩份問卷都可以做爲孩子進步的參考。

醫生會問什麼問題？

精神科醫師問的問題大部分和症狀和功能失衡有關，以及二者是否同時發生。但是他也可能問一些令你意外的問題。每個醫生問的問題不盡相同。例如說，如果孩子的治療師要求你帶孩子去看精神科醫師，只是爲了重新評估現有的藥物處方，那麼精神科醫師可能對環境因素不感興趣，只關心孩子現有症狀、藥物史、強烈副作用、病史、家族病史。如果孩子因爲「在家裡的行爲問題」就診，精神科醫師問的問題就會不一樣了。

大部分醫生會問發育史，包括：生產是否困難？是否剖腹生？是否早產？出生時的身長和體重多少？母親懷孕時是否用藥、抽菸、喝酒？孩子的發育里程碑是否準時（爬行、走路、說話）？

有些醫生會問家長，孩子是否曾經被性侵或虐待過。很多躁鬱症患者曾經有過性侵或被虐的經驗。是否有這些經驗將影響醫生決定採用何種治療，例如是否需要創傷後症候群的治療。老實回答，即使這些問題讓你很不舒服。

醫生可能問：「爲什麼現在來看醫生？」如果孩子長期有問題，爲什麼現在才帶孩子看醫生？這時你可以描述孩子最近的症狀。有些症狀可能以前沒有過，到了青春期才出現，例如迷信邪教、愛說髒話、從網路下載色情影片。醫生可能問你最近有什麼壓力可能導致孩子發病，例如父母分居、父母吵架、年老的祖父母搬進來一起住。壓力也可能來自好事情，例如你最近升職，比較不常在家。

醫生可能問一大堆關於孩子健康的問題。有些醫生會要求孩子做完整的健康檢查，以便排除醫學問題，例如暈眩、頭痛、體重增加、活力減低。醫生可能要孩子驗血、驗尿、驗孕，檢驗項目可能包括血脂、甲狀腺、化學分析（鈉、鉀、葡萄醣、電離子）、血球數目和毒物檢查。

醫生會問家族史。可能是很簡單的：「家族裡有沒有人有過躁鬱症？」或「家族裡有沒有人得過精神科疾病？」有些醫生會問得比較仔細，詢問每一位家人病史：「他有沒有住院過　？」「她怎麼死的？」「會不會是自殺？」「如果他喝酒，喝多少？」「他曾經被捕或坐牢過嗎？」「她接受過憂鬱症治療嗎？」盡量誠實回答你自己、配偶、你的兄弟姊妹、你的父母或其他孩子的病史。第五章將進一步討論。家族中有精神病史並不表示孩子發病就是你的錯，我們都無法控制我們遺傳給孩子的基因。

最後，醫生可能詢問目前的家庭氣氛，包括你的婚姻（例如你們如何解決衝突、如何爭取自主權、孩子是否站在某一邊，以及如果父母離婚，孩子是否覺得兩難）。醫生可能問你自己的精神狀況如何、是否也在接受心理治療、你如何處理和孩子之間的衝突。試著誠實回答。

得到診斷：然後接下來呢？

如果你在別處做過診斷，新的診斷可能不會讓你太意外。你可能早就猜到會是躁鬱症了，只是來找醫生確診。但是如果這是你第一次聽到孩子有躁鬱症的診斷，可能非常震驚。孩子聽到這個新標籤也可能會受到驚嚇，需要重新思考自己的未來。

如果診斷是躁鬱症，詢問醫生這個診斷的理由是什麼、爲什麼不是別的疾患、是否有合併症。問醫生孩子的躁鬱症有多嚴重、此時最合適的治療是什麼。如果孩子的成熟度可以承受，讓他也參與討論。

當然，診斷可能錯誤。你可能未被說服，覺得孩子的症狀並不算過分。和醫生討論你的疑慮，也讓孩子表達他的疑慮。如果你眞的覺得醫生錯了，總是可以再試別的醫生。請這位醫生寫一份報告給你接下來要看的醫生，這會加快下一次的評估過程。

診斷只是治療的第一步，不是終生判決，無法對孩子的未來下定論。下一章將進一步討論如何適應。以下是一些可能鼓舞你的資訊：

表3.6　覺得被責備？

許多家長覺得被醫生責備，好像自己需要爲孩子的躁鬱症負責。長期以來，精神科領域確實經常責備家長，認爲家長造成孩子的精神問題。但是這個看法正在改變。有時候，醫生問的問題好像在責備家長，請盡量不要介意，客觀回答即可。要記住：我們都無法控制我們遺傳給孩子的基因。如果你繼續和這位醫生合作並繼續覺得被責怪，直接跟他說，看看他的說法如何，問這些問題的意義何在。

一、復原比惡化的機率更大。許多躁鬱症成人表示，青春期是他們躁鬱症症狀最嚴重、資源效果卻最差的人生階段。研究顯示：發作時間長的快速循環和混合型躁鬱症，是典型的青少年躁鬱症模式，但是只佔20%以下的成人躁鬱症。過一段時間，孩子的情緒變化會逐漸趨緩，自我管理策略卻會日漸成熟。

二、許多青少年躁鬱症患者成年後不再發病。一項追蹤研究顯示，許多症狀不嚴重的躁鬱症青少年成年後不再發病。他們在青春期有學校及社交困擾，成年後就好了。

三、許多青少年和成人雖然有躁鬱症，卻能好好過日子。很多青少年躁鬱症患者在學校和家庭都表現良好，也有朋友。只要有好的藥物治療、家庭支持和心理治療，很多青少年能夠表現良好。

四、你不會一直需要照顧孩子。有個躁鬱症孩子並不表示你需要照顧他一輩子，也不表示孩子將一輩子住院或在醫院進進出出。很多孩子長大之後學會照顧自己。有些孩子還表示感激父母的照顧，試圖回報父母。

五、即早診斷可以有效預防。因爲你現在知道孩子有躁鬱症了，你可以做很多事情幫助孩子，減少疾病的負面影響。第十一到十三章將討論預防復發的策略。

【第四章】

與躁鬱症共存——
家庭可以期待什麼？

很像虐待的關係，只不過她是施虐者，我才是受虐者……親職任務像是全年無休、二十四小時不打烊。我晚上陪她躺下、半夜陪她起來、早上叫她起床……接到學校電話要我去接她，因爲她在班上崩潰了。到了家又要挨她罵，說我不夠關心她。

——十五歲躁鬱症患者的母親

馬克和珍妮佛來接受家族治療。他們說女兒的病快要毀掉這個家了。十六歲的艾莉莎總是在輕浮和憤怒之間擺盪，頂撞父母，甚至對父母和十二歲的弟弟西斯暴力相向。珍妮佛說她已經開始「因為艾莉莎的行為而發脾氣了」。他們不知道怎麼辦。

艾莉莎進入青春期之後，情緒變化越來越激烈，精神科醫師開了帝拔癲和理思必妥控制她的情緒變化。兩個月前，艾莉莎自己決定停藥。她說：「沒有人可以再逼我吃那些狗屁藥了。」最近幾週，她越來越焦躁不安，越來越易怒。她的穿著越來越挑逗，和至少一個男孩發生性關係。有兩個晚上，她整夜沒回家。在家的時候，她每天晚上熬夜。

珍妮佛說她自己的妹妹二十五歲時被診斷出躁鬱

症。馬克說：「她無法控制衝動。我真的開始恨艾莉莎了。不管有沒有躁鬱症，她實在是對人很壞。」

馬克和珍妮佛考慮分居。他們對如何管理艾莉莎有非常不同的意見。馬克開始思考，如果他和西斯搬出去會不會比較好。馬克擔心西斯的安全。珍妮佛表示：「我可不願意眼睜睜的看著家庭解體。」兩週前，他們才看過家族治療師。治療師說：「你女兒受到你們婚姻問題的影響，用問題行為試著維持你們兩個的關係。或許她覺得需要犧牲自己的健康，以維持家庭的完整。她在家的時候，你們要多多用肢體表示彼此相愛，讓她看到你們是一體的，她的問題行為就會停止了。」馬克和珍妮佛都覺得被冒犯了，不肯再回去看這個治療師。

躁鬱症造成的破壞在家庭中最爲嚴重。在我們過去二十五年的臨床經驗裡，每個家庭都因爲躁鬱症的壓力和負擔，承受很深的痛苦和哀傷。婚姻岌岌可危、親子關係瀕臨破裂（和躁鬱症孩子以及其他孩子之間皆如此）、和其他家人（例如祖父母）之間的關係也受到影響。兄弟姊妹試圖要理解到底發生了什麼事，懷疑自己是否也會得病，甚至懷疑患者是否在假裝生病以獲取父母注意。他們往往怨恨父母，覺得父母無能控制情況。一項研究顯示，照顧躁鬱症患者的人，往往需要治療自己的憂鬱或焦慮。

如果你覺得負擔太重、壓力太大，等到事情得到控制的時候，你往往會需要表達你的憤怒和怨恨，因此，家庭裡的衝突和情緒可能非常激烈。很不幸地，躁鬱症患者若是住在衝突多的環境裡，病情比較容易復發。但是我們也看過一些家庭，在最糟糕的狀況下還是學著減低衝突。你可以做很多事情，讓你的家庭學習適應與躁鬱症共處。

我的家庭會經歷些什麼？

無論你的孩子是否已經確診，這個家大概都已經經過很多個階段、很多緊張的時刻，正在學著接受與適應。在每個階段，多數家庭都會實驗各種不同的親職方式，從「不管他」，到過度保護，再到「有紀律的愛」。沒有一種親職方式是絕對正確的，但是有些方法確實比較有效。我們會描述一下大部分家庭想要追求的目標——平衡的方式。第九章會提供一些達到平衡的策略。

適應過程中，你和配偶及家人一定會意見不同。**多數的歧異來自彼此對疾病原因的解釋不同**。假設你認爲問題來自荷爾蒙而你的配偶認爲孩子只是被寵壞了，你們兩個一定會有衝突。如果你是生身父母，你的配偶是繼父繼母的話，衝突會更嚴重。如果孩子的病情還沒有被藥物控制下來，即使你的婚姻問題和孩子無關，家有躁鬱症青少年都會讓問題表面化或惡化。你可能也擔心躁鬱症孩子對其他孩子的影響，以及其他孩子的行爲如何影響躁鬱症孩子的療程。手足關係可能出問題。我們會在這裡先討論一下，第九章將詳細討論這些議題。

孩子有躁鬱症，家長會如何反應？

你對青少年躁鬱症的反應，以及孩子本身的狀況，都要視躁鬱的症狀何時出現、何時得到確診而定。知道其他家長的反應和你的類似，或許對你會有一些幫助。表4.1列舉了家長可能有的反應。有些家長覺得丟臉，默默承受一切。有些家長參加支持團體，得到很多幫助。

有些情緒或想法會導致你採取某項行動策略，但是可能其他策略比較有效。你讀了本書之後會明白，有些想法切合實際，有些則不。了解自己的想法，以及這些想法如何影響你對孩子的態度，將會幫助你找出新的策略。

當情緒激動時

馬克雖然知道女兒得了生理性的精神疾病，他還是認爲她不夠努力控制自己，因此生氣挫折。你和你的配偶可能和馬克一樣，覺得孩子的行爲多多少少有點故意。確實，青少年利用疾病操控父母的實例不是沒有。如果你認爲孩子是故意傷害別人，一定會很生氣，可能會對孩子說很難聽的話，像是「但願沒生你」、「我恨你」或「你這個沒用的人」。

家長對患了精神疾病的孩子的情緒反應，稱爲「高情緒表達」（high expressed emotion, HEE）。這個名詞未能描述家長反應的複雜度，同時似乎在責備家長過度反應。你不應該被責怪。但是HEE是一個值得了解的現象，**因爲**

表4.1　青少年躁鬱症患者家長的感覺、想法與反應

感覺	相關想法	行為反應
焦慮	「如果她一直生病，永遠好不起來怎麼辦？」 「如果她自殺怎麼辦？」 「如果他永遠無法擁有事業家庭……如果一輩子待在精神病院怎麼辦？」 「如果我不盯著他，會發生什麼事？」	過度保護、過度擔心、極端犧牲自己
憤怒	「她故意這樣，讓我難過。」 「他不關心任何人，只在乎自己。」 「她用自己的問題操控每個人。」 「他要毀掉我們家了……我的婚姻……他傷害他的弟弟妹妹。」	高度衝突、批評、敵意
自責	「是我造成的……是我的基因。」 「他小時候我若沒有一天到晚忙事業，或許他就不會變成這個樣子了。」 「我帶她去看錯醫生了。」 「我應該早一點插手的。」	過度寵愛、任由孩子爲所欲爲、不要求他爲自己的行爲負責
絕望	「我做的一切都沒用。」 「她沒有未來了。」 「沒有人能幫助他。」	放棄、不嘗試可能有效的方法、逃避孩子
接納	「我在盡力了。她也在盡力了。」 「我們必須合作。」 「這個病很不公平、很殘酷，可是我們必須學習與之共處。」 「這個病不代表她這整個人。」	和孩子有更多的正面互動、降低家庭緊張

許多研究顯示，患者若是住在情緒激動、充滿衝突的家庭裡（HEE），精神疾病復發的比例較高。

患者家長努力照顧難以照顧的孩子，試圖適應極為挑戰的不愉快情況。家長覺得挫折，常常被孩子的行為惹火。怪不得家長會對孩子不高興，甚至有敵意了。

你也可能變得過度保護。許多家長覺得焦慮，如果不時時盯著孩子，不知道會發生麼事。有些家長只管照顧孩子，寧可犧牲自己的生活，為孩子做孩子自己該做的事。有些家長在情緒上和孩子的問題保持距離，不是因為不關心孩子，而是學會接受並與這些問題共處。

你可能覺得此刻你最不需要的，就是被貼上判斷、敵意、過度保護、過度使力的標籤。但是你對自己的了解，對於孩子的復原將發揮重大效益。你是否被撫養躁鬱症孩子的重大壓力壓跨了呢？一項研究顯示，因為躁鬱症住院的年輕人回家以後，如果父母批評他們（HEE），接下來九個月內復發的比例是「低情緒表達」家庭的五倍。訊息很清楚：躁鬱症青少年在輕鬆、衝突少、日常生活有結構、人和人的分際很清楚的家庭裡表現較佳。之後的章節（尤其是第九章）會詳細描述如何降低家庭中的衝突、批評或敵意。

接受孩子有躁鬱症的五個階段

許多孩子自小就有症狀出現，但是一直到青春期才被確診。艾莉莎七歲被診斷為過動症和對立性反抗疾患，多年後才被診斷為躁鬱症。這個延誤可能使她的父母感到困惑，因此較難接受、較難適應。家長學習接受適應的過程有五個階段，你可以看看自己正處於哪一個階段，以便繼續往前。

第一階段：「可能只是成長必經的痛苦」

處於這個階段的家庭，孩子可能情緒變化很大，但是躁症尚未全面發作。通常，這個階段過去很久之後才會得到確診。在這個階段，你可能採取被動，忍耐孩子的脾氣、要求、易怒或攻擊性。

好處：短期而言，家庭張力暫時消失；孩子認爲你有同情心。

壞處：長期下來，孩子可能認爲你好欺負，學會利用你；孩子變得霸道，試圖控制別人。他可能因爲缺乏界限而變得易怒。

> 艾莉莎八歲生日時，問題變得非常明顯。她那天特別興奮，後來當著別的孩子大發脾氣，還打了另外一個女孩。她衝回房間，摔上門，開始大哭。當時，馬克和珍妮佛認為艾莉莎「個性很強」、「喜歡戲劇性」，並沒有想到孩子可能有精神疾病。艾莉莎情緒崩潰時，珍妮佛會說：「我看到你現在很生氣，可是請你用嘴巴說，不要用拳頭打人。」如果艾莉莎大發脾氣，珍妮佛通常讓她發完，然後試著了解她為什麼發脾氣。很多次，珍妮佛為了安撫女兒，只好滿足女兒的要求。馬

克會吼艾莉莎。艾莉莎忽視馬克，脾氣發得更大，這時馬克會離開房間。艾莉莎發脾氣的頻率越來越高。

面對躁鬱症的初期（童年或青春期），大部分家長不知道要怎麼做。一般的親職技巧只會弄巧成拙。家長會想：「這只是成長階段。」「她吃太多糖了。」或「一定是在學校和朋友吵架了不告訴我。」問題是孩子無法學會為自己的行為負責，他會一而再、再而三的試探界限。他學會了：發脾氣有好處。

犒賞攻擊性行為的陷阱

一般家長都知道要避免鼓勵孩子發脾氣，但是躁鬱症孩子的脾氣來得又急又強，很快就會失控。如果孩子發現發脾氣有好處，他的脾氣會變得更強、更頻繁。

如果孩子發現在某個狀況下發脾氣有好處，他就會在其他狀況下也嘗試看看。更糟的是，如果這個現象持續下去，孩子的行爲會越來越糟糕，會從發脾氣變成踢人、打人或其他暴力行爲。

你必須了解到，即使孩子發脾氣有其生理因素（躁鬱症），但是後果如果對他有利，他就會學到發脾氣可以達到目的。

第一階段的學習就是：即使（一）孩子反抗；（二）似乎未能減低孩子發脾氣的次數；（三）很明顯地，孩子的行爲是病情發作，你也要堅持清楚的界限。讓孩子清楚知道你接受或不接受某種行爲。這是他學習爲自己行爲負責的唯一方法。

第二階段：「我要堅持紀律」

我不想一直小心翼翼了，一直避免他發脾氣，被別人說我不會教孩子。有時候我就這樣發火了。

——十三歲躁鬱症患者的母親

第二階段的孩子短暫發作躁症或憂鬱症（雖然不一定合乎診斷標準），家長在孩子發作期間百般容忍，過後可能爲了一點小事就嚴重處罰孩子。

好處：短期而言，孩子可能嚇了一大跳，暫時停止問題行爲。

壞處：孩子不清楚規則或界限；孩子認爲父母瘋了、不公平、不穩定、不能信任、有躁鬱症；孩子無法發展出爲自己行爲負責任的態度。

到了這個階段，家長對孩子已經很生氣了，覺得孩子一再情緒崩潰、目無尊長、無法遵守日常規矩、學業表現不佳。你可能覺得事情很不對勁，但是尚未尋求心理衛生專業人士的協助。

在艾莉莎的例子裡，這個階段從她八歲一直延續到她青春期開始。艾莉莎的脾氣越來越壞了，大部分的時候，馬克和珍妮佛忽視她的脾氣。有一天，馬克叫艾莉莎倒垃圾，艾莉莎頂嘴反抗。馬克氣壞了，把她丟進房間，摔上門，罰她一個星期不准看電視。後來艾莉莎再度發脾氣，馬克卻沒有干預。艾莉莎覺得奇怪，爲什麼不倒垃圾的處罰那麼嚴重。

不一致的管教或毫無管教是最大的危險因子。當然，我們很難永遠保持一致，偶爾不一致不會讓孩子變壞，但是長期的不一致卻可能導致孩子情緒不穩定，尤其如果孩子為一點小事就被懲罰，大發脾氣卻不被懲罰的話。

第二階段的學習就是：孩子必須能夠相信他的世界有某種可以預期的結構。環境的一致性和結構可以協助他管理自己的內在混亂。第十章會討論提高家庭中的一致性與結構的策略。

第三階段：「有紀律的愛」

到了第三階段，孩子大概已經看過精神科醫師了，但是得到的不一定是躁鬱症的診斷。你和你的配偶可能開始嚴格執行親權、逼孩子乖乖吃藥、接受精神科治療。

好處：短期而言，孩子會聽話，你會暫時覺得家庭生活恢復正常了。

壞處：孩子可能脾氣變得更壞；可能在學校變得越來越有攻擊性，同時越來越不肯待在家裡；在家時可能一再試探界限。試探界限可能導致嚴重後果，例如，孩子可能拒絕繼續服藥，覺得服藥就是放棄自主權。孩子年紀越大，這種親職風格的效果越差。

艾莉莎十三歲時，一位內分泌醫生建議讓她服用避孕藥以減低經前易怒的現象。有一陣子，艾莉莎狀況穩定。十四歲時，艾莉莎開始逗留在朋友家，很少讓父母知道她去了哪裡。她再度變得易怒，成績也落後了，老師說她在班上造成困擾。她開始逃學，早上常常起不來。她開始在父親的朋友和同事面前穿著暴露。馬克責怪艾莉莎的行爲，並和珍妮佛越行越遠。除了家務事和孩子，他們已經很少說話了。

馬克讀了一篇親職文章，決定自己受夠了，要用「軍事學校」的風格領導家庭。他決定了，兩個孩子都要做家事，每天晚上都要跟他報告份內的工作完成了沒有。他一大早走進艾莉莎的房間，生氣地叫她起床。有兩次，他直接把艾莉莎抓起來，扛進廁所叫她洗臉。晚上也是如此。有一段時間確實有效，但是長期下來卻更糟：艾莉莎更有攻擊性、更易怒、在其他地方更常發脾氣、在家裡則盡量避免見到馬克。

如果你正在這個階段，可能覺得孩子有精神疾病，但是不知道是什麼疾病。醫生可能給過你各種不同的診斷，包括過動症、對立性反抗疾患、陣發性暴怒疾患（intermittent explosive disorder）、品行疾患、分離焦慮症、性格違常、兒童期反應性障礙症（reactive attachment disorder）。你和配偶可能決定採取「有紀律的愛」。可能有人跟你說你太寵溺孩子了，應該嚴加管教。這些反應很自然，許多家長都相信這一套。

主張嚴格管教的人相信，孩子只要努力就可以控制自己的行爲。你可能會罵孩子。你可能越來越挫折，因爲孩子還是不聽話。

幫躁鬱症青少年（或任何青少年）設立界限，需要花很多時間與他們協商。青少年的重要人生目標就是爭取獨立。因此，過度控制一定行不通。**躁鬱症患者的一個重要**

特質就是極度渴望自主和控制，雖然他們的行為往往導致相反的結果。他們可能正是因爲內在控制不夠，因此渴望控制。你可以接受孩子渴望獨立的需要，表示願意商量一切無關安全與健康的事項。

第三階段的學習就是：無論孩子多麼有破壞性，你都要允許孩子對自己的生活擁有某種程度的自主性和獨立性。這並不表示你不應該設下合理的界限，尤其事關他的健康或安全時。但是你需要選擇堅持眞正需要堅持的事情。羅斯．格林（Ross Greene）寫的《家有火爆小浪子》（*The Explosive Child*，久周出版），解釋了如何分辨你必須設定界限、應該忽略或者應該不在意的各種不同狀況。

第四階段：「這是腦部異常」

大部分的孩子直到青春期才被診斷出躁鬱症，雖然之前可能被診斷爲別的症狀。如果是童年就被診斷出躁鬱症的孩子，家族往往有明顯的躁鬱症史。一旦孩子被診斷爲躁鬱症，家長很容易認爲孩子的一切行爲都是躁鬱症引起的，包括一般青少年都會有的行爲。如果孩子已經在服藥了，家長很難知道何時需要調整劑量以便控制孩子的情緒變化。你可能經常和醫生發生爭執。

好處：孩子終於接受治療。你對躁鬱症的關心可能讓他感覺得到支持。

壞處：青少年通常不喜歡被貼標籤，尤其如果家長很在意的話。如果你過度關心他的病，孩子可能反而顯得漠不關心，不爲自己負起責任、不準時去看醫生或服藥。他可能認爲躁鬱症和治療都是「我爸媽的事」。

艾莉莎滿十五歲之後，第一次試圖自殺。她和男友吵了架，又和弟弟西斯吵了架，然後跑到屋頂上用刀子割腕。馬克和珍妮佛帶她去急診室，她暫時覺得好些，好像割腕讓某些邪惡力量散發出去了。

住院期間，精神科醫師和社工認爲艾莉莎有躁鬱症。珍妮佛並不意外。這個診斷對馬克而言沒有多大意義，只是一連串精神科名詞之一，但是，他承認這是第一次對艾莉莎感到同情，爲此落下淚來。醫生問他接下來想要怎麼辦，他說：「我希望艾莉莎好一點，不管她得的是什麼病，都不要死掉。」

艾莉莎出院回家後，情況好了一陣子，但是馬克說珍妮佛「完全陷入躁鬱症研究了」。她讀每一本有關躁鬱症的書、加入數個討論網站、閱讀關於自殺和自殘的書、參加躁鬱症研討會。

珍妮佛和艾莉莎之間出現了新的問題。艾莉莎不喜歡被「框住」，不喜歡所有的問題都被歸罪於一個標籤。她和母親吵架的主題圍繞在服藥了沒有、在心理治療時談了些什麼。典型的青少年行爲（例如上網時間過長、講手機的音量過大等等）現在都被視爲躁鬱症作祟，艾莉莎因此很不高興。

西斯聽到躁鬱症診斷時，只說：「這表示她以後就可以爲所欲爲了嗎？」

一旦得到診斷，你可能覺得鬆了一口氣，許多問題都有解答了：如果艾莉莎有過動症，爲什麼她也常常很專注呢？爲什麼每天可以這麼不同？爲什麼可以某一天好好的，第二天就完全不是那麼回事呢？現在有了標籤，你可能終於覺得「啊，就是這樣！」，許多鬆散的線索終於兜在一起了。

孩子得到躁鬱症診斷之後，你可能接觸到全新的社群。你可能遇見其他有相同經驗的家長。聽到別人的類似經驗可以提供你很大的支持，參加各種相關團體可能讓你第一次覺得自己能夠做些什麼。

雖然這些活動可能很有幫助，但是也有一個潛在的危險：你很容易過度認同。如果你太在意了，就可能過度照顧孩子（過度關心、過度保護、過度犧牲自己）。親子互動可能越來越專注在孩子的精神健康或藥物上，而不是一般的家庭生活。

有些父母得到診斷時會感到巨大的失落與哀傷。這現象被稱爲「悼念心中的健康孩子」。你可能覺得失去希望與期待，孩子變成一個標籤。你可能覺得傷心、自責、極端渴望協助孩子復原。

這個階段的另一個跡象就是對精神醫學感到挫折。孩子若鬧情緒、胡鬧、有悲觀的想法、睡不好、過動……你都覺得應該改變藥物劑量。你可能常常因此打電話給醫生。即使你自己不要求改變劑量，醫生也可能提高劑量或增加新的藥來幫助孩子改善症狀。這就是爲什麼每個患者的處方都不同的原因。　一項調查顯示，2005年，五十萬名美國兒童服用三種或三種以上的精神科藥物，其中十六萬名服用四種或四種以上的精神科藥物。我們不知道是否眞的需要這麼多種藥來控制躁鬱症青少年的情緒。我們確實知道同時服用不同藥物可能引起的副作用會讓效果打了折扣。

有些醫生不接家長電話，覺得家長過度緊張。如果你的醫生不接你的電話，配偶也不支持你，你覺得沒有任何支援，你可能認爲自己需要加倍努力，帶孩子看別的醫生。結果孩子可能得到各種不同處方。

第四階段的學習就是：認眞對待躁鬱症的診斷，讓孩子接受必須的治療，但是不要讓診斷成爲生活重心。要記得，不管多麼嚴重，孩子的疾病都**不代表他整個人**。他一定有其他的優點。如果孩子知道即使有了躁鬱症的診斷，你還是看得到他的優點和特質，他會很感激的。

第五階段：平衡

一旦了解躁鬱症，你就可以在愛與界限之間找到平衡了。學習溝通和解決問題的策略，並和孩子一起建立行爲的獎懲系統，會讓家庭生活好過很多。大部分家庭是等到孩子青春期後期或二十出頭才走到這一步。在這之前，孩子大概已經有過多次嚴重發作。在這個階段，你已經了解他的循環模式，會考量自己以及其他家人的身心需求，因而達到某種平衡。你和你的配偶或許對於如何管理躁鬱症還沒有達到共識，但是你們已經能夠私下討論，在孩子面前團結一致。

好處：長期下來，躁鬱症管理較佳，孩子比較懂得自我負責。

壞處：建立並執行獎懲制度、溝通解決問題的策略都很花時間，需要練習和努力。你可能有時覺得自責，覺得不該爲了疾病引起的行爲處罰孩子。

學習適應躁鬱症是一個逐步演進的過程。經過一段時間，你會根據經驗，也根據別人的分享，逐漸掌握最有效的方法。你終於可以達到平衡，同時實踐看似矛盾的兩個概念：（一）孩子有躁鬱症，需要全家人的接受和了解；（二）他也需要爲自己的行爲負責。也就是說，**你需要根據孩子能夠承受的程度調整你的期望，同時提供結構讓孩子能夠達到最佳功能**。

如果你正在這個階段，大概已經發展出一些有效的行爲管理辦法了。你可能和孩子約好，如果他按時吃藥、看醫生、控制脾氣，就可以跟朋友出去玩。一個十五歲女孩已經學會，一旦發覺自己想發脾氣的時候，就請母親開車帶她出去兜風消氣。一對母子達成協定，孩子想發脾氣時，媽媽會請一位很親近的親戚來家裡，讓他平靜下來。

爲了達到平衡，你不但要了解疾病和孩子的需要，也要了解躁鬱症如何影響家庭關係，以及家人的行爲和態度如何影響躁鬱症青少年。

現在你知道這五個階段了，用表4.2看看你的家庭正處在哪一個階段、已經走過了哪些階段。寫下你經歷的每個階段合乎或不合乎該階段的例子。

躁鬱症對婚姻或伴侶關係的影響

多年來，馬克和珍妮佛的婚姻每況愈下。馬克認爲是因爲他們對如何教養艾莉莎的意見不同所致。珍妮佛則認爲，他們的婚姻問題早在艾莉莎生病之前就出現了，艾莉

表4.2　你的家庭何時經歷這些適應階段？目前正在哪個階段？

階段	年紀	那個階段裡你記得的事情
一	＿＿＿＿	＿＿＿＿＿＿＿＿
二	＿＿＿＿	＿＿＿＿＿＿＿＿
三	＿＿＿＿	＿＿＿＿＿＿＿＿
四	＿＿＿＿	＿＿＿＿＿＿＿＿
五	＿＿＿＿	＿＿＿＿＿＿＿＿

莎的病只是藉口。

馬克說，不管艾莉莎做了什麼，「珍妮佛都說是因為躁鬱症，即便很明顯是艾莉莎在操控大家。」他說，艾莉莎整個星期六都在家裡混，說她很沮喪、跟別人發脾氣、睡在沙發上、讓別人收拾屋子、抱怨說她太沮喪了不想動。然後到了晚上六點，「忽然有精神了，去廁所打扮得好好的準備出門。」她會和朋友在外面待到半夜一點，第二天睡到中午，又是沮喪得無法幫忙收屋子。珍妮佛認為這是艾莉莎的「情緒循環……我讀到過可體松（cortisol）會改變，青少年可以在一天裡快速循環。」馬克認為艾莉莎是在「利用她的精神問題逃避日常責任」。艾莉莎對父親發脾氣說：「只有媽媽了解我……你根本不關心我！」馬克很生氣地對珍妮佛說：「你難道看不出來她在利用我們意見不同予取予求嗎？」

躁鬱症會帶給婚姻關係無比的壓力。不過，你必須能夠分辨和躁鬱症無關的婚姻問題，避免把孩子捲進來，不要和孩子形成權力的三角關係。馬克和珍妮佛不同意艾莉莎行爲問題的主因，因此艾莉莎有機會選邊站，讓父母的婚姻關係更緊張。底下的問卷可以協助你釐清婚姻問題和孩子躁鬱症的關係。

許多婚姻因爲躁鬱症而破裂了。我們不斷看到，對孩

表4.3 區分伴侶問題和孩子的躁鬱症有關和無關

和其他夫妻相較，你們的關係有多緊張？

1	2	3	4	5	6	7
較不緊張			一樣		較爲緊張	

以下是大家常有的婚姻問題。把你們有的問題圈起來。然後在中間那一欄寫下是否和孩子的情緒問題有關，「1」是無關，「2」是有一點相關，「3」是完全有關。在第三欄，勾出在孩子的情緒出問題之前，就有的婚姻問題。

婚姻問題	是否和躁鬱症有關	勾選在孩子出現情緒狀況之前就已經存在的問題
對話／溝通	______	______
家務分工	______	______
性／親近感	______	______
親職風格	______	______
解決問題	______	______
共同的活動／娛樂計畫	______	______
金錢／財務	______	______
管理其他孩子	______	______
分擔親職責任	______	______

子行爲的不同處理態度，比行爲本身破壞力更大。最常見的情況就是，一個人將孩子的行爲問題怪罪在躁鬱症上，另一個人則怪罪是孩子的個性。

第九章會提供溝通及解決問題的策略，協助你解決歧見。你和你的配偶應該常常討論，並針對如何管理孩子的行爲達到共識。你們需要同意：

· 誰負責監督孩子服藥？
· 哪些行爲明顯的是情緒症狀、哪些行爲似乎不是？爲什麼不明確？
· 誰負責監督她準時去看醫生？
· 關於家務事、上床時間、起床時間以及其他責任，怎樣的規則算是合理？
· 如果你們意見不同，要如何討論？如何解決？

你可能需要治療師協助你們建立這些溝通，但是先從這裡開始：

一、每個星期找個固定時間，花半小時討論在管理孩子躁鬱症時，哪裡做得不錯、哪裡遇到問題。討論時小孩不要在身邊。在正向的環境氛圍裡，困難的議題會比較容易夠解決。你們可以一邊散步或喝咖啡，一邊討論。即使只是交換彼此的觀察也會很有幫助。不要試圖說服對方，就讓彼此發表看法，不要互相打岔。如果你們都讀過這本書，意見可能漸趨一致。

二、爲彼此撥出時間。每個星期找一個晚上兩人一起出門，不帶孩子。或是至少在家裡有一些私下相處的時間，一起看看書、租個片子一起觀賞，做一些兩人都喜歡並且和孩子無關的事情。有些夫妻在他們單獨相處時，彼此同意不談孩子的事，只聊書本、想法、工作，和任何可以提醒兩人曾經是一對愛侶的事情。

孩子若有重大疾病，無論是生理或心理疾病，家長往往出現婚姻問題。家裡氣氛可能非常緊張，但是你還是可以重建一個強壯穩固的關係，只要你找時間溝通、彼此合作。

躁鬱症對手足造成的影響

西斯是個安靜的男孩，喜歡籃球、曲棍球和電玩，對情緒話題不感興趣，也不受情緒影響。但是艾莉莎病情加重，尤其是住院之後，他的成績開始退步並開始抽菸。他說他怨恨艾莉莎，覺得艾莉莎故意引起父母的注意。有一次，馬克和珍妮佛又為了艾莉莎晚歸而吵架時，他生氣地說：「或許我也應該割腕，或許你們就會注意到我回家了沒有。」後來珍妮佛找他談這件事情時，他說：「我一輩子都活在她的陰影底下。我必須努力讓她不發脾氣，她卻什麼屁事也不用做！」

就像其他家長，你可能覺得，躁鬱症青少年的手足最倒楣了。有些手足不受影響，但是這種例子很少。有些手足覺得情況難以忍受，甚至會說：「把他趕走，不然我就要離家出走！」

幾乎沒有任何關於如何協助躁鬱症青少年的手足的研究。一項研究顯示，躁鬱症青少年自己也覺得和手足之間的關係，不如其他兄弟姊妹之間那麼好。另一項研究顯示，嚴重精神疾病患者的手足，有很大的情緒負擔和照顧患者所引起的實際問題。值得注意的是：如果手足覺得患者願意就可以控制病情，那麼他的情緒負擔最重。

手足不見得都是無辜的受害者。許多患者表示，常常受到其他兄弟姊妹的挑釁和欺負，因此導致發作。你可能看過健康的孩子故意惹躁鬱症的孩子生氣，然後裝著沒事。目前尚未有關手足關係對躁鬱症影響的研究，但是因爲衝突高的親子關係會導致復發，那麼，衝突高的手足關係應該也是如此。

躁症或輕躁症發作時和憂鬱症發作時，手足對患者的反應不同。有些哥哥姊姊對憂鬱症發作的患者會有自責的心理，覺得自己有責任照顧弟弟妹妹，卻沒有做好。他們可能希望自己做得更多。有些弟弟妹妹因爲崇拜哥哥姊姊，會摹仿躁鬱症患者的行爲。

你必須注意其他健康孩子的表現，尤其是躁鬱症患者的狀況嚴重時。躁鬱症孩子發病時，其他的孩子往往會被父母忽視，大家假設他們會照顧自己。這種時候，你必須注意到他們的需要：準時去練足球、週末不是一個人單獨在家、準時上學。最重要的是：你得跟孩子解釋發生了什麼事情，跟他們保證事情不會一直這樣糟糕，這不是他們的錯，而且你愛他們。

維持患者在家庭中的地位

無可諱言的，躁鬱症青少年爲家人帶來無數挑戰。了

表4.4　協助健康的手足適應青少年躁鬱症

- 跟孩子談談他們對躁鬱症的了解。
- 教導他們你對躁鬱症的了解。
- 提醒他們：生病的手足不見得是故意的，他可能無法控制自己。
- 盡量讓孩子的生活保持正常。
- 教導他們如何避免惹生病的孩子生氣。
- 孩子發病時，更要努力記得關心健康的孩子。
- 他們可能擔心自己也發病，試著同理他們的恐懼。
- 手足有衝突時，避免爲了安撫患者就選擇站在生病的孩子的一邊。
- 讓健康的孩子覺得他們在家裡有盟友，尤其是孩子躁鬱症嚴重的家庭。
- 和健康的孩子花時間獨處，包括單獨帶他出去玩。
- 幫健康孩子尋求幫助，包括個人諮商或團體諮商。
- 試著讓健康孩子和生病孩子之間的正向接觸越多越好。

解是解決問題的第一步。你的躁鬱症孩子也是一個有優點和可愛特質的人，也是家裡被愛、被尊重的一員。你若常常提醒自己孩子的優點，你會更願意好好的解決問題。家庭成員之間的人性對待將讓患者的病更加容易復原。

大部分家長在某個階段會只看到孩子的躁鬱症，將所有的問題都怪罪在躁鬱症上。有些家庭停留在這個階段無法前進，患者成爲所有問題的代罪羔羊，躁鬱症成爲一切問題的源頭。這會對患者造成很大的傷害，他需要一個比疾病更大的自我形象才能成長。你也需要破除這個有限的迷思，才能夠看到發作的跡象。如果你和孩子無法分辨躁症或憂鬱症跡象，和一般青少年行爲的差異的話，你就不知道何時需要採取行動。因此，你需要學會（一）分辨躁鬱症跡象和正常青春期行爲的不同；（二）記住孩子是一個獨特的、有價值的家庭成員，然後才進入本書第二部分的治療和適應策略。

何時算是躁鬱症？何時算是青春期？

青少年正在從童年過渡到成年，往往有許多令人煩惱的行爲和態度。如果你的孩子童年時就被診斷出躁鬱症，你可能誤以爲這些行爲是躁鬱症發作。如果青春期孩子躁鬱症發作，確實很難區分青春期行爲和躁鬱症行爲。一般青少年都會進行一些危險行爲、情緒不穩、引起家庭衝突、容易興奮、有時心情不好、比較誇大、衝動、不切實際。當青少年躁鬱症發作時，也有這些現象，只是更嚴重。

請勿過度爲孩子貼上躁鬱症的標籤，他的狀況可能會越來越糟。請見底下事例：

- 如果你經常打電話給醫生報告新症狀，醫生可能會調整用藥。如果行爲不是躁鬱症引起，就不需要調整藥物。過度的藥物調整對孩子是不好的。
- 如果你認爲孩子的行爲都是躁鬱症引起，就不會要求孩子爲自己的行爲負責任，孩子的表現可能因此更糟。青少年很快就學會如何操控，有人認爲躁鬱症青少年尤其擅長操控。如果青少年發現表現敵意可以逃避做家務事，他就會繼續表現敵意以達目的。一位家長說，他們無法要求兒子做任何事，因爲他會大吼大叫、打牆或打桌子。有意思的是，這個孩子平常沒有什麼症狀，但是他的父母會讓步，因爲他們害怕他的病情會「因此變糟」。

- 如果你一直認爲孩子的行爲是躁鬱症症狀，他就不會正視症狀，這可能演變成嚴重的權力鬥爭。躁鬱症患者需要學習正確追蹤發病的早期症狀。第十一章將進一步討論如何預防復發。
- 孩子可能覺得自己做的一切都不正常、不主流，可能懷疑自己無法打入同儕團體或社會。他可能覺得無望，因此放棄自己。孩子有他自己的個性、喜好、優點和缺點，以及看世界的方式。如果孩子整天只聽到關於他病情的討論，會逐漸失去自我認同和自我意識。

那麼，要如何分辨孩子的自我和疾病呢？要如何鼓勵別人也努力分辨呢？問問自己以下的問題：

- **大部分青少年會這樣嗎**？如果孩子接到五張交通罰單，可是你認識的其他青少年都只有一兩張，你的孩子就可能受到躁鬱症影響。如果你的孩子刻意表現性早熟的行爲來嚇別人，或許她是躁症發作。每個人都很清楚社會和文化習俗，背離這些習俗就表示不對勁了，尤其如果改變來得突然且明顯。
- **孩子的表現是否合乎年紀**？如果孩子忽然表現得比實際

年紀小（例如忽然變得很焦慮或愛哭、退縮、依賴心），如果她平常不是這樣，就可能有問題。

· **孩子的生活功能是否受到影響**？如果孩子忽然蹺課、不和家人一起吃飯、只看電視、別的事情都無法專心、無法遵守日常作息，就可能是躁鬱症復發。

· **最近發生了什麼讓他緊張的事情嗎**？孩子身邊總有很多事情發生，家庭衝突、同儕壓力等等。有時候看起來像是躁鬱症發作，其實只是對某個事件的暫時反應，例如學校發生的事、網路的一段談話、社交活動時發生的爭吵。事情過後，如果情緒一直沒有改善反而越來越糟，就可能是躁鬱症發作。

記得你的孩子

很多家長說他們的躁鬱症孩子非常聰明、從小就非常早熟、很早翻身走路、比同學更有創意。有躁鬱症傾向的孩子通常很有創意、產能和能量都很高、夢想遠大、樂觀、說話流利。他們通常對人際關係很敏感、想要與人在一起、能夠交朋友、說服別人、啓發別人。沒有人研究躁鬱症孩子是否特別資優，但是我們確實注意到躁鬱症孩子和資優孩子有許多共通之處：有語言能力、充滿創意和想像力、喜歡問問題、想法比較早熟、有強烈的嗜好或興趣、有解決問題的能力、興趣很廣、很有幽默感、懂得利用資源。

家長可能無法接受曾經這麼有才華的孩子現在得了這個病。但是你需要記住：這個有才華、有創意的孩子還在，躁鬱症只是孩子的一部分而已。你的挑戰就是如何避免疾病帶來的破壞，盡量讓孩子發揮所長。

家長很容易將孩子和躁鬱症劃上等號，因爲患者往往在童年時就有情緒起伏的情況。你可能早就注意到，孩子從小就比別的孩子情緒不穩，當他沒有發病時也比一般人情緒不穩。你也可能認爲這就是孩子個性的一部分，這其實是小規模發作。也就是說，孩子的個性和疾病之間的差別只是程度問題。以下作法可以幫助你記得你的孩子。

以下是許多青少年都有的性格特質，花點時間看看你的孩子有哪些特質。回想一下，哪些是他從小就一直有的特質；這些年來，老師、教練或朋友都怎麼描述他。問問自己：「這是孩子一直都有的特質嗎？還是隨著他的情緒上下起伏？」

直覺、好奇和沉思可能不是躁鬱症特質。意志堅強、退縮和幽默如果隨著情緒出現或消失的話，就可能是躁鬱症。要記得：個性是**穩定**的，躁鬱症是**循環**的。

意志堅強	____	分析	____
外向	____	沉思	____
退縮	____	嚴肅	____
害羞	____	敏感	____
多話	____	安靜	____
有自信	____	批判	____
粗野	____	直覺強	____
情緒化	____	好奇	____
幽默	____	創新	____

溫柔親切	___	被動	___
聰明	___	缺乏動機	___
擅長人際關係	___	衝動	___
愛挑剔	___	工作努力	___
完美主義	___	可靠	___
無法做決定	___	開放	___
溫和	___	樂觀	___
競爭	___	含蓄	___
恐懼憂慮	___	充滿活力	___
反抗	___	無法預測	___
破壞性	___	有靈感的	___
攻擊性	___	與人溝通良好	___

如果能夠分辨孩子的特質與症狀，你就知道孩子何時症狀加重了。如果孩子天性合群，那麼她從星期五下午到星期天晚上都和朋友安排了活動，你就不用緊張，除非你同時注意到她不睡覺、易怒。但是，如果孩子平時比較害羞退縮，那麼，社交活動如此頻繁就是警訊了。

青少年正在發展自我認同，希望別人看到眞正的自己，而不是疾病的產物。許多青少年患者強烈表達不滿，覺得父母不了解他們。一個女孩說她父母眼裡只看到一個精神病患，於是她就扮演精神病患的角色。

當然，事情不需要這樣。你可以學習了解躁鬱症的症狀、了解孩子。不要忘記孩子是誰，記得你最喜歡的他的特質，然後讓他可以運用自己的優點克服疾病、逐漸康復。

【第二部】

治療青少年躁鬱症

【第五章】

「我的孩子怎麼會得這個病？」

與其問：「我的孩子爲什麼會得躁鬱症？」不如問：「孩子上一次爲什麼躁鬱症發作？」前者永遠不會有答案，後者則會讓你有所學習，預防下一次發作。

蘿拉十五歲，已經住院好幾次了。最近一次住院是因為大發脾氣、失眠、胡思亂想之後試圖自殺。這次混合（躁症和憂鬱症）發作的導火線是蘿拉和男朋友分手了。他們才一起出去過幾次而已。蘿拉的母親凱倫不理解，兩人的感情又不是很深，為什麼分手竟會引起嚴重的躁鬱症發作。凱倫試著釐清蘿拉的發病原因，最後總是覺得不解與自責。

凱倫知道躁鬱症有遺傳性，但是蘿拉父母兩邊家族都沒有病例。凱倫的父親喜怒無常，母親容易陷入憂鬱沮喪。凱倫前夫的父親酗酒。但是都沒有躁症，也沒有人接受過任何精神治療。

凱倫有時會自責或責怪環境。蘿拉四歲時，凱倫離婚。蘿拉的父親搬到別處，重新組織家庭。凱倫一個人把蘿拉養大。蘿拉從小就喜怒無常。凱倫想不起來蘿拉的喜怒無常是否因為離婚變得更嚴重。說不定這一切都是因為父母離婚、父親缺席引起的？蘿拉會不會被保姆虐待過？蘿拉覺得憂鬱寂寞時，凱倫是否應該更保護她？離婚後，凱倫在情感上需要蘿拉的陪伴，會不會因此讓蘿拉受傷？

凱倫在書上讀到，大部分躁鬱症有生理因素，但是即使蘿拉好好服藥，仍然有一些症狀。如果真的掌握住了正確的病因，蘿拉是否就可以得到需要的治療了呢？

本章將談到躁鬱症的許多成因。在青少年的成長過程裡，這些原因或多或少有所影響。你可能也問過以下問題：

· 我的孩子怎麼會得這個病？
· 我怎麼遺傳給他的？
· 是我養育他的方式造成的嗎？
· 要如何治療呢？

關於青少年躁鬱症的成因，你應該收集越多資訊越好。這不但可以減低自責，也會協助你爲孩子爭取最佳治療。了解躁鬱症是生理疾病可以讓你不再自責。了解引發躁鬱症的環境和心理因素，則可以讓你找到最佳管理方式：合併使用心理治療和藥物治療。

成因和治療的生理心理社會模式

每個躁鬱症青少年的家長都希望孩子狀況穩定，不再復發，並提升孩子的生活功能。如果你（一）用藥物治療控制生理狀態；（二）用心理治療教導適應技巧以減低壓力；（三）用家庭溝通及解決問題的技巧保護家庭環境，就能達到理想目標。這三項合在一起叫做「生理心理社會」（biopsychosocial）模式，可以協助我們掌握與此疾病有關的生理、心理和社會（環境）因素，並加以克服：生理因素靠藥物、心理因素靠心理治療、社會因素靠人際技巧和適應技巧。這三個因素一起進行，可以由不同的角度降低疾病循環的可能性，同時彼此強化，因此有加成效果。第九章到第十三章將描述如何實踐這三個治療目標。

發病傾向與壓力

了解青少年躁鬱症，首先要了解基因遺傳和環境因素。孩子可能天生有躁鬱症傾向——擁有躁鬱症基因、大腦前葉無法抑制情緒、神經傳導系統製造過量的多巴胺（dopamine）——然後受到環境刺激而發病。比如說，有些孩子可能擁有躁鬱症基因，但是要在高壓而缺乏保護的家庭中重複受到嚴重性侵或虐待之後才會發病。這並不表示每個躁鬱青少年都曾經被性侵或虐待。完全不是這樣的。有些孩子的躁鬱症遺傳基因很強，例如父母雙方的一等親（父母和孩子）都有躁鬱症的話，即便孩子在非常安定的家庭成長，也很可能發病。遺傳和環境因子對躁鬱症的影響非常複雜，不能一概而論。

發病傾向可能是遺傳的、生理的（異常的腦部化學、腦部結構或神經傳導）或心理的（適應問題的機制不良，例如遇到任何事情都會自責）。壓力則可能來自環境或孩子自身行爲（例如吵架）。孩子可能創造出給自己帶來壓力的情況。例如蘿拉常常在朋友家發脾氣，哭著跑回家，於是朋友漸漸不跟她來往，造成缺乏朋友的情緒壓力。

發病傾向和壓力互相影響，如果孩子發病傾向很強（例如家族中很多人有躁鬱症），即使是小小的壓力也可能讓他發病。如果孩子發病傾向不那麼強（例如只有一位阿姨有憂鬱症，但是沒有躁鬱症），除非遇到嚴重壓力（嚴重車禍、大的自然災難），否則不會發病。另一方面，如果沒有遺傳因素的話，我們不知道孩子是否會因爲壓力得躁鬱症。

我們確實知道的是，某些因素會影響青少年躁鬱症卻不會影響其他年齡層的躁鬱症。例如說，青少年可能使用毒品（例如古柯鹼），引起生物化學失衡。青少年也比較容易受到同儕影響。初次談戀愛和初次性經驗都可能讓青少年受創、產生自我懷疑、試圖自殺。孩子青春期時，家庭衝突也往往達到最高峰。試圖了解孩子爲何得到躁鬱症時，請記得這些因素。

危機與保護因素

與其問：「我的孩子爲什麼會得躁鬱症？」不如問：「孩子上一次爲什麼躁鬱症發作？」前者永遠不會有答案，後者則會讓你有所學習，預防下一次發作。倒不是說每次發作都是同樣的因素引起的，可能某次發作是因爲和男友分手，另一次發作是外婆過世。但是你仍然可以試著了解某些共通的因素——這兩個例子都是失去所愛的人——如此可以幫助你預防下次發作。

危機因素包括事件、情況、缺乏適應力和生理因素，這些危機都可能讓孩子發作。青少年如果發作過一次躁症，就很可能再次發作，尤其是孩子嗑藥的話。其他的危機因素還包括酗酒嗑藥、睡眠模式被擾亂、人際衝突、強烈的家庭衝突。**保護因素**則是可以減低復發機率的健康習慣，例如規律的作息、規律的睡眠、支持孩子的友誼及家庭關係、和治療人員關係良好。

青少年躁鬱症如何發生：點火理論（kindling theory）

點火理論雖然有爭議性，但是你還是需要了解，才能明瞭爲什麼孩子的治療要越早越好。根據點火理論，壓力和基因雙重因素會讓神經系統越來越不穩定，最終導致發作。隨著每一次發作，腦子變得越來越敏感，很小的刺激，甚至沒有刺激都會發作。也就是說，和男友分手這種事情，在病程早期比晚期更有因果影響。如果沒有合宜的躁鬱症治療，青少年會越來越經常復發、復發的程度越來越嚴重、越來越難以治療。反之，每次的治療都可以延緩或阻止下一次的復發。

讓我們先看看大腦邊緣系統（limbic system）的前額葉皮質（prefrontal cortex）。邊緣系統控制情緒、情緒的解讀、清醒、睡眠、動機和情緒與記憶之間的連結。一項研究發現，躁鬱症兒童會將中性的臉部表情解讀爲有敵意、令人害怕的表情。正常兒童則不會。這個現象起因於邊緣系統的杏仁核（amygdala）、阿肯伯氏核（nucleus accumbens）和腹側前額葉皮質（ventral prefrontal cortex）過度活躍。前額葉負責解決問題、做決定、計畫、決定是否表達強烈情緒（例如憤怒），同時也和注意和專心有關，可以說是腦子的總經理。

長期的躁鬱症會讓前額葉、海馬迴（hippocampus）及杏仁核的神經細胞逐漸壞死，因此會（一）減低這個部分和腦部的連結；（二）比較難以計畫或解決問題；（三）強化青少年對治療的抗拒。兒童或青少年的腦部正在發育，尤其容易受到躁鬱症的影響。

好消息是我們可以減低壓力。任何可以幫助青少年情緒管理的方法，都可以同時改善前額葉功能和腦細胞。例如，幫助青少年學習處理同儕壓力，會讓這些壓力較不容易引起情緒起伏。定時服藥可以減少發作次數，邊緣系統的腦細胞損失較少。

不是所有人都相信點火理論，研究證據也不足。一項研究顯示，多次復發的躁鬱症患者較無法受益於藥物治療、比較不穩定、腦部改變比較大。**重點是早期有效治療可以保護孩子不至惡化**。研究顯示治療必須包括藥物（例如情緒穩定劑）和心理社會治療（例如個人或家族治療）。

如何知道我的孩子遺傳了這個疾病？建立家譜

蘿拉確診時，精神科醫師要凱倫帶家譜去。凱倫發現家族中有好幾個人情緒不穩，蘿拉的祖母有憂鬱傾向。但是沒有人得躁鬱症：沒有躁症發作、亂花錢、多次結婚、多次換工作、多次搬家的紀錄。她問自己：如果家族裡沒有躁鬱症，蘿拉是否可能被誤診了呢？

躁鬱症確實有家族遺傳，但是每個人的狀況不同。請你完成底下的家譜。圓形是女性，方形是男性，包括孩子的手足、父母、祖父母、外祖父母、叔、伯、阿姨、姑、舅。列出這些人和你孩子的關係、他們的年紀、是否過世、如何過世的。問自己：這個人怎麼死的？有可能是自殺嗎？他能夠穩定的工作嗎？還是一直換工作？他情緒不穩嗎？喜怒無常、容易生氣、有暴力傾向？他會酗酒或嗑藥嗎？住院過嗎？爲什麼住院？他有服用抗憂鬱藥物或鋰鹽嗎？他會長時間關在房間或無法起床嗎？

孩子可能從你的家族或另一邊的家族得到躁鬱症傾向的遺傳基因。請你的配偶也塡寫這個家族表。

標出任何一位可能有躁鬱症或類似症狀的親戚。類似症狀包括憂鬱症、自殺意圖、自殺、酗酒、嗑藥、情感過剩（hyperthymic personalities，總是跑來跑去、焦慮、有攻擊性）、情緒起伏（cyclothymic temperaments，在高昂和低盪的情緒之間擺盪）。

塡表的時候要記得：這些疾患多半到十八歲之後才發作。尤其是憂鬱症，常常中年才發作。孩子一等親和二等親的疾患和躁鬱症可能沒有明顯的相關性，例如焦慮、恐慌、肥胖、飲食失常、酗酒、攻擊性、過動症。這些疾患很可能和躁鬱症同時存在。家族中的躁鬱症可能發作得越來越嚴重，患者越來越早發作。例如，早期的躁鬱症在你父母的那一代只是以輕微憂鬱症的形式出現，而且是等到他們有小孩之後才出現；你和你的配偶這一代可能在大學時代，出現比較嚴重的憂鬱症或情緒不穩；你的孩子則在青春期爆發躁鬱症。

家庭族譜

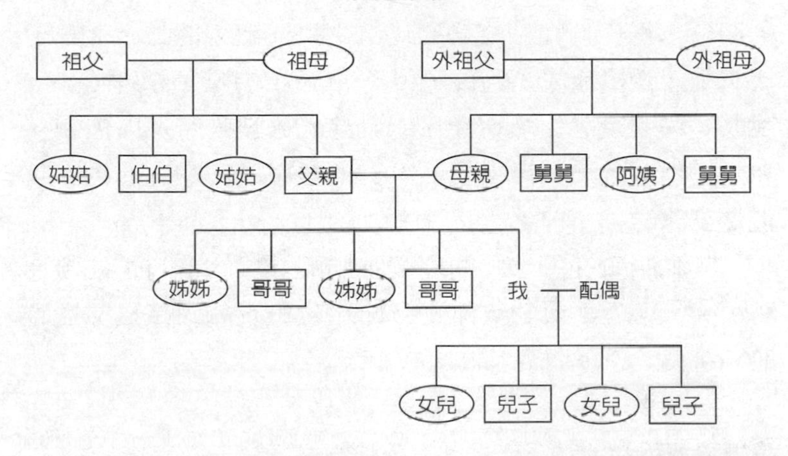

也可能很多家人有類似躁鬱症的症狀。如果如此，孩子的躁鬱症診斷就可能是正確的。如果一等親有躁鬱症並且對鋰鹽反應良好，孩子大概也會對鋰鹽反應良好。

家族和雙胞胎研究

大部分躁鬱症研究都會問一個問題：患者的一等親有百分之多少有躁鬱症或類似症狀？因爲無法跟這些親戚直

接面談，研究很難精準。這些研究很可能低估了家族中躁鬱症的比例。我們可以確定的就是：躁鬱症有很高的家族遺傳性。

患者的父母、手足或孩子有情緒疾患（包括躁鬱症和各種憂鬱症）的比例爲20-25%，其中14%有憂鬱症，9%有躁鬱症。

此外，躁鬱症成人的孩子得情緒疾患的比例是一般人的四倍，得任何精神疾病的比例則是一般人的二・七倍。事實上，躁鬱症成人的孩子中，50-60%有某種精神疾患，尤其是情緒疾患、焦慮症、過動症和破壞性行爲。所以，家譜裡這些疾患出現得越多，你的孩子的躁鬱症診斷越可能是正確的。

雙胞胎研究顯示，同卵雙胞胎的其中一個有情緒疾患時，另一個有57%的可能也有情緒疾患。如果是異卵雙胞胎，這個比例就降到14%。

遺傳證據對我的孩子而言，意義何在？

對父母而言，這個問題可能很難承受。我們都希望有一天可以抱孫子，很自然的會擔心孩子把躁鬱症基因傳給孫子。躁鬱症青少年成年之後，若是情況穩定並有良好關係就應該可以生孩子。當然，他生的孩子有情緒疾患的比例是一般人的四倍，但是沒有情緒疾患的可能性還是比較大。沒有研究顯示躁鬱症患者是比較差的父母。問題在於是否可以維持穩定的情緒。

如果孩子有躁鬱症，你很自然的會擔心其他孩子將來是否也會得躁鬱症。研究顯示，大約7-10%的手足會得躁鬱症，15-25%會得憂鬱症。如果父母中有一個人有躁鬱症，其他孩子得躁鬱症的比例就會高很多。如果你看到其他孩子也展現易怒、坐立不安、不合宜的性表現、快速的情緒轉換、逐漸惡化的退縮，就應該帶孩子去看醫生。不過要記得，其他孩子的表現可能只是反應了手足有躁鬱症的壓力，或是想引起父母注意。

如果孩子沒有家族史呢？

如果家族史沒有情緒疾患，你又非常想知道孩子患病的根源，你可以詢問自己的手足、父母、祖父母，是否有你不認識的親戚有情緒問題。如果遠親也都沒有情緒疾患，孩子可能神經出了問題（例如小時候頭部受創），或是偷偷嗑藥。一項研究顯示，母親懷孕時感染濾過性病毒、生產時嬰兒體重過輕、嬰兒缺氧或子癲前症（preeclampsia），都可能導致下一代得到精神分裂病。另一項研究顯示，懷孕及生產併發症是兒童躁鬱症重要成因之一。

幸好，沒有躁鬱症家族史的青少年仍會對藥物反應良好（請參考第六章）。

躁鬱症的遺傳性高達59-87%，表示基因比環境因素更可能是致病原因。但是，復發確實和環境壓力有關。

壓力在躁鬱症裡扮演什麼角色？

如果沒有家族病史的話，我們並不知道重大壓力是否會引發躁鬱症。我們知道壓力可以引發憂鬱症，但是躁鬱症的情緒起伏似乎主要來自遺傳和生理因素。

無論如何，壓力都可能導致復發或惡化。回想一下孩子上次大怒、坐立不安、睡眠減少、沮喪、想自殺或孤僻的情況。你大概可以想起一些壓力源，請將這些壓力源寫在表5。

我們提供了兩個例子。不用寫確切日期，只寫耶誕節、學期結束等大略的時期就可以了。試著區分躁症、輕躁症、混合型躁鬱症和憂鬱症。列出所有事件和家庭衝突，即便你不確定是否導致復發。孩子自己引起的事件和衝突也都要列出來。如果你列出很多事件，就可能看出什麼樣的壓力會導致復發。例如我們舉的例子，失去固定的學校結構可能導致這個女孩的症狀惡化。

壓力不一定來自壞事情。好事情也可能造成壓力，例如剛交了新的女朋友、得到某種公開獎賞、搬到一個新的大房子等等，都可能造成壓力。

何種壓力會影響躁鬱青少年？

沒有專門研究躁鬱症青少年的壓力源的文獻，多半的文獻都是關於躁鬱症成人的，不過有些研究也適用於解釋躁鬱症青少年。我們知道重大失落會引起憂鬱症，壓力則和躁鬱症息息相關。青少年的壓力主要來自家庭（例如父母分居）和同儕（例如和女友衝突）。面對高壓的青少年表格5　壓力或生活方式的改變，在躁鬱症復發裡扮演什麼角色？

上次發作的日期	發作種類（躁症、輕躁症、混合型、憂鬱症）	壓力（描述一下）
三月（春假）	混合型	學校放假；放假前和老師起衝突；和手足吵架
六月中（學期結束）	輕躁症	學期結束；和新男友約會

——尤其是來自親密關係的壓力——憂鬱症或躁症的一年內復原狀況比較差。十六、十七歲的青少年似乎最受壓力影響。

睡眠時間的改變

任何青少年都會受到同儕或家庭壓力影響，但是躁鬱症青少年面對壓力時，往往會與睡眠失調有關。一項研究顯示，躁鬱症成人發作前常常因為某個事件導致睡眠失調。發作前的兩個月內，這些人至少有過一次熬夜（例如照顧生病的孩子）、旅行時差或工作時間改變的經驗。

青少年本來就喜歡在外面跟朋友待到很晚、參加派對，或是上床前還很亢奮。因此，躁鬱症青少年必須特別注意維持固定的睡眠時間，即便是週末也要準時上床。準時上床、準時起床、固定的飲食習慣和運動習慣，對於維持穩定的情緒都很重要。第十章將討論如何執行良好生活習慣。

家庭高度衝突

第四章已經說過了，高衝突家庭的躁鬱症青少年復原比較差。親子之間彼此責怪、衝突、手足之間的競爭，都是可能導致發病的壓力源。讓我們看看一位母親和十四歲躁鬱症女兒之間的對話：

母親：我告訴過你關掉電腦上床去了。

女兒（生氣的）：我會！

母親：你已經說過四次你會了。我不要等一下再來催你。

女兒（防衛的）：你可以出去了嗎？

母親： 泰莉，在這個家裡，我不准你用那種口氣跟我說話！

女兒：好啊！別管我就是了！

母親：你簡直目無尊長！

女兒：我說了我會上床啊！你可以出去了嗎？

母親：我看到你關掉電腦就會出去。

女兒（憤怒，把桌上的書摔下去、鉛筆丟到地上）：好啦！滿意了嗎？

很熟悉嗎？母親的立場很合理。她一直提醒孩子睡覺，又要看孩子臉色，她已經很疲倦了。但是請注意，孩子在這樣的過程中會越來越激動。躁鬱症青少年很容易因此發病。他們本來就很難立即轉換注意，如果硬要他們轉換，他們可能感到非常挫折。泰莉的母親應該在說了「我不要等一下再來催你」之後就打住，若是孩子還不聽話，以後再運用獎懲制度。

躁鬱症家庭需要更好的溝通技巧（請參考第九章）。你和你的孩子都需要練習溝通技巧，才能運用在日常生活裡。

壓力和生理條件如何形成躁鬱症？

你必須了解孩子有某種生理失衡，才能了解爲什麼一點小事就可以讓他失控。例如說他會因爲沒辦法看他最喜歡的電視節目就大發脾氣。躁鬱症青少年和健康青少年一樣，會為了同樣的原因生氣，但是他們的反應會更激烈。當然，沒辦法看電視並不會導致發病，但是如果孩子已經快要發病了，這麼小的事情也可能成為導火線。

避免壓力、避免發作，並不只是為了讓日子更好過而已，而是因為發作得越多，腦部受損越嚴重，於是越難控制情緒。情緒疾患兒童遇到壓力時，會過度製造可體松，長期下來會損害海馬迴的細胞。

除了可體松之外，我們已知躁鬱症成人在病程的不同階段，某些神經傳導物質會過多或過少，因此躁鬱症被視為生物化學失衡。這些失衡的神經傳導物質包括多巴胺、血清素（serotonin）、正腎上腺素（norepinephrine）和迦瑪氨基丁酸（gamma-aminobutyric acid, GABA）。神經細胞表面接收這些神經傳導物質的接收器因此變得過度敏感或不夠敏感，於是會反應過多或過少。

這些生物化學失衡很難直接測量，但是你至少可以了解躁鬱症的生理機制之一，就是荷爾蒙和神經傳導物質失衡，因此患者需要服藥。例如帝拔癲可以加強GABA、抑制蛋白質開發激酶C的代謝路徑（protein kinase C pathways）。非典型精神藥物例如思樂康（quetiapine, Seroquel）可以阻礙多巴胺和血清素的作用。這些藥物都有副作用。第六章將詳細描述。

從尋找原因到尋找治療

沒有人能確切說明導致孩子得躁鬱症的因素。生理和環境之間影響的比例會不斷改變，有時候生理因素影響比較大，有時候環境因素影響比較大。我們只能說基因、神經組織、生物化學和壓力都有影響。因此，多方面同時並進的治療效果最好。

孩子不會因爲父母親職技巧不足、離婚、不夠愛孩子……等等原因就得躁鬱症。孩子不是故意要得躁鬱症的。孩子也很希望能夠控制自己的情緒，讓自己的日子好過一點，但是他們的腦子和生物化學就是失衡了。當你面對孩子的自以爲是、敵意、反抗和目無尊長時，試著記住這些。

【第六章】

青少年躁鬱症的藥物

開處方時，醫生都應該在藥效和副作用及藥價之間作一個平衡。對於青少年躁鬱症，用藥的目標是達到情緒穩定，提升孩子的學校、家庭及社交功能，同時盡量避免短期或長期的副作用，並盡量選擇價格比較合理的藥物。

海莉葉說，十六歲的兒子泰隆服用過「各式各樣沒用的藥」。泰隆在心理衛生中心的門診由精神科護士治療。一開始的診斷是品行疾患和過動症，因為他有「強烈的犯罪傾向」，例如闖入空屋。護士開了興奮劑Adderall。泰隆吃了沒什麼效果反而更有攻擊性。她又開了傳統的抗精神疾病藥物好度（Haldol），泰隆覺得麻木、呆滯、躁動不安。他自己決定停藥，海莉葉覺得他陷入「好鬥的憂鬱」。護士不覺得泰隆憂鬱，只看到他的攻擊性和破壞性的行為，於是改開妥泰（Topamax）的處方。妥泰是一種新的抗癲癇藥物，可以治療成人無法控制衝動的問題。海莉葉後來終於說服護士說泰隆很憂鬱，護士開了抗憂鬱藥物舒鬱（Celexa）。泰隆變得緊張、焦慮、不安、易怒、失眠。

海莉葉決定讓泰隆去看專治情緒疾患的兒童精神科醫師，重新接受評估。她和泰隆協商了很多次，因為泰隆已經對醫生和醫學失去信心了。事實上，他已經自己停止服用好度，但是一直繼續服用妥泰。

新的精神科醫師幾乎立刻看出泰隆有躁鬱症，開始讓他服用帝拔癲和非典型抗精神疾病藥物思樂康。接下來幾週，他慢慢停止服用妥泰和舒鬱，Adderall的劑量也減低了。過了兩個月，泰隆變得前所未有的穩定，對學校、家務事、功課，甚至精神治療的態度都變得比較正向。他按時服藥，甚至同意接受心理治療。

家長面對的最大問題就是要不要給孩子服藥。即使你決定讓孩子吃藥，吃什麼藥？劑量如何？躁鬱症是一種複雜的疾病，要如何治療躁症、憂鬱症、精神病症和其他合併症呢？每一種疾患都需要服用不同的藥物嗎？副作用怎麼辦？藥物的短期和長期影響如何？

本章將討論躁鬱症青少年藥物治療的基本事實。醫生開的處方或許乍看很隨機，但是其實都有他的思考邏輯。你將學習到有哪些藥物、有關它們的研究資料、躁症和混合型發作的治療和憂鬱症發作的治療有何不同、治療合併症的不同、急診和長期治療的不同、何時換藥或調整劑量或加入新藥……。我們也會談到藥物的副作用和血液檢查。

你將會注意到幾件事情。首先，孩子通常需要服用好幾種藥物，而且還會在不同的階段換藥。然後你會注意到選擇藥物的過程包含嘗試錯誤。孩子服用一種藥物，然後換成另一種，有時候換到第三種藥物才穩定下來。確實有一些研究顯示出何種藥物對什麼症狀有效，但是直到目前爲止，大部分研究只是針對成人。不過，青少年躁鬱症治療的臨床研究還是有些進展。我們現在有臨床標準用藥規則，大部分的醫生會依照這些規則用藥。

爲什麼用藥？

我們要再次強調：**爲了控制躁鬱症青少年的情緒起伏，必須用藥。我們也要強調：本書作者都沒有接受藥商提供的金錢或贊助**。你無法用心理治療或另類療法（例如維他命、針灸、草藥、瑜珈……）取代藥物。是的，藥物有副作用，但是不使用藥物的危險更大：情緒不穩定、復發、學業退步、抗拒治療。結合藥物和心理治療的早期治療，可以減低孩子的腦部細胞損傷（請參考第七章）。大部分青少年無法只靠藥物治療，必須結合心理治療才能接受、適應自己的疾病。藥物只是綜合治療的一部分，但是絕對是不可或缺的。

很多家長不敢讓孩子服藥，因爲藥物的長期影響尚不清楚。如果孩子的症狀不強烈，可能一開始只接受個人或心理治療，等到症狀嚴重之後才用藥。在這個階段，心理治療是預防醫學——讓情況不至惡化。如果孩子（一）症狀強烈到影響學校、家庭或同儕之間的表現；（二）有可能傷害自己或別人；（三）經常嗑藥，那麼，我們強烈建

表6.1　處方樹：管理兒童及青少年躁鬱症藥物的選擇

發作種類／合併症	第一線藥物	第二線藥物	第三線藥物
躁症／輕躁症，中度，沒有精神分裂	鋰鹽或帝拔癲單線治療，或用非典型抗精神病藥物	單線輪流治療，或第一線藥物再加上鋰鹽、帝拔癲或卡馬西平	第二線單一處方輪流使用，或用不同情緒穩定劑或SGA的複合處方
躁症／輕躁症，重度，或許合併精神分裂	SGA，或鋰鹽加SGA，或帝拔癲加SGA	加強：SGA加上兩種情緒穩定劑，例如鋰鹽加上帝拔癲或卡馬西平	鋰鹽加上帝拔癲或卡馬西平加上和第二線不同的SGA
憂鬱症	鋰鹽或樂命達（lamotrigine）	以思樂康（quetiapine）加強	以舒鬱（citaloprам）加強
過動症合併症	利他能（methylphenidate），長效中樞神經興奮劑複合物，如專思達（Concerta）	長效安非他命複合物，例如Adderall	加上威博雋（Wellbutrin）
焦慮症合併症	以帝拔癲加強效果	以思樂康加強	以舒鬱加強

治療需要的血液濃度爲鋰鹽0.8-1.2Meq／L, 帝拔癲85-110mcg／ml, 卡馬西平8-11 mcg／ml

SGA（second-generation antipsychotics, 第二代抗精神疾病藥物）也就是非典型抗精神疾病藥物，包括理思必妥（risperdone）、金普薩（olanzapine）、思樂康、哲思（ziprasidone）或安立復（aripiprazole）

情緒穩定劑=鋰鹽、帝拔癲、卡馬西平、樂命達

中樞神經興奮劑：例如專思達、利他能或Metadate或安非他命複合物（例如：迪西卷Dexedrine 或Adderall）

抗憂鬱劑= 選擇性血清素再吸收抑制劑

資料來源：R. Kowatch and M. DellBello, personal communication, Feb 3, 2007.

議你讓孩子用藥。

請參考表6.1，看看醫生可能開的藥物，包括治療躁症和憂鬱症，以及有過動症和焦慮症合併症的第一線、第二線和第三線藥物。

藥物治療的一般原則

開處方時，醫生都應該在藥效和副作用及藥價之間作一個平衡。對於青少年躁鬱症，用藥的目標是達到情緒穩定，提升孩子的學校、家庭及社交功能，同時盡量避免短期或長期的副作用，並盡量選擇價格比較合理的藥物。除了這些條件之外，還有一些條件需要考慮。

首先，好的藥物治療必須先有徹底的評估和診斷，不只是針對情緒疾患，也包括其他合併症。早期的躁鬱症看起來很像一般的憂鬱症或過動症，醫生可能開出錯誤的處方。仔細的評估可以減少誤診。另一方面，如果某種藥物對青少年沒有療效，並不表示他的診斷或處方是錯誤的，可能只是尚未發現存在的合併症。朵拉不知道她的兒子除了躁鬱症之外，還有過動症和焦慮症；瑪莎不知道她的兒子經常偷偷使用古柯鹼，使得藥物無法發揮藥效。所以要有耐心。有時候診斷過程很長、不斷重複，但是可以省掉很多後來的麻煩。

二，藥物需要一些時間才能發揮療效。孩子服藥後需要經過四到六週的時間才會出現療效（之後再詳細解說），我們才知道這個藥物是否對他有效。鋰鹽和抗憂鬱藥物可能需要長達八週才會見效。所以，如果孩子開始服用新藥後，一時之間看不到藥效，並不表示藥物無效。

三，大部分躁鬱症孩子需要數次處方才穩定下來。現代精神科醫師會遵照「處方樹」開藥（表6.1），但還是需要嘗試才知道哪種藥物有效。孩子可能有過一次嚴重躁症發作，醫生開了情緒穩定劑（如鋰鹽）和抗精神疾病藥物（如思樂康），甚至加上另一種情緒穩定劑（如帝拔癲）。孩子的嚴重憂鬱症若是不見和緩，可能需要同時服用情緒穩定劑、非典型抗精神疾病藥物和抗憂鬱藥物。孩子如果同時有躁症和過動症，可能需要情緒穩定劑、抗精神疾病藥物和興奮劑（例如利他能）。

四，看不到藥效可能意味著孩子並未按時服藥。躁鬱症青少年和成人會自己偷偷停藥。突然停藥可能引起復發，即便沒有復發，原有的症狀也不會減輕。雪若覺得很奇怪，為什麼她的十六歲女兒瑪莉莎一直未能完全穩定下來，總是有一點輕躁或憂鬱。後來才知道，瑪莉莎週末都不服用情緒穩定劑，要跟男友約會時也不用。

五，有效的藥物治療需要你、你的孩子和孩子的精神科醫師之間長期而穩定的關係。孩子光是每隔三個月去看醫生，和醫生談個十五分鐘是不夠的。孩子如果遇到危機、覺得有症狀出現了、想自殺、有嚴重副作用時，都需要能夠立刻打電話給醫生。如果孩子不信任這位醫生，就比較難辦了。

六，醫生需要經常看你的孩子，追蹤他血液裡的藥物濃度。例如，孩子開始服用鋰鹽後，醫生需要每個月檢查血液中的鋰鹽濃度，確定無誤。如果孩子有嚴重副作用（例如失去平衡、嚴重噁心想吐），醫生必須確定藥物的

表6.2　適應重點：讓藥物盡量提高孩子復原的可能

- 孩子一定要有徹底的診斷評估。
- 你需要了解從急性轉到長期照護時，藥物改變對孩子的影響。
- 給藥物一些時間發揮作用，不要急著換藥。
- 接受現實，孩子可能需要多次嘗試藥物，才能達到穩定。
- 確定孩子按時服藥。
- 確定孩子定期接受血液檢查。
- 鼓勵孩子和他的精神科醫師建立良好關係。

血液濃度沒有達到有毒的地步。如果孩子服用金普薩或其他非典型抗精神疾病藥物，醫生會需要檢查血液脂肪組成，避免代謝失能或糖尿病。每年至少檢查一次，治療一開始時需要檢查得更頻繁。

即使用藥正確，也可能出問題。很多家長都說，孩子試了很多藥物都沒有幫助。藥物只是治療的一環，你還需要支持你的精神科醫師、心理治療、鼓勵孩子按時服藥（詳見第八章），以及孩子對疾病的了解。

緊急治療和長期治療

孩子穩定下來以後，醫生可能會換藥。**緊急治療和長期治療**不同。緊急治療的目標是讓孩子恢復正常，穩定下來。這個時期的用藥種類和劑量都會最高。

長期治療也稱爲預防治療，目標是預防復發、降低輕微症狀（例如易怒或輕微憂鬱）、減少自殺機率、提升學業及社交功能、維持健康。這時的藥物種類可能較少（例如停止使用抗憂鬱藥物）、劑量較低。有些青少年的處方不變。減藥或停藥都需要在安全穩定的環境中逐步進行。

接下來各章，我們將進一步說明，孩子一旦穩定下來，你必須特別注意復發的早期症狀。這時，心理治療極有幫助。立即的危機解除了，孩子可以學習如何適應，以防復發。

情緒穩定劑

躁鬱症主要藥物為情緒穩定劑和非典型抗精神疾病藥物。表6.3列出主要藥物，包括學名和商標名稱以及副作用。最常用的兩種情緒穩定劑就是鋰鹽和帝拔癲。最近也常有人用樂命達。其他的情緒穩定劑包括抗癲癇藥卡馬西平或妥泰。

情緒穩定劑和其他藥物不同的是作用目標。情緒穩定劑可以穩定躁症或憂鬱症症狀。有些情緒穩定劑除了治療急性發作之外，也用來維持長期健康（例如鋰鹽），預防復發。這些情緒穩定劑都不會導致躁症或憂鬱症發作，不像其他躁鬱症藥物，雖然減緩憂鬱症狀卻可能引發躁症症狀，例如血清素選擇性重吸收抑制劑（selective serotonin reuptake inhibitor, SSRI）。

鋰鹽

用鋰鹽治療躁鬱症已經有半個世紀之久了。關於鋰鹽

表6.3 躁鬱症兒童和青少年服用的情緒穩定劑和非典型抗精神疾病藥物特質

學名	商標名稱	每顆的劑量（毫克，mg）	血液含量	主要副作用
Lithium carbonate	鋰齊寧(Lithonate) Eskalith Lithotabs Lithane	150,300 600	0.8-1.2 mEq/L	口渴、甲狀腺機能減退、噁心、粉刺、體重增加、頻尿
Lithium carbonate (slow release)	Eskalith CR 枸櫞酸鋰 (Cibalith-S) 緩釋型Lithobid	300, 450 300		
Lithium citrate	液態	5cc=300毫克		
Divalproex sodium	帝拔癲 Depakote Depakote ER Depakote 粉末	250,500, 50 mg/ml 125,250,500 250,500 125	80-120 mg/L	肝臟酵素增加、月經不規則、荷爾蒙不規則、掉髮、體重增加、失眠
Lamotrigine	樂命達(Lamictal) 樂命達咀嚼錠	25,100,150,200 2,5,25	不適用	疹子（嚴重程度不一）
Carbamazepine, Carbamazepine XR	癲通(Tegretol) 緩釋型癲通 癲通懸浮液 Equetro Carbatrol Atretol	100,200 100,200,400 20 mg/ml 100,200,300 100,200,300 200	8-11mg/L	肝臟酵素增加、再生不良性貧血、疹子
Topiramate	妥泰 妥泰粉末	25,50,100,200 15,25	不適用	說話時找不到要用的字、胃口減弱、噁心、腹瀉、視力問題、癢癢的感覺、腎結石
Olanzapine	金普薩 津普速口溶錠 (Zydis)	2.5,5,7.5,10, 15,20 5,10,15,20	不適用	體重增加、失眠、泌乳激素增加

Quetiapine	思樂康	25,50,100,200, 300, 400	不適用	體重增加、頭暈、 嗜睡
Risperidone	理思必妥 理思必妥-M 理思必妥口服液	0.25,0.5,1,2,3,4 0.5,1,2,3,4 1 mg/ml	不適用	肌肉僵硬、漏乳、 經期不正常、失眠 泌乳激素增加
Ziprasidone	哲思(Geodon)	20,40,60,80	不適用	失眠、頭暈、肌肉 僵硬
Aripiprazole	安立復 安立復溶錠 安立復口服液	2,5,10,15,20,30 10,15 1 mg/ml	不適用	坐立不安、噁心、 失眠、嗜睡

資料來源：獲得原作者許可加以修改更新（Kowatch & DelBello, 2003）。

的研究最多。早在十九世紀時，醫生就用溴化鋰（lithium bromide）治療壓力、焦躁不安和過度亢奮。1949年，澳洲精神科醫師約翰．凱德（John Cade）發現，幫天竺鼠注射鋰鹽可以讓牠們安靜下來、活動量減低。於是他給一位躁鬱症患者服用，患者很快的康復了，首度可以在精神病院外生活。

鋰鹽是唯一獲得美國食品及藥物管理局（Food and Drug Administration, FDA）許可，開給躁鬱症青少年的藥物。本章提到的各種藥物都有醫生在用，但是沒有經過核准——不用緊張，這些藥物並不危險，這只意味著FDA要求的控制實驗尚未完成。用鋰鹽治療成人的作法行之多年，藥效良好。65%躁鬱症青少年對鋰鹽反應良好。呈現典型躁症症狀的青少年反應最佳，例如亢奮、誇大、過度的性行爲。但是只有一半的青少年對單獨使用鋰鹽反應良好，大部分青少年還是需要其他藥物輔助，例如帝拔癲或思樂康。

鋰鹽也是很好的預防用藥，雖然尚未有人研究青少年用鋰鹽的預防效果。一項研究顯示，如果持續服用鋰鹽，十八個月內， 只有35%躁症青少年復發。不服用鋰鹽的青少年則有92%復發。

關於青少年憂鬱症的研究不多。一項研究觀察了二十七位躁鬱症青少年，發現如果單獨使用鋰鹽治療，六星期內反應良好。鋰鹽用來治療成人的憂鬱、自殺意念和自殺行爲非常有效。這一點很重要，因爲青少年很容易有自殺傾向。

無論青少年是躁症、憂鬱症或混合型躁鬱症，鋰鹽都是第一選擇。鋰鹽不會立即生效，大部分需要六到八星期才會完全發揮藥效。你可能在頭一兩個星期就發覺孩子有進步，但是要有耐心，你可能看到躁症症狀減緩，但是孩子仍然有憂鬱的現象。再過一陣子，鋰鹽也會減緩憂鬱的症狀。否則的話，孩子會需要同時服用抗憂鬱劑。

鋰鹽劑量和副作用

鋰鹽每藥錠含有300或450毫克藥物，青少年每天的服用劑量通常爲每一公斤體重25毫克鋰鹽。也就是說，六十五公斤的青少年每天服用大約1200到1600毫克鋰鹽。年紀小的孩子劑量較少。躁症不嚴重時，醫生可能建議較低劑量，例如600毫克。如果復發再提高劑量。

治療一開始的頭一兩個月，每週或隔週就要檢查血液中的鋰鹽濃度。之後三個月是每月檢查一次。然後是每隔三個月檢查一次。正在發病時，理想的鋰鹽血液濃度是1.0-1.2 mEq／L（毫當量／公升）。青少年和兒童的理想濃度可能要比成人高，才會有療效。

如果孩子的鋰鹽血液濃度過高或過低，你可能需要和醫生談談。過低無效，過高有毒。鋰鹽中毒會導致平衡和統合失常、嚴重胃痛和腹瀉、視力模糊、嚴重手顫、說話不清楚、噁心嘔吐以及迷惑（例如不知道自己在哪裡或是今天是星期幾）。**如果孩子有這些現象，立刻帶他去看醫生檢查血液（精神科醫師或一般的家庭醫生都可以）**。如果鋰鹽中毒的話（例如血液濃度1.5 mEq／L），孩子可能需要停藥或大幅減低劑量。

孩子也必須注意服用的其他藥物是否會和鋰鹽交互作用而產生不良影響，例如抗生素和消炎藥。開始服用鋰鹽時，孩子必須注意不要改變平時飲食的鹽分。還有，如果孩子喜歡運動或容易流汗，夏天可能需要服用較多鋰鹽。

如果孩子不肯抽血，不要太意外。很多孩子因爲害怕抽血而排斥用藥。雖然抽血對成人沒什麼大不了的，對青少年可能是大事一樁。試著讓抽血越舒服越好。有的家長會給孩子一罐冰汽水，貼在要抽血的部位讓肌膚麻木，抽完血還可以有汽水喝。有些醫生會先在孩子皮膚上塗麻醉藥。行爲治療或減敏治療也可以幫助孩子克服恐懼。

其他令人不舒服的副作用包括口渴、頻尿、體重增加、疲倦、呆滯、胃痛、腹瀉、手顫、粉刺、記憶問題。

長期副作用可能包括甲狀腺機能減退和腎臟機能問題，需要定期檢查甲狀腺和腎功能。通常只要減低劑量就可以消除副作用。

帝拔癲

帝拔癲是一種抗癲癇藥物（anticonvulsant），主要用來控制抽搐和其他癲癇疾患。很多（但並非全部）抗癲癇藥物可以有效穩定情緒。醫生開帝拔癲給兒童及青少年服用的機率是鋰鹽的七倍，因爲副作用較爲溫和，孩子比較可能按時服用。而且，因爲帝拔癲歷史較短，似乎不像鋰鹽有汙名化的問題（很多青少年認爲服用鋰鹽表示他是瘋子）。

帝拔癲治療躁症的效果和鋰鹽一樣好，藥效還更快一些。一項研究顯示，服用帝拔癲六週內，53%的孩子進步了。服用鋰鹽的孩子只有38%在六週內有進步。另一項研究花了一年半的時間觀察一群平均年齡十一歲的躁鬱症孩子，發現一旦狀況穩定下來，帝拔癲和鋰鹽預防復發的效果一樣好。在治療成人的混合型發作和快速循環發作上，帝拔癲可能比鋰鹽效果更好，雖然這個結果還有爭議性。

就像鋰鹽一樣，一半的躁症青少年只要單獨使用帝拔癲就會有反應，但是其他人需要同時使用其他藥物。一項研究顯示，合併使用帝拔癲和思樂康治療青少年躁症，會比單獨使用帝拔癲來得有效。這個合併用藥的處方可能越來越受重視。帝拔癲對青少年憂鬱症的藥效尚不清楚，目前尚未有人作控制實驗。

劑量和副作用

六十五公斤的青少年每天需要服用1300毫克帝拔癲，五十公斤的青少年則服用1000毫克。125毫克的藥錠可以做成粉末讓孩子撒在食物上一起吃。這種藥粉以及500毫克的緩釋型藥錠都可以減少胃部不適。

帝拔癲並不完美。孩子可能覺得噁心、一開始會嘔吐、胃痛或胃不舒服、手顫。這些副作用通常很快消失，一般藥房購買的胃藥可以有點幫助。有些青少年會有掉髮的現象，或是臉毛增多，服用含硒或鋅的維他命就可以改善。

帝拔癲經由肝臟代謝，因此有些人會肝酵素增高，引起肝炎，需要停藥。有些人服用帝拔癲之後會血小板過低，凝血不良。醫生需要定時檢查肝酵素和血小板數量。

本章提到的所有藥物（尤其是非典型抗精神疾病藥物）都有體重增加的困擾。體重增加可能導致糖尿病、高血壓和心臟病。開始服藥六週內，青少年體重通常會增加兩三公斤。他們很可能因此拒絕服藥。如果藥物有效的話，醫生通常會建議經由飲食和運動來控制體重。精神科醫師應該注意孩子的體重和脂肪成分（需要驗血）。如果體重持續上升，醫生可能換藥。他也可能開metaforim或妥泰，讓孩子減重。

帝拔癲還有一個比較少見但是令人憂心的副作用：**多囊性卵巢症候群**（polycystic ovary syndrome, PCOS）——內分泌異常、不排卵、過度製造男性荷爾蒙、不孕。長期下來還有心臟疾病的危險。症狀爲經期消失或不規則、體重增加、臉毛增加、粉刺。針對成年女性躁鬱症患者的一項研究顯示，帝拔癲導致月經減少（oligomenorrhea）和男性荷爾蒙過多（hyperandrogenism）的機率，是其他藥物的七．五倍。這並不表示這些女性都有PCOS，而是說她們比較有可能得PCOS。爲了避免PCOS，醫生需要持續觀察孩子的經期，注意異常症狀。如果有症狀出現，醫生可能會轉介你的孩子去內分泌科。

這些副作用可能讓帝拔癲看起來很危險，其實，大部分副作用很少見，一旦出現也很容易控制。不要立刻排斥帝拔癲，和醫生談談副作用的發生機率有多大。如果孩子本來就有經期異常的問題，比較可能產生內分泌失常的副作用。如果孩子本來就過重，可能有體重快速增加的副作用。開處方時必須考量孩子的病歷。

樂命達

樂命達也是抗癲癇劑。越來越多醫生用樂命達治療躁鬱症的憂鬱症狀和快速循環現象。多達50%的躁鬱症成人，在服用樂命達之後情緒變好。十八個月的預防治療研究顯示，在預防躁症復發上，鋰鹽比樂命達有效，但是在預防憂鬱症復發上，樂命達比鋰鹽有效。樂命達也能預防躁症復發，只是預防憂鬱症復發的效力更大。事實上，當其他藥物無法治療憂鬱症時，樂命達仍有效，不論是單獨使用或和其他藥物合併使用。

樂命達是少數得到FDA核准長期治療成人躁鬱症的藥物，不過尚未核准用來治療青少年和兒童。事實上，至今沒有多少樂命達治療青少年或兒童躁鬱症的研究。一項研究顯示，84%兒童躁鬱症的憂鬱發作可以用樂命達有效治療，但是因爲研究者沒有用安慰劑作控制組實驗，因此無法作出有效結論。

樂命達可以改善神經傳導物質失衡的現象，進而調節情緒。樂命達阻止正腎上腺素釋出，阻礙細胞重新吸收血清素。樂命達不像鋰鹽或帝拔癲，不會引起明顯的體重增加，即使是本來就有體重問題的人。樂命達不像SSRI，不會引起躁症、輕躁症或快速循環型躁鬱症的發作。這可能是爲什麼樂命達比其他抗憂鬱劑好的原因。

那麼，樂命達的缺點是什麼呢？6-10%服用樂命達的人會出紅疹。每三百個人裡有一個人的紅疹可能惡化爲史帝文生強生症（Stevens-Johnson syndrome）——一種可能致死的皮膚病。這個病的症狀是水泡、皮膚或粘膜組織燒灼。如果孩子服用樂命達二到八週內出紅疹，醫生可能會讓他停藥。最可能出紅疹的是那些年紀較小，同時服用帝拔癲的孩子，或是突然停止服用口服避孕藥的少女。如果一開始就服用高劑量的樂命達，或是太快的增加藥量，也可能引起紅疹。

其他副作用包括嗜睡、身體協調問題、顫抖、噁心、嘔吐、頭暈、頭痛、視力問題。這些副作用都不會延續很久，只要調整劑量就可以控制。如果你的女兒在吃口服避孕藥，樂命達的劑量就需要提高，因爲動情激素（estrogen）會促進樂命達的代謝。醫生可能會從低劑量開始，慢慢增加，直到達到副作用最小、藥效最大的平衡點。無須做樂命達的血液濃度檢查。

其他抗癲癇藥物

卡馬西平、癲通（Tegretol）

如果青少年對其他情緒穩定劑反應不佳，就可以嘗試抗癲癇藥物卡馬西平。如果對鋰鹽或其他躁鬱症治療沒有反應，使用一個月的卡馬西平後，有三分之一的青少年對卡馬西平的治療反應良好。卡馬西平不會引起體重增加，但是因爲其他副作用，現在很少醫生開卡馬西平的處方了。

卡馬西平的商品名稱包括癲通、Carbatrol、Equetro和Atretol。卡馬西平對成人的躁症很有效，但是幾乎沒有關於小孩的研究資料。一項研究顯示，在控制兒童躁症上，卡馬西平和鋰鹽效果相近。對鋰鹽反應不佳的躁鬱症患者，可以考慮服用卡馬西平，包括具有精神病症狀的躁症、混合型和快速循環型躁鬱症。但是這些資料都是針對成年患者的觀察。

體重六十五公斤青少年的劑量大約是450毫克，藥錠劑量爲200或100毫克。醫生可能會一直調整劑量，直到能夠平衡藥效和副作用。達到治療效果的理想血液濃度是4-12 mg／ml。

這個藥物的副作用包括噁心、頭暈、呆滯、輕微的記憶問題、說話時找不到字眼。也有人視力模糊、便秘、肌肉協調出現問題。副作用在剛開始服藥時最嚴重。從低劑量開始，慢慢增加就可以避免副作用。有的人肝酵素增加。如果孩子出現肝炎症狀，例如疲勞、胃痛或其他腸胃問題，醫生就會要他停藥。有的人會出現血鈉濃度過低。10-15%的人會出疹子，非常少數的人會惡化爲史帝文生強生症。

最讓人擔心的副作用是骨髓反應：粒性白血球缺乏症（agranulocytosis）或再生不良性貧血（aplastic anemia）——白血球數量忽然降低、發燒、感染、喉嚨酸痛、口腔潰爛、口腔容易出血。醫生應該定時檢查孩子的血球數量，如果不對勁就要立刻停藥。

Oxcarbazepine, Trileptal

Oxcarbazepine 是比較新的抗癲痫藥物，用來治療躁症，卻沒有卡馬西平的副作用。這個藥一開始看起來很有效，因爲它的化學結構和卡馬西平非常相近，許多醫生以爲藥效也會相近。結果不然。最近的一項研究顯示，Oxcarbazepine 並不比安慰劑更有效。。

妥泰

妥泰似乎很有治療潛力，對於成人躁症和循環型躁鬱症滿有效的。它可能對青少年和兒童也有效，但是目前沒有控制實驗結果支持。妥泰對衝動控制特別有效，例如突然的發怒、攻擊性、暴力、酗酒嗑藥。

妥泰剛上市時引起轟動，因爲它會引起體重減輕，而不是增加。但是還有其他副作用：視力模糊、眼睛酸痛、精神渙散（說話找不到字眼、無法專注、記憶有問題）。有的人會有癢癢的感覺、呆滯、疲倦、噁心、頭暈，少數人會長腎結石。它也可能導致口服避孕藥失效。妥泰不是第一線藥物，大部分醫生用它加強其他藥物的作用，很少單獨使用。

非典型抗精神疾病藥物：躁鬱症的新療法

越來越多的精神科醫師轉而使用**非典型抗精神疾病藥物**（也稱爲第二代抗精神疾病藥物）治療幼童期躁鬱症。這些藥物不只可以減緩精神疾病症狀，大部分也可以穩定情緒。有的可以同時治療躁症和憂鬱症。美國市面上有六種非典型抗精神疾病藥物：思樂康、金普薩、安立復、理思必妥、哲思和很少用到的clozaril（Clozapine）。這些藥物都經過FDA核准用來治療躁鬱症成人的躁症發作，其中兩種（金普薩和安立復）經FDA核准用來長期維護躁鬱症成人的健康。這些藥物都沒有經過FDA核准用在幼童期或青春期躁鬱症上，但是醫生還是會開處方。

越來越多的醫生一開始就只用非典型抗精神疾病藥物治療躁症，或與鋰鹽、帝拔癲或樂命達複合使用。非典型抗精神疾病藥物在年輕患者的急性躁症發作期間，可能比鋰鹽或抗癲癇藥物更有效。非典型抗精神疾病藥物也可以治憂鬱症，例如用思樂康或是思樂康加樂命達。非典型抗精神疾病藥物可以穩定情緒，同時減低焦慮、坐立不安、精神分裂式的思考，並能增進睡眠品質。

一項最新研究顯示，合併使用思樂康和帝拔癲，比單獨使用帝拔癲更能穩定躁症。相互比較的話，思樂康發揮藥效的速度比帝拔癲更快。

一項針對成人和青少年的研究顯示，非典型抗精神疾病藥物——尤其是思樂康——可以有效治療第一型和第二型躁鬱症的憂鬱症狀，也可以有效治療快速循環型和併發的焦慮症。另一項針對一一〇個有破壞行爲的兒童的研究發現，理思必妥可以有效穩定情緒。

一項持續三週的大規模研究發現，金普薩可以穩定青少年和兒童的躁症。如果合併使用金普薩和百憂解（fluoxetine, Prozac）——市面上有這種複合藥物，叫做新百亞斯（Symbyax）——會比單獨使用金普薩更能穩定成人患者的憂鬱症。新百亞斯比樂命達更快發揮藥效，但是副作用也比較多。

那麼，爲什麼不就直接用非典型抗精神疾病藥物治療所有的躁鬱症青少年呢？因爲這些藥物都會引起體重增加，進而引起代謝問題，例如腹部肥胖、高血壓、血脂異常、胰島素抗阻。有些青少年會急速發胖，造成困擾。服用金普薩三週的研究中，有42%的患者增加了7%以上的體重。這些孩子的血脂異常、泌乳激素增加。理思必妥和思樂康也會引起體重增加，但是沒有金普薩嚴重。哲思引起的體重增加最輕微，但是研究資料不足，也還是有其他的副作用（頭痛、疲倦、噁心、頭暈）。非典型抗精神疾病藥物也可能引起認知障礙（例如說話時找不到字眼、不易專注）、坐立不安、呆滯。

不過，只要降低劑量、睡前服藥或換藥就可以解決體重增加、認知障礙和呆滯的副作用。醫生需要追蹤孩子的體重、體脂比例，以及血液中脂肪和三酸甘油脂的含量。通常，服用這些藥物一定要有運動和營養諮詢。即使有這些不便之處，非典型抗精神疾病藥物仍是青少年躁鬱症治療的一大助力。

抗憂鬱劑的效用如何？

如果你的孩子有持續的憂鬱症症狀，或有併發的焦慮症現象（例如恐慌症或強迫症），醫生大概就會開抗憂鬱劑。抗憂鬱劑非常多，這裡無法一一詳述。最常見的是威博雋或耐煙盼（Zyban），以及被統稱爲SSRI的許多藥物：鹽酸氟西汀（fluoxetine）——即百憂解，目前唯一獲得FDA核准開給青少年服用的抗憂鬱劑、舍曲林（sertraline）也稱爲樂復得（Zoloft）、克憂果（paroxetine，也稱爲Paxil）、舒鬱和 escitalopram（也稱爲立普能〔Lexapro〕）。其他非SSRI的抗憂鬱劑包括文拉法辛（venlafaxine，也稱爲 Effexor）和單胺氧化酵素抑制劑（monoamine oxidase inhibitor），例如反苯環丙胺（tranylcypromine、也稱爲 Parnate）和苯乙肼（phenelzine、也稱爲 Nardil）。如果鋰鹽、帝拔癲或思樂康都無法控制憂鬱、混合型或焦慮症狀，醫生可能就會建議使用這些藥物。這些藥物不是用來治療躁症的，並且絕不能單獨使用，一定要和情緒穩定劑或非典型抗精神疾病藥物一起服用。

如果單獨服用，所有的抗憂鬱劑都會引發躁症、輕躁症、混合躁鬱症或其他情緒疾患，尤其是有快速循環病史的孩子。FDA最近發出警告：服用抗憂鬱劑的初期，自殺意圖可能更高。這個比例不高，但是必須嚴陣以待（4%服

表6.4　使用抗憂鬱劑

如果孩子一直有憂鬱跡象或有嚴重焦慮現象，並且對情緒穩定劑或非典型抗精神疾病藥物沒有反應，就應該考慮服用抗憂鬱劑，但是需要遵守以下原則：

- 不可以單獨服用抗憂鬱劑，一定要同時服用情緒穩定劑或非典型抗精神疾病藥物。
- 當孩子開始服用抗憂鬱劑時，要注意他是否坐立不安、易怒、有自殺意念（例如會說：「我什麼都不好……什麼都無所謂」）、自殘、對別人有攻擊性、焦慮或恐慌、失眠、衝動、有危險行爲、不尋常的想法（例如老是想到死亡、偏執妄想）或行爲（例如寫很長的信給好幾年沒連絡的人）。
- 孩子有這些症狀時立即通知醫生，描述他在服藥前的行爲和想法有何不同。
- 抗憂鬱劑必須慢慢減藥，不能立刻停藥。
- 如果孩子對抗憂鬱劑反應良好，等到憂鬱症狀消失後至少八週才可以停藥。

用抗憂鬱劑的孩子產生自殺意念、威脅說要自殺或試圖自殺。服用安慰劑的控制組則有2%孩子如此）。你需要仔細注意孩子的行爲和情緒。你、孩子、孩子的醫生以及其他家庭成員必須經常溝通，討論孩子的表現。

你的孩子對這些額外的關照會覺得反感嗎？會。他可能會抱怨或表示怨恨，但是你一定得這麼做。這是重要的健康議題，你應該像對待氣喘或糖尿病一樣的認眞重視。跟孩子解釋說：這些藥物用在未成年人身上的歷史還很短，你必須仔細觀察藥物對他的影響，這是因爲你關心他。如果他不想說，也可以用其他方法讓你知道他的情形，例如寫電子信件或簡訊。

營養補充

問問醫生孩子是否需要服用甲狀腺補充劑。我們已經說過了，鋰鹽可能壓抑甲狀腺荷爾蒙的製造，而且，有些躁鬱症患者本身就甲狀腺異常，尤其是混合型發作時。兒童的躁鬱症發作通常是混合型，因此常常伴隨甲狀腺異常。即使你的孩子沒有甲狀腺問題，服用甲狀腺補充劑（例如Synthroid）也可能很有幫助。

其他營養補充都是成藥，例如深海魚油。請先和醫生討論，確定不會和處方藥產生藥物作用。有些成藥，例如聖約翰草（St.John's wort）不能和SSRI一起服用，拔地響根（Valerian root，又稱爲纈草根）不能和煩寧（Valium）一起服用。目前尚無任何證據顯示這些草藥對躁鬱症兒童有效，如果未經醫囑服用可能有危險。

如果孩子還有其他疾患呢？

併發症會讓躁鬱症惡化，因此必須治療。過動症需要中樞神經興奮劑（例如利他能）或安非他命類藥物，尤其是緩釋型；也需要非興奮劑，例如思銳（Strattera）或威博雋；或是行爲治療或特殊教育。中樞神經興奮劑的副作用包括失眠、胃口不好、神經不安、頭痛。威博雋可以同時治療憂鬱症和過動症。但是有些青少年只對中樞神經興奮劑有反應。

焦慮症患者可能需要苯重氮基鹽（benzodiazepine）類的藥物，例如煩寧、贊安諾（Xanas）或安定文（Ativan），加上焦慮症的行爲治療（例如接觸以及預防反應）。有時候可以用抗癲癇藥物鎮頑癲（Neurontin）。苯重氮基鹽可能上癮，並且可能導致頭痛和昏睡。很矛盾的是，有些孩子服用這些藥物後，反而變得衝動、過動。

和攻擊性和衝動失控有關的疾病（品行疾患、對立性反抗疾患、嗑藥酗酒），可以用鋰鹽、帝拔癲或妥泰治療。醫生應該會先排除壓力導致症狀的各種可能性（例如家庭發生事故），而不是立刻開藥。

併發症的治療需要慢慢來。首先要讓躁症或憂鬱症穩定下來，然後才治療併發症。孩子必須情緒穩定六到八週之後，才能服用利他能或Adderall。醫生會先穩定一種併發症（例如過動症）再穩定另一種併發症（例如社會焦慮症）。幸好，一旦孩子情緒穩定，很多併發症就自動消失了。

醫生如何選擇藥物？

躁鬱症治療的歷史還很短，大部分醫生必須從嘗試錯誤中學習用藥。醫生會採用漸進治療和處方樹（請參考表6.1）來決定用藥。一開始會使用單一藥物，如果效果不好就調整劑量、使用另一種藥物或加上一種藥物。每一次嘗試都需要時間（六到八週）讓藥物發揮效用。

如果孩子躁症發作但是沒有妄想，醫生會用鋰鹽或帝拔癲，有時也使用卡馬西平。如果六到八週內沒有效果，醫生可能增加劑量或使用兩種藥物，例如帝拔癲加上理思必妥。醫生也可能建議使用第一波治療沒有用過的情緒穩定劑或非典型抗精神疾病藥物。如果孩子仍然沒有改善，醫生可能建議同時使用兩種情緒穩定劑（例如鋰鹽加上帝拔癲）以及一種非典型抗精神疾病藥物（例如理思必妥），或改用另一種非典型抗精神疾病藥物（例如安立復）。如果孩子嚴重憂鬱，醫生可能會開思樂康（有抗憂鬱作用的非典型抗精神疾病藥物）或鋰鹽，或者同時開思樂康和鋰鹽或帝拔癲。如果一兩個月內不見效，醫生可能加開樂命達。威博雋通常用來當第三線藥物，因為有許多副作用。

十六歲的泰隆就是嘗試過許多不同處方之後，醫生才找到適合他的藥物。一開始的時候，醫生讓他停止服用舒鬱和妥泰，並降低Adderall的劑量。然後醫生給他服用帝拔癲和思樂康。過了一陣子，當泰隆開始感到憂鬱時，醫生讓他嘗試樂命達並多次調整劑量。

你可以跟醫生討論藥物的漸進治療。他是在遵照處方樹嗎？你的孩子目前正在哪個階段？接下來有些什麼選擇？許多孩子使用多種藥物，不要誤以為複合處方代表孩子病得比較嚴重。

跟孩子解釋這些藥物

你雖然可以暫時性的硬逼孩子吃藥，但是長期下來，他必須自己願意服藥。第八章會詳細描述孩子對服藥的各種情緒反應。他會抱怨藥物的副作用、藥物對他的情緒或能量的影響，以及標籤和汙名化的問題。他吃藥之後可能不再感覺興奮，卻持續感覺憂鬱，因此不願意服藥。他可能認爲你藉用藥物控制他。他可能害怕將來需要一直服藥。第八章針對如何和孩子討論服藥有一些建議。重點是：孩子必須認知到，長期下來，服藥可以讓他們達到目標，而不是達到別人對他們的期待。如果要孩子合作，你首先得接受他的目標，然後讓他知道藥物可以協助他達成目標。

藥物是治療躁鬱症不可或缺的元素，但不是唯一的元素。如果同時接受家庭、個人或團體心理治療，藥物效果會更好，也更快發揮藥效。

【第七章】

心理治療如何幫助你的孩子和家庭

在過去二、三十年裡，大家越來越清楚躁鬱症有家族遺傳性和生理因素。我們現在知道，專注在日常生活對策的心理治療最有效。精神醫學界現在採取合作、教導、建議的角度，協助患者建立情緒管理的策略。

無論是處理典型青少年行爲或是躁鬱症引發的行爲，心理治療都很有幫助。心理治療可以補助藥物治療、讓孩子願意持續服藥、讓藥物達到最佳效果。心理治療同時可以協助解決藥物無法解決的心理和社會問題。

心理治療如何讓孩子獲益

根據第五章提到的生理心理社會模式，我們需要探討導致孩子躁鬱症發作的心理和社會元素。更重要的是，心理治療可以讓藥物治療發揮最大效益。

用心理治療加強藥物治療的效果

孩子知道自己爲什麼需要吃藥嗎？他願意合作嗎？一開始大概會不願意。

心理治療可以幫助孩子接受診斷和治療

通常，青少年不知道自己爲什麼需要接受心理治療或藥物。家長和醫生決定孩子需要什麼治療，卻不解釋給孩子聽。有些孩子會抗拒，有些孩子會乖乖聽話。乖乖聽話的孩子一旦長大後，往往也會自行停藥。十七歲的派姬說她從十四歲開始服藥，我問她吃的是什麼藥，眞的有用嗎？她說不知道，爸媽要她吃她就吃了。她也說，一旦離開家，她就會停藥，因爲「是我爸媽要的。而且我不會有時間看醫生。」

心理治療可以讓青少年積極參與治療過程。經由心理治療，青少年可以了解躁鬱症的症狀和生活負面經驗之間的連結，以及服藥的好處。派姬的治療師讓她了解到，開始服藥之前的情緒波動造成她不想要的負面影響，例如被學校開除、失去許多朋友。他也讓派姬看到，開始服藥之後，她的情緒穩定了、在新的學校適應良好、又交了一批新朋友。藥物和生活穩定之間的連結，讓派姬明白藥物不是「爸媽要的」，而是離開原生家庭獨立生活的必要條件。

心理治療可以協助維持開放的討論，讓孩子和開處方的醫生保持良好關係

躁鬱症青少年可能對別人和別人的行爲非常敏感、非常挑剔。很多家長都說，孩子本來和醫生處得好好的，只不過是醫生說了一句不中聽的話，孩子就拒絕再去看醫生了。很多青少年會換過很多醫生和治療師。換醫生可能給你帶來壓力，甚至客觀情況或許根本不可能換醫生。

精神科醫師通常不會有時間好好處理與躁鬱症青少年複雜的醫病關係。和孩子關係良好的治療師，可以適時鼓勵孩子和精神科醫師溝通協商。

十三歲的傑若米小學四年級被診斷爲躁鬱症。多年來，他拒絕過很多位精神科醫師。他說他可以在見面的頭兩分鐘內，看出這個人是否與他「對盤」。他和目前看的精神科醫師關係良好，但是每次發病，他都會質疑醫生含蓄的說話風格。有一次，傑若米說他不要看這位醫生了，因爲醫生很少說話，一定是不喜歡他了。傑若米的治療師讓傑若米理解他的醫生如何幫助他，並且邀請醫生來進行三方對話，讓傑若米表達不滿。會議之後，傑若米相信醫生確實支持他。好不容易組成的治療團隊因此得以持續。

藥物無效時，仰賴心理治療

心理治療可以協助孩子保持情緒穩定

躁鬱症青少年可能不肯放棄躁症的高亢情緒。有些孩子發現只要破壞睡眠規律、參與危險活動、嗑藥，就可以創造輕躁症的亢奮。心理治療可以協助青少年看清楚，爲什麼他不能沉溺於這種亢奮感中。

十六歲的布魯斯擅長攀岩、溜滑板、滑雪橇。當他發現藥物會減低亢奮感時，便開始抗拒。亢奮時，他覺得自己是超人，不受社會制約規範，如果失去這個亢奮感，他怕自己的攀岩和溜滑板表現會退步。他雖然沒有停藥，但是經常熬夜或參與危險活動來維持亢奮。

布魯斯的治療師讓他理解到，藥物雖然使他不那麼亢奮，但是可以防止亢奮過後的沮喪——布魯斯的沮喪延續的時間越來越長，也越來越嚴重了。而且，雖然亢奮的時候感覺很好，但是他的女朋友卻因爲他亢奮時會和別的女人打情罵俏而和他分手，他的朋友也說他亢奮時行爲變得衝動危險。當布魯斯看到自己亢奮時的行爲如何影響別人，就願意努力維持情緒穩定了。

心理治療可以讓孩子更獨立，提升學習功能

躁鬱症青少年往往看起來比較年幼，好像他們的生理、社會行爲、情緒和學業表現都停滯了。他們可能過度依賴父母——害怕時仍然跟爸媽睡、等爸媽拿藥給他吃——卻同時要求獨立，例如整夜在外頭。心理諮商可以讓孩子逐漸發展適齡的行爲模式，同時協助他趕上學業。

蕭恩已經十五歲了，行爲或外貌都像是十一二歲。他很瘦小，輕躁症發作時很搞笑、很過動。他在外頭會和爸媽手牽手、跳著步伐走、穿奇怪的衣服。情緒高昂時，他無法專注、無法好好坐著、無法遵循指示，他的搞笑行爲讓同學受不了。當他沮喪時會躲避人群、拒絕做家事、拒絕去一些地方，例如郵局或超市。他也會完全退縮、不肯上學，如果上學就躲在桌子底下。他的老師完全不知道要怎麼辦。他的行爲、交友和學業都落後同年齡小孩。

蕭恩的治療師協助他認清什麼行爲會讓人受不了、舉止如何像其他青少年一樣。蕭恩根據一系列的行爲指導，開始花時間和朋友一起做十五歲孩子做的事情（例如一起打球、逛街）。他注意到朋友的行爲模式之後，比較願意獨立。治療師也和蕭恩、他的父母和他的老師一起會談，發展課堂計畫。蕭恩的學業進步了。

心理治療可以協助孩子發展適應策略，因應不同階段的壓力

我們在第五章已經說過，典型的青春期壓力可以讓躁鬱症青少年崩潰。長期處於人際關係壓力下的躁鬱症青少年，憂鬱現象的好轉進程比較慢。搬家、轉學、父母離婚，都會是他們的壓力源。青少年能夠得到多少支持、家庭有多麼批判控制他們，都會影響病程。我們不可能避免所有的人生壓力，但是心理治療可以協助青少年發展適應策略、管理壓力、預防復發。

蘇珊服用帝拔癲好幾年了，雖然她對睡眠和憤怒的管理都進步了，但還是對生活壓力極爲敏感。十六歲時，蘇珊嚴重復發。一週內，她和她的好朋友吵了一架、男友跟她分手、爸媽罰她不准出門。到了週末，蘇珊無法睡覺、每天發脾氣、計畫離家出走。精神科醫師提高帝拔癲的劑量，建議她開始接受個人心理治療。治療師協助蘇珊認出最大的壓力源——在學校看到前男友——並討論對策（打招呼但是不主動講話、相信自己可以熬得過去）。雖然改變很緩慢，也還有許多其他衝突需要解決，但是蘇珊越來越有信心面對挑戰了。

心理治療可以協助孩子躁症或憂鬱症發作後的人際修復

躁鬱症會嚴重傷害生活的品質。孩子可能在發作時惹火家人或朋友，或是在學校惹出麻煩。青少年能夠藉由回顧自己的所作所爲，並從後悔、哀傷和低落的自我形象中而獲益。有些青少年需要旁人的協助，才能看清楚自己應

該負起的責任（例如在人際關係中引起衝突，以至於自己發病），以及不應該負起的責任和他無能爲力的部分（例如朋友沒有邀請他參加活動）。

貝姬的父母和朋友一直要她和有暴力傾向的男友分手，但是貝姬覺得男友的暴力是她引起的，如果她是一個更好的女朋友，這一切就不會發生了。她似乎無法結束這段關係。兩週後，她的男友要求分手，說她太情緒化了。貝姬開始到處說他壞話報復他，他則威脅要殺貝姬。最後是貝姬試圖自殺。

之後，貝姬開始哀悼失戀，覺得一切都是自己的錯。貝姬的治療師協助她把所有的事件分爲她需要負責的和她不需要負責的兩部分。治療師讓貝姬很清楚的知道，自殺的行爲是病徵，不是她的錯。經由心理治療，貝姬開始看到，雖然她的行爲和病徵確實導致分手，但是長遠來看，分手反而對她更好。

心理治療可以協助孩子適應現有症狀

藥物無法完全消除所有的症狀。即使服藥，55-70%的躁鬱症兒童仍會在二到四年內復發。許多孩子沒發作時也有明顯症狀。心理治療可以有效協助孩子管理持續存在的症狀，例如憂鬱和焦慮，卻沒有抗憂鬱劑和抗焦慮藥物的副作用。

十五歲的琳妮每天服用帝拔癲和理思必妥，但是仍然坐立不安、缺乏動機、朋友很少、學業落後、自我形象低落。精神科醫師建議換藥，但是琳妮和父母都反對。琳妮甚至想停藥。

心理治療協助琳妮發展策略對抗憂鬱。治療師和琳妮一起訂定了行為激發計畫（請參考第十二章）。琳妮開始每天睡眠不超過八小時、每天做一件愉快的事和一件有建設性的事、即使不想也要跟朋友連絡、每天曬太陽、每天運動。一開始很困難，但是對憂鬱確實有效。慢慢地，症狀消失了。

理想的心理治療可以協助你的孩子（一）管理他的情緒；（二）了解並接受藥物治療的意義；（三）了解並減少壓力源；（四）提升生活功能和產能。心理治療可以「重新設定發育時鐘」，讓孩子正常成長。

孩子需要何種心理治療？

這二十年來，有關躁鬱症的心理治療改變非常大。以前用佛洛伊德式的心理分析，認為躁症是更嚴重的憂鬱症，是身體對抗被拋棄的情緒所發展出來的防衛機制。在過去二、三十年裡，大家越來越清楚躁鬱症有家族遺傳性和生理因素。我們現在知道，專注在日常生活對策的心理治療最有效。精神醫學界現在採取合作、教導、建議的角度，協助患者建立情緒管理的策略。

這種治療方式叫做「心理教育」（psychoeducation）——根據字義，就是在心理上教育，是指處理由於生理因素而引起的疾病。用心理教育協助躁鬱症成人已經行之多年，近年才開始用在青少年身上。治療師和孩子（很多時候也包括家人）一起：

表7.1　如果有以下現象就要尋求治療師協助：

· 即使服藥，孩子仍持續的出現症狀。
· 孩子日常生活困難（上學遲到、個人衛生不佳、日常基本功能不足）
· 持續無解的家庭衝突。
· 生活重大改變（離婚、搬家）。
· 孩子學業困難。
· 孩子無法適應生活壓力。
· 孩子可能嗑藥酗酒。
· 孩子社交困難（朋友很少、被同儕取笑）。
· 孩子要求看治療師。
· 孩子的精神科醫師建議孩子看治療師。

· 藉由了解躁鬱症的生理機制改善孩子的生活功能。
· 發展管理症狀與壓力的策略。
· 讓孩子了解他的許多行爲是無法控制的，但是有些行爲技巧可以提升個人機能。
· 教導家人及重要相關人士新的溝通技巧。
· 用有結構的方法解決問題。

家庭功能對孩子的進步異常重要。你的家庭並不是孩子生病的原因，但是一個支持的、結構良好的家庭環境，可以幫助孩子進步，並且協助其他家人更快適應。我們的臨床經驗和研究都證明，心理教育對於躁鬱症的理解和管理非常重要。不論是個人或家族治療，都要包括某種形式的心理教育。

個人心理教育治療

根據躁鬱症成人的成功經驗，我們已經發展出數種個人心理教育治療，方法各自不同，但都是協助孩子了解躁鬱症的本質、成因和管理；維持穩定的情緒；改善家庭及同儕關係；保持固定的睡眠時間和日常規律；更有效的解決問題。有效的個人治療包括認知行爲治療和人際及社交節奏治療。

認知行為治療（cognitive-behavioral therapy, CBT）

認知行爲治療（CBT）的目標是患者的錯誤思考（認知）和問題行爲。這些錯誤思考和問題行爲會加深孩子的憂鬱和躁症症狀。青少年往往陷在扭曲的思考模式裡——沮喪的負面思考（例如「我總是諸事不順」、「沒人喜歡我」）或過度樂觀的躁症思考（例如「我是老大」、「我總是對的」）。蘿絲的父母注意到，蘿絲躁症發作前會有叛逆傲慢的態度出現，在學校和家裡都惹出不少麻煩。蘿絲的CBT治療師協助她辨認這些扭曲的思考模式，注意其他躁症症狀。

在行爲方面，CBT可以協助孩子在憂鬱期增加活動力，或在躁期減少活動和刺激。布萊恩的父母發現他花越來越多的時間躺在沙發上看電視或玩電動，知道孩子開始憂鬱了。CBT治療師協助他列出一串愉快且有建設性的活動，每天做這些活動對抗憂鬱，並記錄自己活動時以及活動前後的情緒。

CBT通常每週會談一次，治療師會要求孩子記錄自己的心情、注意自己的扭曲思考、試圖改變這些扭曲思考、做行爲練習。這些功課非常重要。

CBT是最廣爲人知、最常用的憂鬱症治療方法。有些研究顯示，同時服藥並接受CBT的躁鬱症患者比較不會復發（並非所有的研究結論皆如此）。有兩組醫療團隊使用CBT治療青少年，初步觀察的結果良好。

人際和社交節奏治療（interpersonal and social rhythm therapy, IPSRT）

人際和社交節奏治療（IPSRT）能夠讓孩子了解，他的情緒如何受睡眠和日常生活的不規律而影響。IPSRT協助孩子建立規律的上床時間、起床時間、日常習慣，以減低情緒起伏和循環。漢克稱自己是「貓頭鷹」，常常晚上

表7.2　認知行為治療適合以下的孩子：

- 孩子用知性和分析來思考和解決問題。
- 孩子憂鬱時有負向思考（例如「都是我的錯、我一無是處」）。
- 發生負面事件時，孩子會自責並認爲事情不會好轉。
- 孩子若能改變負面思考就會好過很多。
- 小小的行爲變化——例如運動或和喜歡的人相處——就能改善孩子的情緒。
- 孩子不反對做功課。

兩點還不睡覺。早上無法補眠時，他會很易怒、對朋友生氣、在學校無法專心。他的IPSRT治療師協助他了解按時上床的好處，要求他每天睡足九小時。睡夠之後，漢克的症狀減輕了。

IPSRT也讓孩子了解各種關係和社交行爲如何影響他的情緒，而他們的情緒又如何影響人際關係。

有情緒疾患的孩子常和別人發生衝突、面對生活上的轉變會有困難（例如轉學）、缺乏社交技巧，他們可能也需要面對無法實現夢想的失落感。十七歲的麗塔從五歲起就參加奧林匹克體操訓練計畫，後來，由於藥物的副作用迫使她必須減少練習。她的IPSRT治療師協助她面對哀傷、接受疾病以及自己的失落。他也協助麗塔處理這個改變帶來的角色轉換。麗塔開始發掘體操之外的興趣、重新認識自我、調整期待，於是逐漸減輕憂鬱。

IPSRT也是每週一次，孩子需要每天記錄睡眠和是否受到哪些刺激。請參考第十章。

根據一項爲期兩年的大型研究顯示，IPSRT可以有效防止躁鬱症成人復發。患者症狀穩定之後接受IPSRT最爲有效，可以保持日常生活以及睡眠規律。

家庭心理教育治療

只有一種家庭的治療方式對躁鬱症青少年有效：家族核心治療。

表7.3　人際和社交節奏治療適合以下的孩子：

- 孩子無法保持規律的生活作息或睡眠時間。
- 孩子被哀傷、關係衝突、角色轉換弄得情緒不穩，或是缺乏社交技巧。
- 孩子一直和權威或同儕有衝突。
- 孩子因為躁鬱症失去重要關係或人生目標。
- 孩子表達躁鬱症讓他覺得失落。

家族核心治療（family-focused treatment, FFT）

用FFT治療躁鬱症青少年時，家長和青少年首先要學習躁鬱症的症狀和成因、引起發病的壓力源、預防復發的策略、躁鬱症行為和一般青少年行為之間的差異、藥物與心理社會治療的選擇。然後，FFT致力改善家庭溝通及解決問題的模式。家庭學習如何傾聽、給回應、接受回應、協商、解決衝突。

每天晚上，里克都會要求兒子傑克做份內的家務事，傑克都會拒絕。里克因此不高興，威脅傑克說要處罰他。傑克會開始吼叫，讓里克更生氣。後來還發生肢體衝突（傑克推了爸爸）。傑克的媽媽莉絲麗擔心父子兩人的安全。

經由FFT，他們發現傑克的敵意和憤怒讓里克口氣不好，決定以後由莉絲麗出面要求傑克做家事。他們也決定如果傑克不做，就不可以用電話。里克和傑克則多花一些時間相處，例如看電視或打籃球。這些措施並未解決所有的家庭衝突，但是確實讓情況好轉很多。

一般而言，FFT需要九個月療程，包括二十一次的家庭會談（可能包括其他手足）。FFT要求青少年和家人每週開會、完成指定功課、練習每堂課學到的技巧。功課和家庭會議都很重要。

截至2006年爲止，有包括三百個家庭的六項研究，證明了和藥物治療同時進行的FFT，能有效減少復發並降低症狀的嚴重程度。FFT也能改善家庭氣氛，青少年因此較能持續服藥。FFT教導家人如何辨識早期症狀，因此減少住院機率。最新研究顯示，FFT也能協助青少年穩定躁症和憂鬱症症狀。

辯證式行為治療（dialectical behavior therapy, DBT）

目前尚未有關於DBT治療躁鬱症的研究，但是我們確實知道DBT可以協助有人格疾患的人防止自殺。

DBT能協助患者發展並練習一些技巧，以管理自己的負面思考、人際困難、強烈的情緒經驗、自殘或自殺意圖。躁鬱症青少年常常有自殺意圖、人際困難並缺乏治療意願，因此，DBT可能有所幫助。針對青少年的DBT包括個人會談和家庭會談，其中包含針對躁鬱症的心理教育。

瑪麗雖然一直有躁鬱症症狀，但是功能尚稱良好。心情不好的時候，她就用剪刀自殘並酗酒。DBT治療師教她忍受挫折的技巧，包括讓自己分心、安慰自己、藉由放鬆改善情緒。練習這些技巧讓瑪麗把注意力分散到別的事物上。最後，她不再自殘也不再酗酒。

表7.4　家族核心治療適合以下的孩子：

- 孩子在家庭中的衝突多於其他場所。
- 孩子和父母或手足的負面互動導致發作。
- 孩子剛發作過或是一直有嚴重症狀。
- 家庭中也有其他人有情緒疾患。
- 你擔心躁鬱症的孩子，也擔心其他孩子。
- 躁鬱症孩子願意接受家族治療。
- 你擔心家庭的健康與功能。
- 躁鬱症孩子不肯接受藥物。
- 躁鬱症孩子在個人諮商時不肯開口。

表7.5　系統化的治療提昇計畫（Systematic Treatment Enhancement Program）

一項最新研究觀察了二百九十三位的躁鬱症成人。患者都憂鬱症發作、服用情緒穩定劑，並接受CBT、IPSRT或FFT治療（九個月，最多三十次會談）。40%患者接受控制組治療，稱為「協同照護」（collaborativc care）——三次的短期心理教育治療。接受CBT、IPSRT或FFT治療的患者，比控制組患者更快穩定下來。長達一年的後續追蹤裡，這些患者也較能長期維持健康。

資料來源：Miklowitz, D. J., et al.(2007). Psychosocial treatments for bipolar depression: A 1-year randomized trial from the Systematic Treatment Enhancement Program. *Archives of General Psychiatry, 64*, 419-427.

DBT可以經由同儕團體或個人會談進行。躁鬱症DBT會用六個月的時間進行二十四次會談，其中十二週是家庭會談，十二週是青少年會談。接下來的三個月是隔週會談，再接下來的三個月是每個月會談一次。

用心理治療支持其他家人

除了給躁鬱症青少年的治療之外，你也可以考慮給其他家人提供治療、諮商或支持。如果家裡還有別人有精神疾患，家族治療可能是最經濟的方法。

我們在第四章已經提過躁鬱症青少年的手足所面對的挑戰。患者可能對手足發洩自己的挫折、其他孩子可能很憤怒並且害怕自己也會得躁鬱症，甚至自責爲什麼自己是正常的。這些議題很難在家庭會談中提起。

有時候，家庭的注意力和精力都放在患病的孩子身上，其他孩子的問題會完全受到忽視。讓其他手足接受個人治療，能提供一個中立的環境，讓健康的孩子得以自由表達。莉莎很了解什麼事情會讓妹妹發作、什麼事情會讓妹妹開心、父母如何和妹妹互動，但是她完全不了解自己在家庭衝突中扮演的角色，或是這些衝突如何影響了她。在個人治療時，莉莎談到這些家庭衝突，才慢慢看清楚，妹妹有時會利用自己的疾病操控全家，於是莉莎開始設下比較清楚的界限（例如，即使妹妹情緒崩潰，還是按照原先計畫請朋友來家裡玩）。莉莎也承認，因爲自己是兩姊妹裡的「好孩子」，因此一直不敢跟父母承認自己也會有情緒上的困難。

如何找到好的治療師？

首先，研究一下各種不同的醫療服務專業，看看哪一種適合你的孩子。尋找治療師時可以嘗試以下管道：

· 詢問親戚朋友
· 詢問其他醫療人員——你的小兒科醫生、家庭醫生、其他治療師、精神科醫師
· 詢問專業組織
· 問一問學校的學生健康中心
· 上網查詢

一旦找到合適的治療師，先確定他是否有證照。見面時你也可以詢問他以下問題：

· 你執業多少年了？
· 你的學位是什麼？你接受何種治療的訓練？
· 你的專長是什麼？
· 以前是否治療過躁鬱症兒童？
· 你如何處理躁鬱症青少年？
· 你和家長、其他醫生或學校當局是否保持連絡？
· 針對未成年人，你的隱私保密政策爲何？

會談時，試著了解治療師是否符合下列條件：

治療師要能夠和孩子以及你都保持良好關係。如果你、孩子和其他家人能夠尊敬和信任治療師，覺得治療師眞心關懷你們，諮商效果會更好。如果你覺得治療師很

好，但孩子不覺得，你就必須自己判斷是治療師眞的不適合，還是換了誰孩子都會反對。

治療師應該願意學習更多關於躁鬱症的知識。你可以問問他上述那些問題，看他了解多少，但你也要問治療師，他打算如何吸收新知。如果治療師參加躁鬱症的研討會或閱讀相關的專業期刊或書籍，就能夠得到最新資訊，和你以及你的孩子分享最新的研究和治療。問問治療師，他認爲躁鬱症的成因是什麼、家庭的角色是什麼。如果治療師的說法和這本書裡的說法不一樣的話（例如說孩子只是在操控你、只是在表現家庭的功能失調、躁鬱症只是現代人給好動孩子貼的標籤），就要小心了。

最後，你可以說一些孩子的行爲或家裡的問題，看看治療師的反應。他是否了解？他的反應是否有根據、是否支持你？露西跟治療師說，只要珊曼莎一發起脾氣，她會因爲害怕自己和其他孩子的安全而有所退讓。治療師說，或許珊曼莎根本沒有躁鬱症，只是被露西的反應制約了。露西聽了覺得自己被責怪，決定找另一位治療師。

治療師應該同意和你以及孩子的精神科醫師保持連絡。治療團隊裡的成員——精神科醫師、學校輔導老師以及其他人——需要定期溝通。治療師可以協助孩子和精神科醫師或學校老師溝通，解決問題。雖然治療師需要與許多人溝通，他也必須對隱私保密的分寸夠敏感，不破壞孩子對他的信任。一定要跟治療師討論隱私保密的原則。你、孩子和治療師之間在這一點上需要取得共識。

治療師應該能夠跟你說明他將如何治療、治療目標爲何，並能觀察改變過程。確定治療師認爲躁鬱症可以治療。首要目標是穩定症狀，好的長期維持計畫可以減少復發頻率、改進功能。如果治療師認為孩子的躁鬱症其實是創傷後症候群或反應性依附疾患（reactive attachment disorder）的話，會主張做立即的創傷治療，而不會設立適合你的孩子的治療目標。

如何鼓勵孩子積極參加治療

青少年正在發展自我認同、追求獨立，通常會抗拒家長「修理他的腦袋」。孩子可能有許多原因不肯看治療師（「我又沒有毛病」、怕被朋友取笑、恐懼未知、「我自己就可以處理」等等）。雖然孩子不願意為自己去看治療師，但是他可能接受整個家庭需要看治療師的想法。許多青少年肯為了父母或其他家人去看治療師。

你也可以提供獎賞。有些父母把每週去看治療師列為孩子必做事項之一，完成了才能有零用錢。米雪跟十三歲的兒子艾立克司說，如果他肯去見治療師討論如何得到足夠睡眠以及如何管理隔天的易怒，他就可以去朋友家過夜。治療師協助艾立克司列出努力的目標。你也可以和孩子商量，如何讓他有額外的動機去看治療師。

你可能需要找學校輔導老師、孩子的好朋友、教練或同儕支持團體幫你說服他。十七歲的傑克森很衝動，喜歡從事危險活動。他被學校多次禁止上學，進過幾次急診室。他不認為自己需要諮商，說：「如果我需要諮商，我的朋友就通通需要諮商了。」他最後妥協了，同意去參加一個同儕團體。他跟大家說他做過的一些事情（例如因為吵鬧騷擾被購物中心警衛趕出去、用髒話咒罵老師），很意外的發現有些夥伴認爲他的行爲「太過分了」、「不夠酷」。這些同儕的回饋讓傑克森願意去看治療師，還去看了精神科，得到躁鬱症的診斷。

家長通常會自己先去看治療師，討論如何帶孩子來治療的策略。瑪麗亞並不知道，她的父母已經去看治療師好幾個月了，才有辦法說服她。他們討論（一）各種能讓瑪麗亞去看治療師的計畫，以及每個計畫的優點和缺點；（二）如何同時支持家庭的正向改變。他們最後決定請一位他們很信任的朋友跟瑪麗亞說，她在青春期也看過治療師，並且覺得很有幫助。

最後，有些家長對孩子的行爲感到太挫折了，只好發出最後通牒。我們通常不贊成這種作法，但是有些家庭會跟孩子說，如果不去看治療師，就送他去住宿的治療機構。孩子通常會選擇去看治療師。

我們怎麼知道治療有效？

是否繼續治療下去，要看孩子和治療師，但是你可以觀察幾個跡象，知道治療是否有效。首先，如果孩子喜歡治療師，不再抗拒去看治療師，就是個好跡象。第二，如果你看到躁鬱症症狀減輕了，孩子開始使用適應技巧（例如溝通技巧）、開始有適合這個年紀的生活目標，那麼諮商就是有效的。成功的諮商會讓孩子不那麼抗拒家長的要求，也比較會爲自己的行爲負責任。第三，如果老師、教練或家人跟你說孩子有進步，大概就對了。最後，即使你自己沒有注意到孩子情緒改善，但是孩子比較察覺得到自己的問題並願意努力改善，就表示治療有效。

如果孩子仍有憂鬱或躁症症狀，並不表示治療無效。治療需要時間，才能穩定病情。如果藥物和心理治療都對了，病情就會慢慢穩定下來。一般而言，憂鬱症發作後，大約要等六個月才能達到明顯的穩定。之後你可能想重新評估孩子的治療計畫。躁症發作後，恢復得比較快，大約兩三個月就可以穩定了。

心理治療的好處之一是讓孩子按時服藥。但是治療師無法隨時都在孩子身邊，你還是需要監督孩子否按時服藥。藥物是有效治療的重要元素，下一章將討論如何確定孩子按時服藥。

【第八章】

協助孩子接受持續的藥物治療

孩子可能抱怨藥物減低了他的創造力，但是研究結果卻相反：根據調查，許多躁鬱症藝術家和作家說，鋰鹽提升他們的創造力，少數的人說鋰鹽傷害了他們的創造力。雖然躁症可以增加創作產量，但是創作品質並不會提升。

莎拉說十八歲的兒子巴特是「騙子」。他從來沒有真正接受過自己的診斷和治療。他肯服用鋰鹽，因為這樣才能開家裡的車。他有過兩次嚴重躁症發作，讓他進了醫院，其中一次還被控暴力攻擊。

他開始和十七歲的愛絲蒂拉約會，說他們是「整夜不停的熱情」。莎拉覺得他還在躁期，這個男女關係讓情況更糟。她開始擔心巴特是否按時服用鋰鹽，每天都問，後來變成每天問好幾次。她認為他們的爭執都是因為躁症發作，要求巴特去看醫生驗血。巴特不肯。他開始故意刺激母親，說：「昨晚和愛絲蒂拉狂歡了一夜，還好我沒有帶鋰鹽去。」他把鋰鹽藥片到處亂放，廚房桌上、廁所馬桶後面、母親枕頭下面。他很喜歡看到母親生氣。最後，莎拉威脅著要趕他出去。他終於去驗血。鋰鹽的血液濃度過低，表示他沒有按時服藥。

家族治療的一次會談裡，莎拉說：「提醒巴特吃藥會惹他生氣，不提醒他的話，他又不吃。」她覺得丈夫都站在巴特那一邊，對丈夫非常生氣。

巴特抱怨：「如果是為了她的話，我才不吃藥。我就是辦不到。」他承認，雖然知道自己需要服用鋰鹽，但是母親逼他吃藥反而使他想反抗 。和治療師討論後，莎拉和巴特同意：早上，莎拉會把四顆藥片放在盤子裡。他會按時服用。除非一天結束時，盤子上的藥片還有剩下，否則不可以叨念他。他也同意讓莎拉看他每個月的鋰鹽檢驗報告。如果藥片有剩下，或是鋰鹽血液濃度過低，就由他的父親出面跟他談。莎拉必須忍耐，不可以開口詢問。

過了兩個月，莎拉說巴特比較能按時服藥了。她很高興自己不用再嘮叨了。更驚人的是，巴特自己問精神科醫師，是否可以調高鋰鹽劑量，讓他更能控制情緒和衝動。他和愛絲蒂拉分手了。愛絲蒂拉害怕他粗魯、攻擊的態度。巴特終於知道自己有問題需要解決。

躁鬱症青少年的一大問題是：他們通常不願意服藥。不肯服藥的原因很複雜，不一定是你想的那樣。

青少年很少一開始就接受藥物，但他們最後必須被說服、必須合作，治療才會有效。這就是爲什麼我們在第七章建議你找心理治療師，並用這一整章討論按時服藥的問題。

協助孩子按時服藥可能引發衝突。服藥可能和家庭權力鬥爭或孩子爭取獨立混爲一談。青少年可能不肯讓你看著他吃藥，甚至不讓你陪他看醫生。你需要了解藥物治療的細微差別，孩子才能得到最佳治療。

有些孩子完全不肯吃藥。有些孩子只肯吃部分的藥，例如只吃立他能，卻不吃情緒穩定劑。這可能很危險。有些孩子有時吃有時不吃。有些孩子一開始肯服藥，等到副作用出現就不肯了。

如果你的孩子一直好好服藥，你可能覺得奇怪，爲什麼我們要大費周章的討論。很多研究顯示，不按時服藥是治療的最大問題。60%躁鬱症成人在躁症發作住院前一年，曾經不遵醫囑自行停藥或不按時服藥。兒童則是25-44%。一項研究顯示，躁鬱症青少年每個月會忘記服藥二・三次，而且只有35%服用所有的藥物。肯按時服藥的青少年都剛剛得到診斷。這可能意味著隨著年紀增加，青少年會越來越不肯按時服藥。另一項研究結果相似：第一年裡，只有35%的青少年服用所有的藥物，25%完全不服藥。

對很多人而言，斷斷續續的服藥是接受疾病的過程之一。服藥幾年之後，症狀幾乎消失了，大家都會想：「是不是可以停藥了？」不幸的是，很多人必須經過多次重複發作、住院、監禁，才終於明白現實，接受情緒穩定劑的必要性。大部分躁鬱症患者停藥之後會復發，尤其是突然停藥的人。停藥也會使未來的復原更緩慢，還會導致自殺。忽然停藥時，身體會回到憂鬱、躁症或焦慮的狀況，這時候重新開始服藥不見得有效。藥物在身體裡要累積到足夠的劑量需要一些時間。

重點是：如果按時服藥，孩子比較不會復發或自殺。但是，青少年不會想到未來。他們只覺得現在很不舒服，並且認爲都是藥物害的。他們會告訴你統計沒有意義，不適用於他們身上。家長的角色很困難。孩子拒絕服藥時你要如何處理？要如何預防孩子拒絕服藥？本章將提供一些有效的建議。

鼓勵孩子服藥的策略

如果你發現孩子沒有按時服藥，先找出原因。躁鬱症成人停藥的一個主要原因是懷念亢奮的感覺，不願意被藥物控制。亢奮的感覺很好，爲什麼要讓它消失？情緒穩定劑消除亢奮，卻不太能消除憂鬱，讓患者覺得「藥物把好的部分拿走了，壞的部分卻毫無改變」。這個說法過度簡化事實。亢奮時雖然感覺很好，但是很快地會變得無法控制。藥物可以減輕憂鬱症狀，只是無法完全消除。

副作用也是停藥的原因之一，尤其如果青少年覺得自己和別的青少年不同的話（例如體重增加、認知問題、粉刺、手顫）。合併症也是原因。一項研究顯示，不服藥的青少年大部分有合併症，包括過動症（比較可能忘記服藥）、酗酒，或來自社經地位低的家庭（可能沒錢看醫生、沒錢買藥）。你需要跟孩子合作、溝通、找出原因。

如何和孩子討論藥物

和孩子討論藥物的最佳時機，是在一開始接受藥物治療的時候。有些家長在孩子七八歲的時候就和孩子討論過了。如果首次發作是在青春期，你可能需要花很多時間解釋、說服、妥協，才能讓治療計畫順利進行。請鼓勵配偶參與討論。

先問自己一個問題：我認爲孩子應該服藥的信念有多麼強烈？如果你自己都不確定，孩子會感覺到，並且利用這個藉口拒絕服藥。如果你確信孩子應該服藥，和孩子討論之後，孩子應該會答應你按時服藥。不過，你可能最後還是需要堅持你的要求。但是，我們不希望你和孩子的溝通演變成：「你給我吃藥，否則……」因爲孩子一旦離開你的控制就會停藥。我們的目標是說服青少年接受治療、了解自我照護的重要。

表8.1　你對於孩子服藥有什麼感覺？

沒有人願意讓孩子服用不必要的藥物。但是，如果孩子有躁鬱症，他就必須服藥。你要了解：如果父母不相信藥物有效的話，孩子就不會按時服藥。家長會把不信任治療的態度直接或間接的傳達給孩子。有些不相信藥物的家長甚至拒絕讓孩子吃藥。

如果孩子病了很久，或你自己也服用情緒穩定劑的話，大概就不會這麼想。即便如此，家長還是會有疑慮。你的配偶也可能有疑慮。請參考第三和第四章，看看自己的疑慮有其道理或只是無法接受現實的情緒反應。

和孩子討論服藥的好處和壞處、可能有的副作用、你了解他可能覺得和同儕不同、可能覺得被貼上負面標籤、未來可能如何、你自己服藥的經驗如何，以及其他相關的議題。討論時往往會談到躁鬱症和其他合併症，你的孩子或許並不同意這個診斷。他可能覺得「這表示我永遠無法獨立了」、「我永遠無法有自己的孩子了」、「男生不會喜歡我了」。讓孩子知道你了解他這些想法。

尋找適當的口氣

十七歲的塔西承認自己有躁鬱症、情緒起伏很大，但是她還是不按時服藥。媽媽問她是否吃了藥，她就大發脾氣。在家庭會談時，她說：「媽媽提醒我吃藥是好事，我希望她提醒我，尤其是我躁症發作的時候。我知道我需要吃藥。可是她提醒我的時候，我就是會生氣。」她的母親學到了要小心提醒，注意自己的口氣。

寫過《性政治》（*Sexual Politics*，桂冠出版）的米利特（Kate Millet）也寫了和躁鬱症共處的自傳《瘋人院之旅》（*The Loony Bin Trip*）。她說：「我姊姊說我有躁鬱症的口氣，就好像她自己躁症發作似的。『你吃藥了嗎？』低沉而控制的狂躁，好像在克制著脾氣跟小孩很兇的說：『你還不下來嗎？』」

重點是克制。雖然孩子需要提醒，但是被提醒的時候，他會覺得自己很渺小、愚笨、依賴，這些都是青少年痛恨的感覺。因此，用低調的、不責備的態度跟他說話。你可以說：「吃這麼多藥有困難嗎？」、「你會忘記嗎？

很容易忘記的。」、「你知道，大部分孩子偶爾會忘記吃藥。你會嗎？」

最後，我們建議你採用「增強動機」來鼓勵良好行爲。避免過度指導、威權、命令的方式，而是用低調的立場。不要說「如果你不想住院的話，最好乖乖吃藥。」要問他：「如果停藥的話，你覺得你的生活會有什麼改變？」、「吃藥會有些什麼幫助？」、「明年你希望在學校的表現如何？藥物會幫助你達成目標還是會害你無法達成目標？」

有些家長覺得應該由精神科醫師或治療師提出這些問題。或許你覺得問孩子這些問題有點不自在，或許你覺得孩子不會想跟你討論。但是你不能假設這些問題會被治療師主動提出來。就算治療師已經跟孩子討論過這些事情，但是你與孩子這種開放式的對話，總是會產生許多正面的結果。

鼓勵孩子服藥的一般原則

青少年只肯做他們認爲有道理的事，你必須從**認知**、**行爲**和**情緒**的層次說服他。

認知的層次

青少年在認知上必須了解躁鬱症是怎麼一回事。他們需要了解藥物不會改變他們，只會改變他們的症狀；憂鬱

表8.2　大部分躁鬱症患者會願意接受藥物治療，如果：

- 知道藥物如何產生助益、如何作用、副作用是什麼。
- 經由自己的主觀經驗或觀察自己的情緒紀錄表，看到藥物有效的實際證據。
- 對他保持同理心，強調服藥並不會改變他的基本個性。
- 覺得是他自己的決定，而不是被別人逼迫。
- 可以定期和醫生溝通，調整劑量或換藥以減少副作用。
- 不是終生服藥，讓他對未來的期待充滿希望並符合現實，例如症狀和副作用都會慢慢穩定下來、生活會改善。

和焦慮一時不會消失，但是只要按時服藥，幾個月內會好多了；如果一開始的時候藥效不明顯，反倒有副作用，不要放棄藥物治療。

他們需要知道他們可以和醫生討論自己的各種擔心，醫生會做調整。很多醫生會直接跟孩子說：「試幾個月，看看會不會好一些。如果沒有改善，來跟我說，看看我們能夠怎麼調整。」青少年需要感覺對自己的命運有某種程度的控制，即使他知道家長可以強制爲他做決定。

青少年也需要知道躁鬱症有遺傳性。十七歲的派屈克不願意服藥，他不想成爲健康、富有、喜愛運動的家族裡唯一的怪人。他父親念大學時發病過，曾經試圖自殺，後來用抗憂鬱劑治好了。當派屈克知道了這件事以後，比較不覺得自己是家族裡的污點，也比較願意服藥了。

行為的層次

行爲層次的協助包括藥盒或鬧錶；按時服藥的獎勵（例如星期五晚上可以在外面待到更晚、可以開家裡的車）與處罰；協助孩子把服藥的習慣放入日常生活，例如三餐、洗澡、做功課、上床時間等等；定期去看精神科醫師、定期驗血。

情緒的層次

藥物讓青少年覺得怪怪的，好像這是一件不名譽的事情，好像他們一夜之間變成老先生老太太了。他們覺得自己有病、和朋友不一樣、瘋了。

藥物讓他覺得噁心想吐、頭痛、體重增加，更重要的是**讓他們覺得跟別人不一樣**。十六歲的坦亞想：「我如果停藥而且沒出問題，就可以讓他們知道他們錯了，我不是瘋子。」

你需要有同理心，承認孩子的反應，即便他的反應不理性。他可能不願意服藥，但是發現自己忘記帶藥去朋友家的時候又慌亂不已。他可能怪你逼他吃藥，威脅說要自行停藥，卻對朋友吹噓說：「我有躁鬱症，所以要吃藥。」他可能討厭你提醒他，然後又怪你沒有提醒他。有些青少年對藥物又愛又恨。

跟孩子談談生病、和別人不一樣、害怕未來會怎樣、需要改變人生目標以適應疾病的種種痛苦。這些情緒都來自於「哀悼失去的健康自我」，他害怕自己改變了，再也無法回到以前快樂的生活。他必須放棄人生目標，未來一片灰暗。每天服藥會不斷提醒孩子這些痛苦。

爲不服藥的原因找到合適的策略

如果你能和孩子好好討論，就會了解他爲什麼不按時服藥。以下是各種原因的不同對策：

「我懷念我的亢奮」

凱．傑米森在《躁鬱之心》裡詳細描述躁症的亢奮有多麼吸引人、藥物多麼破壞了亢奮的快樂。精力無窮、思考快速確實有它的吸引力。躁症或輕躁症剛開始發作的青少年可能覺得太好玩了，根本不願意吃藥。

如果你的孩子這麼想，提醒他之前躁症發作如何打斷了他的生活、毀了他和朋友的關係、在學校惹上麻煩、犯法、住院。跟他說：「是的，如果你停藥，會暫時覺得很棒。但是接下來會發生什麼事呢？如果你變得非常亢奮，停不下來怎麼辦？你說你這個暑假想考駕照，我們說過你這個學期成績必須過關才讓你開車。你認爲停藥後你做得到嗎？」

如果孩子從來沒有躁症發作過，只有過輕躁症發作，請提醒他兩件事：首先，輕躁症和感覺很棒是兩回事，服藥後也可以感覺很棒。第二點，「會上去就會掉下來」。藥物或許減低亢奮，但也可以預防亢奮過後的強烈憂鬱。

如果孩子一直想念他的亢奮，考慮讓他加入同儕支持團體。他可能需要聽到同儕告訴他，躁症的亢奮有多麼危險。你的孩子可能已經忘記自己躁症發作時發生的事了，需要同儕的提醒：被捕、和學校教職員衝突、意外懷孕、住院。

「我受不了副作用」

許多青少年無法忍受藥物引起的體重增加、粉刺、手顫、頭痛和認知緩慢。如果他本來擅長運動，服藥後可能覺得自己笨手笨腳。他們可能痛恨自己的模樣或動作。他們可能覺得自己的腦子和記憶都完蛋了，或是胃裡總是有點不舒服。有些副作用連跟醫生說都很難啓齒，例如便秘、經期不規則、勃起困難。

孩子應該和精神科醫師關係良好，可以討論副作用，對於治療計畫達到共識。**有四種方法可以調整處方以減少副作用：降低劑量、改變服藥頻率或每天的服藥時間、換藥、加入治療副作用的藥物。**

例如，思樂康在睡前服用就不會有嗜睡的困擾；Adderall可以在早上一次服用一整天的劑量，就不會有不安和失眠的困擾；如果服用鋰鹽後思路不清，可以降低劑量或換成帝拔癲；如果帝拔癲導致掉髮，可以服用鋅或硒的營養補充物（二者都是無須處方的成藥）；如果孩子持續服用金普薩，體重大幅增加，醫生可能把處方換成理思必妥；如果孩子持續服用帝拔癲，覺得憂鬱並且體重大幅增加，醫生可能把處方換成樂命達；普衛醒錠（porvigil，也稱爲莫待芬寧、莫達非尼）可以改善認知緩慢的問題；

有些藥物（例如帝拔癲）只要換成緩釋型就可以消除副作用（例如體重增加、胃部不適）；metaforim或妥泰可以防止體重增加。

當然，換藥或降低劑量都可能有危險。新藥或低劑量可能無效，或有其他副作用（例如樂命達可能引起疹子、妥泰可能引起認知緩慢）。無論如何，副作用是可以處理的。

你可以要求孩子每天記錄副作用，看精神科醫師時帶去給醫生看。如果他不肯，試著一起跟他每天或隔幾天做紀錄。把你特別想跟醫生討論的副作用標示出來。

如果你、你的孩子和醫生的關係良好，副作用的問題就比較容易解決。如果青少年喜歡自己的醫生、門診時間充裕可以討論問題的話，會比較願意按時服藥。如果孩子非常不喜歡他的醫生，或是你覺得醫生不聽孩子的抱怨，就換個醫生。不過，要記得：如果醫生說了什麼話是孩子不愛聽的，孩子就會說他不喜歡這個醫生。

我們已經提過了，某些藥物需要定期驗血，例如鋰鹽和帝拔癲。很多人害怕抽血，可能因此拒絕服藥。如果你的孩子怕打針，最好要求醫生換成不需要經常驗血的藥物，例如樂命達或非典型抗精神疾病藥物。如果醫生堅持用鋰鹽，你可能需要找行爲減敏治療來降低打針恐懼（請參考第六章）。

「藥物毀了我的創造力」

你可能已經聽說過，躁鬱症和藝術、音樂和文學創造

表8.3　記錄我的副作用

星期	藥物種類	劑量／數量	副作用
一			
一			
一			
二			
二			
二			
三			
三			
三			
四			
四			
四			
五			
五			
五			
六			
六			
六			
日			
日			
日			

副作用包括：失眠、頭痛、疲倦、記憶問題、能量低、手顫、體重增加、頻尿、便秘、口乾、疹子、掉髮、坐立不安、脾氣不好、瀉肚子。

力有關連。凱・傑米森寫的《瘋狂天才》（*Touched with Fire*，心靈工坊出版）就是在談這個。歷史中可能有躁鬱症的名人包括海明威、貝多芬、梵谷、普拉絲（Sylvia Plath，美國詩人）、施瓦茨（Delmore Schwartz，美國詩人）、羅威爾（Robert Lowell，美國詩人）以及賽克斯頓（Ann Sexton，美國詩人）。一項研究顯示，躁鬱症成人的孩子創造力比一般人的孩子強。

孩子可能會抱怨藥物減低了他的創造力，但是研究結果卻相反。根據調查，許多躁鬱症藝術家和作家說，鋰鹽提升他們的創造力，少數的人說鋰鹽傷害了他們的創造力。雖然躁症可以增加創作**產量**，但是創作**品質**並不會提升。有躁鬱症的藝術家、音樂家和作家，往往說情緒穩定時的創作品質最好。

如果你的孩子喜歡創作或玩樂器，這些活動都需要肌肉協調，鋰鹽和帝拔癲引起的手顫確實會造成困擾。你可以要求醫生降低劑量或換藥。

「我沒有毛病」

有些青少年覺得問題都出在別人身上，大家合起來給他貼標籤、逼他吃藥。這種缺乏洞見可能是躁症症狀或精神病症狀。

有些青少年會一面按時服藥，一面堅持自己沒有毛病。他們可能不相信自己有躁鬱症，認爲發作只會是這一次、下不爲例。這些孩子會等到生活逐漸穩定之後自動停藥。有些孩子其實知道自己有病，但是心裡太痛苦了，無法承認，因此一面服藥一面抱怨。

如果孩子是這樣的情況，你要對他承認或許有環境壓力讓他發病，例如家庭衝突、和女友分手、經濟問題、手足問題等等。用他能理解的語言讓他明白，你認爲躁鬱症是環境和天生體質交相作用的結果。跟孩子保證你會努力減低環境壓力。如果他有治療師，請他和治療師談一談他的壓力。

和孩子談談他的人生目標，以及藥物可以如何幫助他達成原本可能無法達成的目標。青少年需要知道他爲什麼需要藥物治療、按時服藥能夠如何幫助他保持健康。

「我的藥沒有用」

以我們的經驗，青少年會這麼說有兩個原因：（一）藥物確實無效；（二）他們心目中的「有效」和家長的想法不一樣。

30-40%的青少年對鋰鹽或帝拔癲沒有反應。情緒穩定劑和非典型抗精神疾病藥物的複合處方，比單一處方對青少年較爲有效。但即使是複合處方，有時候也沒有效果，尤其是合併症沒有被診斷出來的話。首先，看看你是否也覺得毫無進步。

我在第六章說過了，藥物需要六到八週見效。持續記錄情緒和睡眠狀況可以讓你有客觀的觀察。鼓勵孩子也做紀錄（請參考第十章對情緒表格的討論）。然後和精神科醫師會談，討論是否該換藥了。不要和孩子討論你對藥物的質疑，先和醫生討論之後再說。

如果你覺得藥物其實有效，只是時間還不夠長，就解釋給孩子聽。讓孩子明白憂鬱期的復原比較慢，需要好幾個月。認知和運動能力可能需要更久的時間才能恢復。鼓勵孩子保持樂觀和希望。

你的孩子可能同意藥物讓他情緒穩定，但是其他目標並未達成（例如交個女朋友、進學校球隊），因此認定藥物無效。你需要和孩子討論藥物的效用和合理的現實期待。

「藥物讓我覺得跟別人都不一樣」

精神疾病和藥物仍然有汙名化的問題，患者好像個性或道德上有污點似的。你的孩子可能很清楚這一點。即使是病史很久，以爲大家都能理解和接受了的孩子，有時候也會受到不當對待。

青少年常常表示同儕的輕浮態度讓他們很痛苦，例如對他說：「嘿，別跟我來躁鬱症那一套喔！」或是談起另一個人的時候說：「那傢伙眞該吃點鋰鹽！」孩子可能跟好友承認自己有躁鬱症，正在服藥，結果吵架以後被朋友寫在網路上廣爲傳播。有些青少年覺得即使自己沒說，別人也知道他有病：「他們看我走路的樣子就知道了！」汙名化使得孩子想停藥，或使得孩子覺得藥物讓他社交困難。有的孩子去夏令營或和朋友度週末時會暫時停藥。當然，這樣時用時停的藥物治療不會有效。

第一步是承認孩子對汙名化的感覺。試著同理一個十六歲青少年的心情。他正在試圖理解躁鬱症、醫生、驗血、治療、藥物，以及這一切的意義和未來。你可以很平靜的跟孩子說：「我想你說的對。很多人很無知，我知道這一定讓你很難過。」如果你自己也有情緒疾患並在服藥，跟孩子分享你面對汙名化的經驗、你如何學會接受自己的疾病。

你需要讓孩子了解：因爲汙名化拒絕藥物治療，就好像不戰而降的承認那些人是對的。如果因爲別人會笑你就不肯服藥，等於是你已經站在他們那一邊了。青少年喜歡自主，不受別人逼迫，包括同儕的逼迫。

汙名化往往跟孩子不信任診斷和治療有關。孩子抱怨別人覺得服藥很怪的時候，你應該問他：「你也這麼認爲嗎？」孩子可能藉由別人來隱藏自己的懷疑。眞正的議題可能是：「我不喜歡自己需要服藥。」同儕支持團體可能很有助益，可以減少孩子的否認、孤立、懷疑。

「可以跟誰說我得了躁鬱症？要說到什麼程度？」有些孩子需要這樣的討論。有些青少年會很得意的跟每個人說，有的人誰也不說。跟孩子討論一下，他要不要別人知道？爲什麼？別人可以幫助他嗎？他想要讓別人知道他住院過嗎？還是只讓人知道他在服藥？有一位青少年描述自己的病是「我身體的化學變化有問題，使得我情緒氾濫。」他的朋友似乎都能夠接受這個說法。

問孩子：在什麼狀況下最覺得自己被貼標籤，例如，是他被叫到保健室去服藥時嗎？午餐時是否需要在大家面前服藥？服用長效型藥物還是顆粒數量較少的藥物，可以減少不自在的感覺？

最後，試著讓孩子看得更廣。是的，服藥和副作用會讓他跟別人不同或體重增加，但是藥物可以減輕疾病帶來的負面後果。提醒他，躁鬱症是一種疾病，很多疾病都需要長期服藥（例如糖尿病、氣喘）

「服藥就表示我在家裡放棄自主權」

藥物治療很容易就和家庭衝突攪在一起。很多研究顯示，患病兒童按時服藥的機率，和家庭團結、衝突和溝通有關。青少年不會承認自己藉由拒絕服藥爭取獨立，但是事實往往如此。我們看過很多兒童本來好好服藥的，到了青春期忽然不肯了。

爭執的時候，如果孩子要脅你說：「好，那我就不吃藥！」你要小心處理。首要原則就是不跟他玩這個遊戲：**不要讓孩子用拒絕治療來爭取獨立**。最好的回應是：「當然，那是你的選擇之一。一向如此。但是我不懂，吃藥跟你今天晚上想出去玩有什麼關係？」你也可以說：「現在不適合討論吃藥的事情。等我們都不生氣的時候，我很樂意和你找個時間討論。」或是「這是很重要的議題。我了解你爲什麼想自己決定要不要服藥。」

等到你覺得他可以理性討論這個問題時，看看孩子是否能夠更爲自己的治療負責。瑪拉的女兒十三歲了，她一向把藥片跟早餐一起爲女兒送上。女兒博娜蒂說：「我已經不是小孩子了，你不需要餵我吃你的藥。」博娜蒂可以每天早上自己從藥盒拿藥吃嗎？瑪拉挑戰女兒用更成熟的態度面對疾病：成熟的人會自己帶著藥去學校、去朋友家過夜、參加活動，而不是等著父母提醒。

你可以用青少年在意的其他特權要求孩子按時吃藥、看醫生。和孩子達成共識，如果他做到了，你就不可以囉唆他。青少年可以將服藥視爲獨立自主的一部分。

其他家庭成員的破壞

手足可能讓青少年覺得自己是家裡的敗類、瘋子、沒出息的孩子、比較不值得被愛。如果哥哥姊姊比較成功、情緒也有起伏卻不需要服藥的話，青少年可能拒絕服藥。他是否覺得家裡分爲「正常人」和「病人」，而他正是那個倒楣蛋呢？如果你注意到這個現象，跟孩子好好談談——和其他孩子也私下談談——關於診斷和藥物治療的種種，以及這些話題對患病的孩子有多麼敏感。你可以跟哥哥姊姊說：「我知道你想當個好哥哥（姊姊）。你可以讓弟弟（妹妹）自我感覺良好。」

如果配偶不贊成藥物治療，情況就更困難了。我們經常看到已經離婚的配偶，或是繼父或繼母的組合，兩人之間意見不同。通常，一位家長認爲孩子有病，另一位家長不以爲然。有的父母會對孩子說：「你以前沒有服藥的時候，比現在更靈活（優雅、擅長運動、快速）。」一個十七歲患者的離婚父親直接說：「我認爲這些藥物和治療師都是狗屎。眞正的問題是她沒辦法和她媽媽相處。」青少年會利用這種狀況，他們知道在爸爸家可以不吃藥。

已經分手的配偶一起照顧躁鬱症青少年時，需要密切合作，雙方都需要遵守同一套治療計劃。如果你覺得你的前夫（或你再婚的對象）妨礙孩子的治療，你需要在孩子不在場時，經由有建設性的討論解決歧見。你可能需要教育對方孩子的問題是什麼、爲什麼你認爲孩子有躁鬱症、藥物的目的是什麼。離婚輔導或伴侶諮商可能很有幫助。教育家長的支持團體也會有幫助。下一章會討論和配偶或離異配偶討論的技巧。

「我不記得服藥」

不按時服藥的原因往往只是忘記了。躁鬱症青少年有專注力和記憶力的問題。鋰鹽、妥泰和其他藥物可能引起認知困難。有過動症或酗酒的青少年尤其容易忘記事情，他們的短期記憶比較差。

每個人都很容易忘記吃藥。回想一下你自己的經驗。如果孩子每天必須在不同時候吃不同的藥，那就更複雜了。有的人忘記吃藥，有的人忘記已經吃過藥了，於是又吃一次，讓副作用更形嚴重。

家長的困境是不知道孩子只是單純忘記，還是故意不吃。孩子的認知有多差？如果他也不記得其他事情，像是要做什麼功課、準時赴約、做家事……那就是可能忘記吃藥。有些家長乾脆看著孩子吃藥，但是孩子年紀漸漸大了之後，會越來越不肯這樣做。

第一步是跟孩子好好談一談。他了解爲什麼要用藥物治療嗎？了解爲什麼每天服藥有特定時間嗎？孩子知道保持血液中的藥物濃度可以防止復發嗎？如果他了解這些，但是仍然記不住，你可以要求孩子養成紀錄的習慣（請參考第十章）。

接下來是跟醫生談，看看有沒有辦法讓服藥時間單純一點。不論是什麼疾病，患者都比較能夠遵守每天服用一次的藥物處方，比較無法按時服用每天多次的藥物。醫生可以改變每天服藥的次數，甚至換藥。例如把多次服用的思樂康換成每天一次的安立復，或是將帝拔癲換成一顆500毫克的長效緩釋劑。

第三步是去藥局。你可以買透明的藥盒，照著一週一週排好，每天一格，有的甚至還分每天早中晚不同時間的格子。藥盒可以讓孩子一目了然的知道自己吃過藥了沒。如果孩子還小或有認知困難，你可以用藥盒幫助自己或其他家庭成員（例如祖父母），提醒孩子吃藥。

如果孩子每天需要服用幾次藥物，時間又不能配合日常作息（例如三餐），就讓孩子使用鬧錶。如果服藥時間是上床或起床時，在廁所鏡子上用便利貼提醒孩子。如果你或其他家人也需要定時服藥，大家一起吃藥，變成家庭日常節奏之一。

當然，這些作法都是假設孩子是眞的忘記。如果這些努力都失敗了，而且孩子在其他認知上沒有困難的話，他就可能在抗拒服藥。他的抗拒可能是在潛意識層面。他的治療師和精神科醫師應該處理這個問題。

藥物只是有效管理躁鬱症的一環。你、孩子以及其他家人之間的良好溝通和解決問題也很重要。接下來，本書的第三部將討論長期照護：如何管理家庭關係、保持健康的策略、預防情緒嚴重起伏的方法。

表8.4　提醒孩子服藥

- 跟孩子解釋藥物治療的道理，以及如何配合日常生活。
- 要求孩子每天記錄，追蹤自己的情緒和副作用。
- 要求醫生簡化服藥時間表。
- 幫孩子買一個分格、有時間標誌的藥盒。
- 用鬧錶定時提醒服藥。
- 用便條紙提醒。
- 服藥時間配合三餐、看電視時間、上床時間。

表8.5　如何說服孩子服藥

- 藥物不是「終生宣判」，而是增進健康和生活品質的工具。
- 副作用可以加以控制。
- 藥物確實會限制躁鬱症的高亢，但是這種高亢往往帶來非常危險的後果。
- 藥物並不意味著放棄自主權或獨立的自我。
- 服藥並不表示你瘋了或和別人完全不一樣。
- 如果一種藥物無效，可以換藥或加藥。
- 如果服藥，將來比較可能獨立。如果不服藥，任由疾病惡化，反而無法獨立生活。
- 有很多方法提醒自己服藥。

【第三部】

協助孩子保持健康

【第九章】

家庭管理與適應

我覺得自己像個傀儡。好像兒子用他的壞情緒控制著我們每一個人，而且還很得意呢。

——十四歲患者的母親

馬丁家來接受家族核心治療時，這個家已經到了幾乎要分崩離析的地步了。十七歲的塔拉有躁鬱症，母親泰絲說：「她簡直毀了我們的生活。」塔拉會半夜跑出去，第二天早上才回家，也不說去了哪裡。她因為酒駕被逮捕過好幾次，最近還吃過快樂丸。她沒有經過父母同意就把男友帶回家，讓他睡在地下室。好幾個早上，泰絲醒來發現這個男人睡在女兒床上。塔拉對泰絲的第二任丈夫克里司毫不尊重，其他孩子也是。他們一直說：「你不是我們的爸爸，別想管我們。」塔拉多次在公開場合大聲的罵泰絲是「母狗」，只因為泰絲不肯買某樣東西給她。她們會一路公開互相叫罵著回家。然後塔拉會威脅說要自殺，泰絲會哭。其他孩子沒有躁鬱症，但是「跟著塔拉一樣沒有規矩」。凱蒂十三歲，會叫媽媽「滾開」、穿暴露的衣服、熬夜不睡。巴伯十五歲，在超市偷汽水被抓、學業退步。

我問塔拉有什麼話要說，她很生氣的說她已經成為所有家庭問題的「避雷針」了。母親總是在對她生氣，弟弟妹妹做的事都怪她。她覺得和繼父克里司沒有連結。她和弟弟才剛吵過架，弟弟打了她一拳。她哭著說沒人感激她做對了的事情，像是她烤了一個蛋糕幫外婆慶祝生日，或是她主動清掃車庫。泰絲忽視她說的這些話，一直重覆說著：「我的家庭要破碎了，如果不是她有躁鬱症，根本不會這樣。」塔拉聽了更生氣，說「所謂的我的躁鬱症」已經變成她媽媽對自己人生一切不滿的代罪羔羊了。

躁鬱症會造成嚴重的家庭問題。更糟的是，家庭衝突讓青少年失去重要的保護和支持，病情因此更容易惡化。孩子病情惡化之後，家庭更爲破碎。還好，只要減少家庭衝突就可以協助孩子控制疾病循環。

當然，這件事情說起來容易做起來難。如果家裡一直吵架怎麼辦？要如何改善溝通？依據我們的經驗，躁鬱症青少年的父母，比一般家長更需要擁有溝通和解決問題的技巧，需要更能夠管理自己的情緒。

本章將討論提升適應技巧的方法，讓你更能有效管理困難的家庭狀況。PEACE五步驟會協助你保護每個家人的健康和權利，同時提供一些工具，讓你學會面對躁鬱症帶來的挑戰。這些技巧都需要大量練習，即便如此，有時候

表9.1　維持良好家庭關係的五大原則：
適應躁鬱症的PEACE策略

P=Problem solving，解決問題
E=Education，教育大家了解躁鬱症
A=Acceptance，接受躁鬱症以及它的限制
C=Communication，溝通技巧
E=Escape，必要時離開現場

還是會什麼辦法都沒用。但是只要你持續運用這些技巧，家庭生活一定會大幅改善。

微妙的平衡

維持家庭生活平靜的重要元素就是取得平衡：「孩子發作時干涉較多」和「孩子健康時不那麼干涉」之間的平衡。這是家長面對的最大挑戰——知道何時需要干預（當孩子可能傷害自己或別人時，例如嗑藥酗酒、和手足吵架），何時不干預，讓孩子更獨立自主。達到這個平衡最重要的三個概念是：**支持、結構、界限**。

P=Problem solving，解決問題

泰絲從家長成長班學到了一件事：「你得跟青少年協商。」但是她覺得根本不可能：塔拉似乎認爲自己可以爲所欲爲，泰絲讓步時塔拉還更有敵意。因此泰絲不再試圖

解決問題，直接開始吼罵。塔拉也吼回來。然而泰絲注意到，塔拉失控之前會有一小段時間似乎可以理性思考。泰絲學會了利用塔拉情緒崩潰之前的這一小段時間解決問題，若還是無法解決的話就暫時避免衝突。

解決問題需要先知道問題是什麼，越精確越好，然後再和孩子一起腦力激盪，想出解決的方法。躁鬱症看起來像是一個無解的大問題，但其實可以分解爲許多個可以解決的小問題。解決問題的技巧最適合解決實際問題，例如不良睡眠習慣、喝酒嗑藥、不按時服藥、學校問題、不尊重別人。你得協助孩子在各種解決方案中做出選擇，和你達到共識，然後討論如何執行。（例如：「我叫你做一件事情時，如果你回話的口氣能好一點，我答應你我也會努力不發脾氣。」）

這聽起來很容易，但是躁鬱症青少年缺乏「行政管理功能」，即使情緒穩定時也很難做出計畫。你需要提供結構。一旦孩子開始不講理，你就得暫時放下討論。

在每一次衝突中尋找解決問題的窗口

很多家長說他們看得出來孩子何時要「失控」了，通常是他正在做或是想要做一件事情，而家長卻要求他做另一件事情的時候。孩子可能很難轉換任務或計畫。有些家長認爲孩子故意不聽話、孩子被寵壞了。其實孩子只是無法轉換思考路線，因此發怒。但是在孩子失控之前，會有一小段時間，一個機會窗口，可能和家長合作解決問題。如果你仔細觀察孩子，就會發現這個「機會窗口」。可能只有幾分鐘，但是如果你和孩子一起努力，這段時間可以拉長。請看以下對話，塔拉正在用電腦和朋友即時通。

泰絲：甜心，吃飯了。

塔拉：等一下！

泰絲（等了幾分鐘）：塔拉，來吃飯，飯要冷了。

塔拉（很生氣的回應）：我會啦！別管我！

就是這個時間點塔拉要開始發飆了，每次母親要求她做什麼就會這樣。大部分躁鬱症青少年都是如此。泰絲可以（一）走進塔拉房間，進一步解決問題，例如說：「我們好像有個問題。你要打電腦，我要你去吃飯。你覺得我們應該怎麼辦？」；（二）和其他家人開始吃飯，隨便塔拉什麼時候加入；（三）吼起來，塔拉會吼回來，變成大吵一架。泰絲發現，剛開口提出要求的接下來幾分鐘可以用第一種方式，這就是他們的「機會窗口」。過了這段時間，若是還沒有解決，最好暫時放下，等到晚飯之後，塔拉的注意力已經轉移到家庭上的時候再討論。無論多麼生氣，都要極力避免第三種情形。

將大問題分成小的、可以應付的單位

躁鬱症青少年一想到大的行爲改變就會慌亂，所以要把大問題分解成許多小問題，他們才不會太焦慮。例如不良睡眠習慣是個大題目，其中的元素是什麼？或許孩子晚上和朋友通電話太興奮了，或是拖著不寫功課一直到最後一分鐘，或晚餐後喝了咖啡所以睡不著。如果你覺得他是因為打電腦太興奮所以晚睡的話，可以跟他說：「你晚上打電腦打得太興奮了，無法入睡。我們要怎麼解決這個問題？」同樣地，不要責備他對長輩不禮貌，而是具體的將「我叫你幫忙做家事的時候，你說話的口氣」做為需要解決的問題。

腦力激盪，選擇解決方案

你可以讓孩子參與這個重要過程：一起做家庭決策。躁鬱症青少年對別人施諸於他的控制極為敏感。腦力激盪的時候，鼓勵孩子針對問題發表越多的對策越好——無論合理與否。然後協助他選擇最佳對策，或是不同對策的組合，或是同意「 如果你這樣這樣，我就那樣那樣 」。然後討論如何執行。

泰絲和塔拉為了是否讓塔拉回到原來的公立學校一直吵架。泰絲希望塔拉念一所另類學校，那裡的學業壓力比較小，塔拉也比較不會被老師惹毛（最近一次，老師叫塔拉安靜，塔拉用髒話罵老師）。泰絲覺得公立學校充斥著毒品和酒，讓塔拉也染上壞習慣。塔拉不想上另類學校，覺得朋友會認為她是「智障」。這個問題變成引爆衝突的點，泰絲覺得自己必須保護孩子不被環境帶壞，塔拉覺得母親侵犯了她的領域。泰絲應該協助塔拉管理她的學校生活到什麼程度？什麼時候應該讓塔拉自己做決定？

家族治療師指導他們如何釋義以及傾聽彼此的觀點。泰絲和塔拉有了以下的對話：

泰絲：聽起來你不想轉學到瑞利高中（釋義）。

那現在怎麼辦？你沒辦法回原來的東方高中。

塔拉：我要回東方高中。

泰絲：我們先想想有些什麼可行的辦法。

塔拉：我可以早上去東方，下午去瑞利。

泰絲：聽起來不錯。那麼反過來呢？

塔拉：不要。我要早上坐校車去東方高中。

泰絲：好。那麼，在兩個學校都選課呢？

塔拉：你是說在瑞利修一門課？

泰絲：如果校方允許的話。

塔拉（猶豫一下）：或許吧，可是我比較喜歡星期二和星期四去修課喔。

經過很多討論之後，她們同意跟校方協商，讓塔拉星期一和星期三去瑞利高中，其他天去東方高中。他們也同意，以前讓塔拉情緒惡化的課程（數學和科學）改在瑞利修。她們覺得這是最好的作法了，而且是兩個人一起商量出來的辦法。

執行解決方案

躁鬱症青少年需要很多結構才能改變習慣或行為。一旦達成共識後，花點時間討論如何執行。可能需要採取某些行動（打電話給學校）或進一步研究（學校有哪些課程、課程時間為何）。家長和孩子常常忽視了後續的實際執行，或是因爲執行時又起了爭執，問題因此無法解決。

泰絲很明智的決定塔拉需要自己收集課程資料。這表示泰絲理解塔拉需要建立自信。塔拉很失望的發現她想修的課程時間衝突。泰絲協助塔拉安排和瑞利高中的輔導老師會談，討論出可以執行的彈性課程表。

如果孩子情緒不穩定，解決問題的技巧就不那麼有效，但還是會有一點進步。事實上，結構性的討論如何解決問題，對於孩子的情緒有穩定的效果，讓孩子覺得環境是可以預期的，自己有某種程度的控制。所以，即使你覺得在逆流行舟，還是要嘗試。如果孩子當時有情緒，討論沒有進展，就改天再試。

解決問題也可以包括雙方同意「如果你不這樣這樣，我就那樣那樣」等強制的方法。你可以嘗試這麼做，但是我們的經驗是，這在躁鬱症青少年身上不那麼有效。有些家長試圖用不准孩子看電視或使用電腦，來處罰孩子的攻擊性行爲。這種方法無法產生影響，孩子自己也控制不住情緒失控，很多青少年反而會因爲受罰而更加暴怒。

E=Education，教育大家了解躁鬱症

我們一再強調：知識就是力量。如果全家人都了解躁鬱症是怎麼一回事、成因爲何、如何預防復發、如何創造低衝突的家庭環境，你就更容易創造一個保護孩子的環境。表9.2列了一些大家應該知道的常見問題。你可以拿給配偶、親戚甚至學校老師，請他們閱讀。從這裡開始討

表9.2 關於青少年躁鬱症的常見問題

躁鬱症是什麼？

躁鬱症是一種醫學疾病，表現出嚴重的情緒起伏，從非常高亢、有精力（躁症）到非常低盪哀傷（憂鬱症），在兩種極端之間快速轉換。通常在青春期或更早首次發作。二十五個美國人裡就有一個人患躁鬱症。

躁症的症狀為何？

孩子覺得過度快樂或過度易怒生氣。他們覺得自己可以做別人做不到的任何事情，覺得自己比別人都聰明。他們一直活動、忙碌、精力無窮。睡得很少或完全不睡，或是睡眠時間非常混亂（例如整夜不睡，然後整天睡）。說話很快，表達很多想法或偉大而不切實際的計畫。

憂鬱症的症狀為何？

孩子覺得非常哀傷、易怒、對許多事情不感興趣。他們對運動、學校、朋友失去興趣。可能睡太多或失眠，因此更易怒、更哀傷。孩子可能不想吃飯、洗澡或照顧自己。動作很慢、說話也慢、容易疲倦、自我感覺不好。有些還會談到死亡或自殘。

躁鬱症會如何影響家庭？

躁鬱症發作時，孩子很難和家人相處。他會易怒、生氣、很容易被一點小事惹火。孩子情緒穩定時家庭生活比較平順，你可以試著對他好、避免跟他爭吵（即使是他先惹你）、給他足夠的時間復原。有家人的支持鼓勵，青少年的復原較快。有些家庭會選擇諮商，以協助他們彼此之間相處得更好。

成因是什麼？

躁鬱症患者腦部化學不正常，例如神經傳導物質或荷爾蒙。腦部細胞需要這些化學物質才能彼此溝通。沒有人想要得躁鬱症。孩子可能從家長或其他親戚那裡遺傳到躁鬱症體質。某人得了躁鬱症並不表示他的兄弟姊妹也會得。大部分躁鬱症患者的手足是健康的。

如何治療？

躁鬱症需要藥物治療。有些患者需要每天在不同時間吃不同藥物，因此需要看精神科醫師確定處方正確，沒有太多副作用。如果常常忘記吃藥，家長需要提醒他。

有些孩子需要暫時住院，協助他達到穩定。孩子通常需要諮商或治療師協助他適應這個疾病，處理讓他情緒不穩的事情，像是學校和家庭問題。不能讓他因爲吃藥或看治療師而感到自卑。

未來會發生什麼事？

躁鬱症青少年一生都會有情緒起伏，但只要持續服藥、接受治療、有家庭支持，發作頻率會越來越低，病況越來越不那麼嚴重。孩子還是可以上大學、結婚、生孩子、工作。

論如何處理孩子的疾病，之後可以鼓勵家人繼續閱讀相關書籍。

你可能需要用自己的話解釋給年紀小的弟弟妹妹聽，討論的重點是：（一）躁鬱症者的行爲大部分是疾病引起，不是他能控制的；（二）這不是家長的錯，也不是他們的錯；（三）他們不去刺激患者就可以幫助全家了。你也可以跟患病的孩子談，請他不要刺激其他兄弟姊妹。我們在第七章談過，如果其他孩子也有情緒問題或是顯得適應困難，要及早帶他們就醫。

A=Acceptance，接受躁鬱症以及它的限制

「接受」的核心就是了解孩子的行爲至少部分是由疾病引起，即便看起來他是故意的。這很難，尤其是孩子對你又吼又叫的時候。但是，接受的態度會讓你不至於反應過度。「接受」需要在情緒上和孩子的負面行爲保持一些距離。試試這個練習：如果一個外星人來到地球，會用怎樣的客觀、不批判也不選邊站的字眼描述你和孩子之間的爭吵？他會如何描述你和你的孩子？何種口氣、邏輯、情緒？然後跟孩子說：「我們又在重複行爲模式了，你生氣，我生氣，你更生氣，我更生氣——你覺得我們能夠怎麼打破這個模式？」或「我們都不喜歡這樣，你覺得我們可以有什麼別的作法？」

「接受」的另一面就是提醒自己：有些環境因素——家庭裡或家庭外——會影響孩子的行爲，這些行爲並不是躁鬱症引起的。有時候家長過度誇大躁鬱症對孩子行爲的影響，或是對家庭的影響。這種誇大會讓家長過度控制躁鬱症青少年，即使孩子的病情其實沒有那麼嚴重。躁鬱症很容易變成代罪羔羊，塔拉對這個特別敏感，覺得別人的問題總是怪到她頭上。

試圖分辨孩子的易怒是躁鬱症症狀或是其他原因。問問自己：易怒是否和其他症狀一起出現或消失？例如失眠、誇大、說話快速等等。如果沒有其他症狀，但是家庭仍然吵鬧不休，就可能有其他問題了。手足是否生氣患者得到過多注意？覺得患者發脾氣是爲了引起父母注意？家庭是否有其他壓力（例如經濟壓力、和躁鬱症無關的婚姻衝突）？試著用不批判的客觀態度看待這些解釋。如果你

或你的家人處在壓力之下，當然會對躁鬱症青少年產生過度反應。

最後，你和孩子可能覺得「頂多就是這樣了，不會更好了」。試著讓家人接受躁鬱症對他們的個人生活和家庭生活造成的限制，你知道他們都在努力讓生活變得更好。即使進步一時不明顯，也需要讓孩子和其他家人覺得自己有進步。接受、承認和鼓勵可以帶來希望。

C=Communication，溝通技巧

因爲大腦前葉功能有問題，躁鬱症青少年需要家長給他簡潔清楚的訊息，讓他知道家長的要求是什麼。不清楚的溝通讓孩子感到焦慮，於是莫名奇妙的生起氣來。溝通技巧能讓你同時提供支持、結構、限制。任何家庭都可以運用這些技巧，但是躁鬱症家庭尤其受惠，因爲躁鬱症青少年認知能力有限而情緒反應很大。

請看以下對話中的溝通技巧。寇特十七歲，有時住父親伊凡家，有時住母親家。寇特常常不告而別，然後又突然回來。父子兩人爲了這個常常吵架。伊凡覺得這種行爲是躁鬱症症狀，寇特覺得他只是像任何青少年一樣爭取獨立。伊凡不知道該如何設限：應該干預寇特的獨立，保持寇特穩定嗎？還是冒著寇特躁症復發的危險撒手不管？

寇特（假惺惺的）：好，我有一個問題需要澄清。為什麼你覺得我的來來去去是一個問題？

伊凡：我知道你希望能夠自由來去（積極聆聽）。但是住在同一個屋簷下，需要體貼別人。我也擔心你睡不夠會變得易怒。因此，我希望你出門會告訴我一聲。帶著你的手機（明確要求）。

寇特：不可能。

伊凡：你應該先釋義。

寇特（惱怒）：好啦，隨便啦。你希望我體貼一點，你想知道我去了哪裡。

伊凡：因為？

寇特：因為……你要處罰我。

伊凡：嗯……我沒有那樣說。

寇特：因為……你擔心我會不會躁症發作之類之類。可是我在納森家睡得跟家裡一樣多，搞不好還更多咧。

接下來，伊凡和寇特同意：如果伊凡覺得寇特的情緒夠穩定，寇特就可以在朋友家過夜。寇特同意先跟爸爸說了之後才去朋友家過夜。

傾聽和說話的口氣和方式都很重要，要培養出合作的氣氛。從這個氣氛中，寇特承認自己覺得沒有能力念到高中畢業或搬出去自己住。他也承認，如果沒有爸爸幫他，他不確定是否可以管理自己的躁鬱症（例如按時服藥、不喝酒）。和父親進行有結構的、支持的溝通，讓寇特覺得安全、可以討論這些議題。

表9.3　你和你的孩子可以使用的有效溝通的策略

積極聆聽

- 看著說話的人
- 聽他說
- 點頭或說「嗯」
- 針對他說的話提出問題
- 釋義或確定你聽到的訊息無誤

表達正向感覺

- 看著對方
- 說出他做了什麼讓你感覺良好
- 告訴他你的感覺

做出明確要求

- 看著對方
- 明確說出你希望他做什麼
- 告訴他，如果他做了，你會感覺如何
- 用以下的句子：

　「我希望你＿＿＿＿＿＿＿＿。」

　「我真的很感激，如果你＿＿＿＿＿＿＿＿。」

　「這對我很重要，如果你＿＿＿＿＿＿。」

表達負向情緒

- 看著對方
- 告訴他，他做了什麼讓你不舒服，你的感覺如何
- 告訴他，你希望他以後如何做

資料來源：Adapted with permission from Miklowitz and Goldstein(1997). Copyright by The Guilford Press.

E=Escape，必要時離開現場

泰絲說，從家族核心治療學到的最有效策略之一，就是當互動沒有建設性時就離開現場。當她覺得「火氣上來了」，就走出房間，去自己的書房。她不發脾氣也不哭。她給自己一些時間呼吸、思考、紓壓，之後再找時間跟塔拉做建設性的討論。泰絲離開房間的動作也讓塔拉知道自己太過分了。泰絲回來的時候，塔拉會道歉。

你會發現，離開現場是最有效的技巧，可以讓你管理自己的情緒，進而創造一個保護孩子的氣氛。重點是你必須知道自己的界限在哪裡。當你覺得自己受不了的時候，離開。等到你可以重新控制自己之後再繼續。

不要讓孩子決定你和其他人的情緒

許多家長說躁鬱症青少年在家裡影響力過大，好像他是主角。有些人因此質疑，躁鬱症到底是疾病還是權力鬥爭。躁鬱症的情緒循環確實有生理因素，但是不可諱言的，青少年發現自己可以控制別人的情緒時，會感到很有權力。他們生氣時大家都生氣，他們焦慮時大家都焦慮。

家長需要提醒自己：「我不需要讓孩子的情緒控制我的情緒。」如果孩子易怒，你或其他家人不需要跟著生氣。這也是一種策略，因為你不讓自己陷入缺乏建設性的互動。有時候，退一步，在情緒上保持距離是最佳策略。

三球原則

另一個方法是數一數對話中有幾次負面語言的交換發

球，達到三次就退出對話。如果你提出合理要求，孩子的回應是敵意的（第一球），你再度提出要求（第二球），孩子再度生氣的回應你（第三球），你就應該停止對話了。研究顯示，高衝突和低衝突家庭的差別就在於負面對話中是否超過三次負面發球。

你很想接球，打擊回去，但是孩子會更生氣。你可以結束對話，說：「我想我說得夠清楚了。」「我確定你聽到我說的話了。」或「我現在無法繼續跟你談了。」如果他繼續跟你吵，不要回應。

幽默感

或許你很難相信，當躁鬱症青少年生氣、說話很快、行為不恰當時，有時候最佳對策是開個無傷大雅的玩笑。最好是開自己的玩笑：「你眞倒楣，有這種父母，無法像你那麼快的思考或說話。」「我沒辦法像你那樣快的想出罵人的話。」「慢一點，我需要拿筆寫下來。」不管孩子覺不覺得你的反應很幽默，至少你表達了一個訊息：你的情緒和他的情緒不同，他的情緒無法控制你的情緒。

有一對母女總是為了護髮膠吵架。女兒一定要媽媽去買護髮膠，否則她什麼事也不肯做、哪裡也不肯去。有一次，母女二人又為這件事吵架時，媽媽說：「不知道他們肯不肯整箱賣給我？」她們兩個都開始大笑，原先的緊張氣氛消失了。

改善當下的策略

很多人學會了管理自己當下的情緒。有時候你需要離開現場才做得到。這些技巧包括呼吸、從一百往回數、自我對話：「我不需要跟他吵……我不需要吵贏。」

有些家長運用瑜珈和放鬆技巧。運動（散步、跑步、騎腳踏車）也可以消除緊張。

有些家長則是運用想像力。例如，一位家長說每次和孩子起衝突時，她會想像孩子是個正在發脾氣的三歲小孩。這讓她能夠暫時不生氣，對孩子有更多同理心，同時也讓她進入家長的角色，不被他拖進鬥爭中。

仰賴社交支持

擁有在家庭以外的社交圈和社交活動，對你的身心健康無比重要。當你不斷地因爲孩子感到挫折時，你需要仰賴朋友、教會，或其他社交網提供情緒和實際支持。泰絲參加了一個孩子有腦部疾病的家長支持團體，她覺得這個團體的友誼和支持非常珍貴。其他家長會給她過來人的建議，非常有幫助。

如果你有很強的社交支持網路，就很容易找人幫你和孩子協商。如果你和孩子不斷地陷入負面互動，配偶又幫不上忙，你可以找一位朋友或親戚幫你出面和孩子談，當然，要先衡量看這個人和孩子的關係，以及這人是否能有效溝通。

表9.4　三分鐘呼吸練習

· 找一張舒服的椅子坐下來。坐直，雙手放大腿上，不要靠著椅背。你也可以躺平。
· 閉上眼睛或看著一樣東西。花一分鐘聽屋子裡的各種聲音——冷氣機的聲音、街上的聲音、音樂、人聲。問自己：「我在體驗怎樣的思考、情緒和身體？」承認並接受每一種感覺、思考、情緒，不管愉快不愉快。
· 接下來一分鐘，專注在自己的呼吸上。注意吸氣和吐氣，好像浪潮似的。你的腦子一定會亂轉。如果你發現自己又在想其他事情了，溫和的讓自己的注意力回到呼吸。
· 接下來的一分鐘，把注意力放在全身——你的肚子、兩腳、小腿、大腿、臀部、胃部、胸部、脖子、臉。注意自己的姿勢和身體各部位的感覺，一邊吸氣吐氣。如果腦子亂跑，溫和地讓自己回來，回到身體和呼吸。
· 慢慢睜開眼睛，回到現實。

資料來源：Adapted with permission from Segal, Z V., Williams, J. M. G, and Teasdale, J. D.(2001). *Mindfulness-based cognitive therapy for depression: A new approach to preventing relapse*. New York: Guilford Press.

你覺得無法應付孩子的時候，邀請朋友來家裡。一位家長在孩子說粗話罵人的時候，總是請住在附近的弟弟過來。她知道，舅舅在的時候，兒子比較不敢亂罵人。她想逃離負面互動但是兒子不放過她時，用這一招也很有效。只要拿起電話打給她弟弟就足以讓兒子閉嘴。

塔拉：結語

塔拉現在二十歲，和母親的關係好多了。她在母親的乾洗店裡工作，她仍然有情緒起伏，仍然在服藥，但是已經不喝酒嗑藥了。兩個弟弟妹妹仍然有他們的問題，但是不像以前，比較不是因為塔拉引起的了。泰絲不覺得自己的家庭生活那麼平靜，但是比以前確實好多了。最困難的時候，泰絲不斷告訴自己：「這不是我造成的，也不是塔拉造成的。問題可能永遠不會完全消失，但是我們可以一起努力。」

有許多方法協助家庭保護孩子。接下來會談到更多工具，以協助孩子管理急性躁症或憂鬱症。讀這些章節時，不要忘記大衛·卡普（David Karp）在《同情的負荷》（*The Burden of Sympathy*）一書裡說的四個C：

- C=control，控制。你無法控制它。
- C=cure，治癒。你無法治癒它。
- C=cause，導致。你沒有導致它發生。
- C=cope，適應。你只能適應它。

情況糟糕的時候，跟自己複誦這些話，也鼓勵其他家人和孩子記住這些話。

【第十章】

預防復發的工具和策略

讓孩子想像零（沒有壓力）到一百（壓力最大）的溫度計。如果需要視覺效果，就把溫度計畫出來。但是小心不要把青少年當三歲小孩對待。讓孩子決定每一個壓力源是幾分熱。

本章將介紹預防躁鬱症發作的各種工具：

- 養成並維持固定睡眠習慣
- 情緒紀錄表
- 避免高度刺激
- 創造並維持日常生活規律
- 避免喝酒嗑藥

孩子情緒尚稱穩定或只有輕微情緒起伏時，這些策略最有效，可以預防情況惡化。但是這些工具都需要每天記錄、每天努力。你會發現一切的努力是值得的，因爲只要孩子能夠運用這些工具、按時服藥並看醫生，保持長期不再復發的機率最大。大部分家長認爲，維持這些工具所需要的時間，比管理鬧情緒的孩子來得少多了。

維持固定睡眠時間

妮可從週一到週五的情緒都很亢奮、易怒、暴躁。到了週末變得陰沉、沮喪、退縮。她的父母指出這個模式時，她說她的朋友也是這樣，平常很忙，到了週末放輕鬆。雖然如此，妮可的兩極化情緒越來越極端。她的父母開始記錄妮可的情緒和睡眠模式。他們發現，從週一到週五，妮可每晚只睡五六個小時，到了週末則睡十四個小時之多（包括午睡）。

雖然情緒變化和睡眠模式之間的關係如此明顯，妮可還是不肯改變習慣。她說上學的日子裡，時間老是不夠用，只能靠週末補眠。即使她願意提早上床，也因爲足球練習、功課、和朋友講電話過於興奮而無法入睡。妮可的父母不知道如何說服她，但是不願意放棄努力，因爲她的成績開始退步、她在足球場上和人吵架、朋友比較不常打電話給她了。

有些父母不會堅持要孩子養成良好睡眠習慣，因爲他們覺得比起其他問題（例如喝酒、反抗），睡眠習慣顯得不那麼重要。我們強烈建議你堅持要求躁鬱症青少年維持固定的睡眠習慣，因爲睡眠不足可能引起躁鬱症發作。有些孩子即使一個晚上沒睡好也會變得易怒過動。反過來，睡太多則可能導致憂鬱症復發。憂鬱症的症狀之一就是想睡得更多，於是更憂鬱，形成惡性循環。

如果孩子可以學會控制自己的睡眠習慣，就可以減低情緒波動的頻率和嚴重程度。你越強調睡眠規律的好處，孩子越可能了解睡眠對健康的重要。

躁鬱症青少年的睡眠問題

建立良好睡眠習慣的第一步，是找出他的睡眠問題到底是什麼。是入睡困難、半夜醒來、早晨太早起床還是起床後覺得很累？每一種問題有不同的解決對策。一開始先紀錄孩子何時上床（你可能需要問他，因爲等他上床的時候你可能早就睡了）、何時醒來（你可能需要問他，因爲他起床的時候你可能還在睡）、總共睡了幾小時。你也可以幫助他分析睡眠問題的原因（例如晚上喝了咖啡、週末狂睡）。

典型青少年睡眠不足

青少年需要九小時以上的睡眠，但是大部分孩子都沒辦法睡飽。睡眠不足是普遍的問題，會降低記憶力、創造力和壓力管理能力，讓他較難管理情緒，導致憂鬱，並且降低免疫力，容易生病。躁鬱症讓這些問題更形嚴重。睡眠不足會直接影響情緒循環、加重躁症症狀。所以，先確定孩子是否睡眠充足。

睡後遲鈍（sleep inertia）

睡後遲鈍指的是醒來覺得遲鈍無力，是躁鬱症青少年常見現象。通常，只需要十五分鐘的活動和聲音就可以消除睡後遲鈍，但是如果孩子沒睡夠或是在深睡階段被叫醒的話，睡後遲鈍就可能延續大半個上午。睡後遲鈍會降低行動和認知功能，影響孩子在學校的表現。孩子在這種狀況下騎車會很危險。

睡眠的需要降低

躁症的典型症狀之一就是沒睡夠九小時卻不覺得累。這個現象需要藥物治療。

失眠

失眠不是不需要睡眠，而是睡不夠、覺得很累。失眠有三種：入睡困難、易醒（半夜一直醒來）和早醒（太早醒來無法繼續睡）。

日夜顛倒生理節奏（circadian reversal）

晚上不睡覺，白天睡覺（例如早上四五點入睡，睡到下午一兩點）。睡眠總時數也許足夠，但是這個模式一定會影響上學。

睡眠相位後移症候群（delayed sleep phase syndrome）

躁鬱症青少年常常睡眠後移：很晚睡（例如半夜兩點），早上起不來。他們的身體需要八九小時的睡眠，但是必須起床上學。所以他會一直覺得很累，到了週末狂睡補眠。

協助孩子解決睡眠問題的策略

有一些方法可以協助孩子養成良好睡眠習慣。首先，看看他的時刻表，是不是有太多活動了？如果太多，幫助他選擇，刪掉一些活動。解決問題的方法（請參考第九章）可以幫助你們做出決定。

孩子能做什麼？

一定要有固定的上床時間。鼓勵孩子在同樣的時間上床、起床，即使週末也一樣。孩子上床時，臥室要很舒服（暗、安靜、涼爽）。他可能需要耳塞、噪音機【譯註】或電風扇。確定他躺在床上睡覺，不要在沙發或椅子上睡著。上床前一個半小時洗個澡，可以降低體溫，讓孩子覺得睏倦。睡前吃一點點食物可能會有幫助，尤其是含有色胺酸（tryptophan）的食物（例如火雞或牛奶）。色胺酸具有安眠效果。

睡前兩小時不要有任何刺激性的活動（例如辯論、玩電腦、看電視、打電玩、發簡訊）。運動可以幫助睡眠，但是在睡前三四個小時內運動則可能因為過度刺激而破壞睡眠。下午和晚上都不要服用有興奮劑成分的食物（例如咖啡、可樂、能量飲料、香菸）。晚上不要用很亮的燈光，早上則可以用強光幫助他醒來。不要讓孩子睡午覺。如果他必須睡午覺，時間不要太晚，也不要超過半小時。週末狂睡會打亂孩子的生理時鐘，可能讓憂鬱症惡化或導致情緒循環。

如果這些策略都無效或孩子不肯嘗試，跟精神科醫師說，看看有什麼藥物或其他方法可以幫助睡眠。

醫生可以如何幫忙

醫生可能要孩子做整套的睡眠檢查，找出睡眠不佳的

【譯註】固定持續發出某些音頻的低沉聲音，可以隔絕其他噪音，幫助入眠。

表10.1　好的睡前規律

8:00 P.M.	關電視、電腦，準備放輕鬆了
8:30 P.M.	洗澡或洗臉刷牙
9:00 P.M.	準備第二天上學需要用的東西（收書包、把衣服準備好）
9:15 P.M.	吃藥
9:20 P.M.	準備上床（例如床邊放一杯水）
9:30 P.M.	在房間做些安靜的事情（例如放鬆、冥想、打坐、聽溫和的音樂、讀輕鬆的書）
10:00 P.M.	關燈

原因。孩子需要在睡眠實驗室待一個晚上。醫生藉由儀器觀察快速動眼期何時開始、從一個睡眠階段到另一個睡眠階段的轉換是否有問題。除此之外，醫生可能開安眠藥給孩子吃。坊間有各種具安眠作用的成藥，例如褪黑激素（melatonin）、晚間服用的泰諾（Tylenol PM），可能有助於入睡。不過，你一定要先跟醫生討論過才可以用這些成藥。藥效較強的處方安眠藥例如Ambien、Lunesta、Restoril可以治療失眠、睡眠需要減低、睡眠後移或日夜顛倒的現象。不過要小心這些藥物的上癮性。其他有助安眠的藥物（例如思樂康和理思必妥）的缺點是早上會昏昏欲睡，如果晚上九點以後才服用，會引起睡後遲鈍。

對於嚴重的睡眠後移、日夜顛倒或睡後遲鈍，你應該跟醫生談談全日光燈（仿照陽光、具有光譜上的全部光線，早上使用的燈具）、日出機（讓光線慢慢增強，摹仿日出的機器）、生物時鐘療法（chronotherapy，逐漸調整孩子的睡眠和起床時間，一次調一兩個小時，直到達成理想時間）的優點和危險。這些方式可能引發輕躁症或躁症症狀，和睡眠專家討論一下如何克服這些困擾。

「我想上床的時候就會上床。」

在睡眠問題上，你遇到的最大困難往往是孩子的抗拒。沒有什麼簡單的解決方法，尤其是年紀比較大的孩子。不過，如果是孩子自己發展出來的策略，他會比較願意接受。

記得妥協。如果孩子一整個星期都睡眠正常的話，可以允許他週末請朋友來家裡過一晚，或是讓他週末有一天可以晚睡。你們可以達成協議，只要他維持正常作息，在特殊情況下，他可以偶爾晚睡或晚起。

我們建議你經常跟孩子談論良好睡眠習慣對健康的好處（不只是躁鬱症，也是一般的建康）。在合理的範圍內給他肯定、讚美和獎賞；相反地，如果孩子睡不夠，有些家長會取消某些特權（例如打電動）。只要你不斷堅持與回饋，孩子最終會養成良好的睡眠習慣。

情緒紀錄表

情緒紀錄表可以有系統的把情緒（躁症、憂鬱症、循環模式）、按時服藥、睡眠模式（睡眠總時數、上床與起床時間）、生活壓力事件、喝酒嗑藥等等資訊整合在一起。情緒紀錄表可以協助你和孩子明白生活裡發生的事情是如何影響他的情緒。紀錄表可以有很多不同形式。表10.2是十六歲妮可的紀錄，表10.3是空白表格，供你影印使用。讓青少年用自己的話去描述他的情緒，這樣一來，孩子會覺得這是他的表格，而且大人不至於誤解他的意思。

因爲孩子情緒轉變很快，早上和晚上各有一個情緒紀錄欄。他也可以記錄其他重要資料，例如入睡和醒來的時間、有沒有吃藥、有些什麼壓力源、有沒有喝酒嗑藥等等。需要的話，孩子可以增加一欄記錄是否有上學。填寫紀錄表並不會花多少時間。

情緒紀錄表有諸多功能，先解釋給孩子聽，再要求他執行，以免造成他的反彈。紀錄表最重要的功能就是讓你和孩子看到情緒、思考、行爲的細微改變，知道情緒快要變糟了。這項資訊對於預防復發有很大的幫助。情緒紀錄表也可以讓孩子看診時得到最大幫助，醫生看診時間有限，情緒紀錄表可以讓醫生對孩子的狀況一目了然，立刻知道是否需要換藥。最後一點，孩子發作時，比方說憂鬱復發，會很容易失去勇氣，覺得自己一點進步也沒有，這時候情緒紀錄表能提醒你和孩子，事情不是一直都這麼糟的。

如何設計情緒紀錄表

第一步：製作情緒紀錄表的第一步，就是請孩子選擇代表自己情緒的字眼，躁症或輕躁症、穩定狀態和憂鬱症各用一個形容詞。妮可用「超有活力」代表躁症、「有活力」代表輕躁症、「還好」代表穩定的狀況、「垮了」代表憂鬱症。把孩子選擇的字眼寫在表格左邊。

每個字的右邊是孩子記錄情緒的空欄，用打勾標出哪一個字眼最適合形容自己當天的情緒。為了視覺上一目了然，我們通常用紅色代表躁症、黑色代表正常、藍色代表憂鬱。如果是輕躁症或輕微的憂鬱症，你可以用淺紅和淺藍色代表。

第二步：讓孩子寫出其他描述情緒的形容詞。妮可說她在「超有活力」時，會易怒、有很多想法、精力無窮、坐立不安。

第三步：和孩子一起決定每天要記錄什麼其他症狀，他要如何測量這些情緒。例如，他想記錄焦慮的症狀，他可能想用A代表焦慮，在表格底下另外創造一欄記錄自己是否有焦慮的現象。或者他想在情緒紀錄欄裡直接寫A，看看焦慮是否伴隨某種情緒變化（例如憂鬱）出現，卻和其他情緒無關（例如輕躁症和正常穩定的情緒）。

表10.4列出你和孩子可能想記錄的其他行為（例如嗑藥）。讓孩子參與決定要記錄哪種症狀、如何記錄，這會讓他從一開始就比較願意配合。

第四步：壓力和情緒不穩定有直接關聯性。如果知道何種壓力會影響孩子的情緒，你就可以在他發作之前設法管理這些壓力源。例如，愛咪和兒子發現期中考是他的壓力源，因此在期中考的時候特別需要睡眠充足。

讓孩子列出他感覺有壓力的單次刺激（例如搬家）和日常刺激（例如數學課）。你也可以提供你的觀察。不過，這個情緒紀錄表是孩子的，如果孩子覺得你在強迫他

表10.2　妮可的情緒紀錄表：我的感覺如何

	週一 早上	週一 晚上	週二 早上	週二 晚上	週三 早上	週三 晚上	週四 早上	週四 晚上	週五 早上	週五 晚上	週六 早上	週六 晚上	週日 早上	週日 晚上
超有活力	✓	✓	✓	✓	✓	✓	✓	✓	✓					
有活力										✓				
還好											✓			
垮了												✓E	✓	✓E
我吃了藥（Y=有吃、N=沒吃）	Y		Y		Y		Y		Y		Y		Y	
起床時間	6:00		5:45		5:30		5:30		5:00		11:30		中午	
上床時間	半夜		半夜1點		半夜12:30		半夜2點		半夜1:30		晚上10點		晚上9點	
其他症狀	E=爆發（已經寫在情緒表上了）													

（I=易怒、A=焦慮、SA=喝酒嗑藥、P=恐慌——你可能需要另外增加一欄，記錄這些症狀或其他需要記錄的事情）

描述情緒的字眼（上面用的字眼）：

超有活力　有活力　還好　垮了

其他形容詞：

易怒　感覺良好　有進入狀況　無聊

很多想法　有勁　清楚　累壞了

焦躁不安　匆忙　專注　覺得自己又蠢又醜

精力十足　頂嘴　體貼　覺得沒有人喜歡我

覺得聰明　投入

壓力源，以及哪一天發生的：

週一考試

週三晚上家裡吵架

表10.3　情緒紀錄表：我的感覺如何

	週一	週二	週三	週四	週五	週六	週日
	早上晚上	早上晚上	早上晚上	早上晚上	早上晚上	早上晚上	早上晚上
我吃了藥（Y= 有吃、N= 沒吃）							
起床時間							
上床時間							
其他症狀							

（I=易怒、A=焦慮、SA=喝酒嗑藥、P=恐慌——你可能需要另外增加一欄，記錄這些症狀或其他需要記錄的事情）

描述情緒的字眼（上面用的字眼）：

其他形容詞：

壓力源，以及哪一天發生的：

接受你的意見，就會拒絕記錄了。

讓孩子想像零（沒有壓力）到一百（壓力最大）的溫度計。如果需要視覺效果，就把溫度計畫出來。但是小心不要把青少年當三歲小孩對待。讓孩子決定每一個壓力源是幾分熱。把壓力源根據熱度高低照順序排好。

你和孩子可以每天看這張單子，看哪一天有哪個壓力源發生了，記錄在表格右下角，並記下是哪一天發生的。接下來幾週，你會注意到這些壓力源和情緒起伏的關係。有些壓力會引起立即的情緒反應，有些壓力的影響不那麼強烈。根據這些觀察重新調整單子上的壓力排行，你們才知道哪些壓力源需要特別留意、溝通與解決。

十三歲泰德的情緒紀錄表顯示，每次母親跟他說「不可以」，他就會發脾氣。他和母親一起腦力激盪想出一些解決方法：泰德有所要求（例如「載我去購物中心」）時，他的母親會針對他的要求問一些問題（例如「你要我什麼時候載你去？」、「為什麼你一定得去？」），她會傾聽泰德的說法，讓泰德有機會解釋（積極聆聽），如果答案還是「不」，她可以提出妥協方案（例如「等我有空的時候會很樂意載你去。」）經過一段時間，雖然泰德被拒絕時還是會不高興，反應卻沒有以前那麼激烈了。

第五步：現在孩子有自己的情緒紀錄表了，他必須每天早晚做紀錄，在適合的情緒欄打勾。他可能需要檢查之前寫的情緒形容詞，才知道用什麼字眼描述自己的情緒。然後填上有沒有服藥、上床睡覺、醒來的時間。他也需要記錄任何他想追蹤的其他症狀。最後，寫下壓力源。

紀錄表可以協助青少年注意自己的情緒變化，也可以看出某種元素是否和情緒變化有關（例如忘記吃藥是否導致情緒不穩）。妮可的表格顯示她整週活力充沛，到了週末完全垮了。雖然她每天吃藥，她的睡眠模式並不固定，可能和情緒波動的關聯最大。雖然妮可在活力充沛的週間感到易怒，卻是在週末覺得累垮了的時候才爆發。根據情緒紀錄表，妮可和她父母開始努力管理她的睡眠模式：設定規律的上床時間和起床時間、避免週末狂睡、睡前安排低調的活動並避免家庭衝突。

第六步：協助孩子把情緒紀錄表和其他治療用品放在

表10.4　範例說明：
如何運用情緒紀錄表預測躁鬱症循環模式

- 自殺傾向——瑪麗蓮經由情緒紀錄表注意到兒子感覺憂鬱一週後會有自殺意念。
- 思想問題（恐慌）——亨利注意到女兒開始焦躁不安、睡眠不足之後，幾天內就會開始怕他。
- 爆發——只要一夜睡不好，法蘭的女兒就會爲了微不足道的小事發脾氣。
- 藥物的副作用——巴柏注意到兒子晚上吃了抗精神疾病藥物之後，早上會焦躁不安而且很疲倦。
- 壓力源——愛咪注意到兒子期中考時情緒比較不穩定。
- 焦慮——湯姆注意到女兒的焦慮遠遠大過於憂鬱。
- 易怒——霍普發現女兒的易怒往往伴隨著憂鬱症出現，而不是她原先以爲的輕躁症。
- 喝酒嗑藥——奈特觀察到他自己輕躁症發作時會抽大麻，憂鬱症作時則不會。

一起。有些家庭在廚房設定一個抽屜，或指定孩子房間書架的某個角落專門放這些東西。一週結束後，協助孩子把塡好的紀錄表收在一個本子裡，隨時可以拿出來對照觀察。

如果孩子不肯的話怎麼辦？

即便跟他說紀錄表多麼有幫助，青少年一開始通常會抗拒。他們會說太忙了，沒時間記錄。跟他說，整個過程只花五分鐘。如果他還是不肯，你可以每週給他一點錢作爲獎勵。大部分家長發現，孩子只需要短期獎勵，之後就會自動自發的記錄了。

如果孩子不願意記錄是因爲他不想覺得自己有病，你可以一面提供獎勵，一面告訴他：觀察紀錄表上的各個項目（例如睡眠、服藥、壓力源），並由此發展出有效策略控制病情（例如按時服藥、保持規律的睡眠模式），會讓他更有能力打敗躁鬱症。慢慢地，越來越能控制自己的病情後，他可能比較能夠接受躁鬱症，也比較不受打擊了。

如果他忘記記錄怎麼辦？請他把紀錄表和晚間藥物放在一起，吃藥的時候就一定會記起來了。如果吃藥是個問題，建議他把紀錄表和每天都會用到的筆記本放在一起。有些孩子喜歡塡寫網路上的表格，把表格下載到電腦桌面上，隨時看得到。

最後，孩子需要一點時間適應紀錄表。第一週的紀錄表可能還不好用。做些修正再試試，直到用得順手。很多家庭的紀錄表都修改過好幾次才固定下來。

避免高度刺激

因爲大腦前葉的限制，躁鬱症患者很容易受到過度刺激。過度刺激對孩子可能造成壓力，讓他無法思考、頭痛、胃痛或激動。有些孩子身體沒有不適，但變得非常生氣、焦慮、毛躁。

怎樣的刺激算是過度？答案因人而異。對許多家庭而言，這個現象可能非常令人困惑。躁鬱症青少年可能被正常的活動（例如去超市）刺激到。矛盾的是：他們往往喜歡非常刺激的活動（例如電玩），不願意停下來。更令人困惑的是：孩子在沒有什麼刺激的場合受到過度刺激，在大部分人會認爲非常刺激的場合又好像沒事。

你需要知道什麼事情會過度刺激孩子。躁鬱症孩子無法描述自己受到過度刺激的不舒服，只會發脾氣或攻擊別人。有些孩子靠喝酒嗑藥紓解壓力，有些孩子抽大麻放鬆自己。如果你能協助孩子辨認什麼造成過度刺激，就能夠避免孩子逃進這些不健康的策略裡。

過度刺激也讓孩子的躁症比較容易發作，這時孩子會追求更多刺激，進一步讓躁症惡化，形成惡性循環。控制躁症的有效策略就是在一開始就避免過度刺激。如果孩子有睡眠問題，在白天時避免讓他受到過度刺激也可以協助睡眠。

過度刺激檢查表

讓孩子看看下列活動，哪一項會過度刺激他？從一（完全不刺激）到五（最刺激）給分。**確定他了解刺激的**

意思是什麼（令人亢奮、害怕、感興趣、新的、興奮的）。愉快或正向經驗可能造成過度刺激，負面經驗則不一定造成刺激。

_____和家人相處 _____和朋友相處
_____音樂會 _____學校
_____教會或其他宗教活動 _____家庭聚會
_____講電話 _____傳簡訊
_____網路（交友網站） _____電玩
_____即時通 _____惹上麻煩
_____困難的討論 _____父母的期待
_____強光 _____旅行
_____度假 _____修太多課
_____學校考試 _____體育活動
_____電影 _____太多活動
_____匆忙 _____成爲大家注意的對象
_____和男友（女友）互動

等孩子塡好這張單子，和他討論什麼會造成壓力、什麼不會，什麼方法可以減低壓力對他的影響。十四歲的小波說，和家人一起吃飯壓力太大，大到讓他想吐，不得不提早下桌。壓力來源之一是他的四個手足和爸媽同時說話。於是小波的父母規定餐桌上一次只能有一個人說話，不准插嘴。這個策略非常有效，雖然小波的家人有時會忘記遵守這個規則，小波偶爾還是會覺得受不了。

避免過度刺激的策略

試著減少晚間活動。青少年到了晚上總是受到過度刺激。先觀察孩子晚上的活動。看電視、講電話、打電玩、朋友來家裡玩到很晚、傳簡訊，都會讓孩子過度興奮，越來越易怒。你可以規定過了八點就禁止這些活動。你需要控制孩子用電腦和看電視的時間。

鼓勵孩子注意自己何時覺得受到過度刺激了。等到孩子已經受到過度刺激之後再減少刺激，不如一開始就採取預防措施。請孩子想像一個容器，每個刺激都在這個容器裡佔了一塊地方。請他注意一天裡，這個容器如何逐漸累積越來越多的刺激，什麼時候被填滿了？如果他覺察到刺激已經過多了，就在自己開始變得焦慮躁動之前離開那個環境。喬瑟夫數學不好，他注意到每次和老師在辦公室進行補救教學時，都會受到過度刺激。他覺得是辦公室的日光燈讓他不舒服。下一次上課時，他跟老師說了這個狀況，老師答應他改到另外一間光線比較柔和的教室上課。

提醒喜歡刺激的青少年：刺激有其缺點。喜歡「感受人生活力」的青少年，可能不願意生活缺少刺激。你必須提醒他們，心智和情緒挑戰帶來的愉悅感，和過度刺激的不適——焦慮、害怕、無法克制的飛躍思考——兩者之間的不同。不要一直嘮叨孩子，但是你又得讓孩子明白，某些刺激的活動會讓他易怒、睡眠不佳、在學校無法專注學習，他才會肯收斂一些。

考慮增進注意力和專注力的藥物。有時候，過度刺激是因爲孩子無法專注或是無法篩選重要資訊，以至於雜訊太多。治療過動症的藥物例如利他能和Adderall，以及某些非典型抗精神疾病藥物，可以協助孩子專注，不那麼受到干擾。如果你擔心這些症狀，和醫生談談加藥的好處和壞處。有些過動症藥物會引起焦躁不安，所以需要注意孩子服用過動症藥物後，躁鬱症症狀是否惡化。

維持生活規律

躁鬱症青少年喜歡安排一大堆活動，到處趕場，你需要協助孩子管理自己的生活。和孩子討論各項活動預定開始與結束的時間。你可能希望孩子和家人一起吃晚飯、做功課、準備睡覺，孩子可能想先打電玩到九點才開始做功課。彼此要協商出一個共識，讓孩子保持情緒穩定，也可以減少親子衝突。

在某個程度上，所有的青少年都抗拒結構，但生活規律非常重要。不規律的生活和快速轉換不同活動可能引起情緒不穩定。

我們建議你和孩子每週開會討論接下來一週的時程。以下是一張計畫表，你可以稍作調整，符合自己的需要。記得包括你希望養成規律的活動項目以及策略。

以下因素也要考慮進去：

課外活動

一起決定每週和每天可以有多少課外活動。妮可每週三次下午五點到六點要練習足球。妮可和母親都同意，需

表10.5　妮可的時刻表

	理想時間	實際時間	策略
醒來	7:00	7:30	把鬧鐘從床頭挪開，放遠一點
吃早飯	7:15	沒吃	如果準時起床就不會有問題
上學	7:30	7:45必須開車載她去學校	
到家	15:30	16:15	要記得拿書包
足球練習	17:00	18:00	
吃晚餐	18:30	18:30	媽媽誇獎我們晚餐準時開始
開始做功課	19:00	19:00	因爲晚餐準時開始，功課也準時開始，太棒了！
開始準備上床	21:00	23:00	做功課需要更多時間，我們得增加寫功課的時間，或是在學校寫或是在吃晚餐之前寫
關燈	23:00	半夜	不錯，尤其是寫功課到那麼晚才準備上床

要練足球的日子裡，晚餐和功課可以晚點開始。妮可同意一回到家就盡量先做一些功課，以便準時上床睡覺。

一般營養

青少年需要均衡營養和規律飲食。躁鬱症青少年往往特別喜歡吃澱粉和甜食，但是血糖高低起伏可能導致情緒不穩定。鼓勵孩子飲食規律，不要喝有咖啡因的飲料。

運動

孩子情緒開始不穩時，白天運動可以讓他發洩情緒、消耗精力，以便專心做功課和入睡。上床前不要運動，否則會睡不著。

上床時間

如果其他活動都能準時開始準時結束，固定的上床時間就容易維持了。有些家庭決定，不管活動是否準時結束，到了上床時間就該上床。遇到特殊狀況可以准許例外（例如朋友聚會）。

轉換

有時候，問題不是出在活動本身，而是活動和活動之間的轉換。改變軌道可能讓孩子抗拒、情緒不穩。你可以允許他放學回家後先玩半小時再做功課。吃完晚餐之後也可能需要玩半小時再做功課。做完功課要上床之前不適合打電玩。鼓勵孩子做一些靜態的活動，像是閱讀。

預期性

知道自己每天作息的青少年比較不會抗拒轉換。很多家長表示，孩子情緒崩潰常常是因爲計畫突然改變。越能夠維持生活規律，孩子情緒越能夠保持穩定。

避免酒精以及其他會改變情緒的物質

比爾接受治療已經一年了，卻沒有什麼進步。他的父親和醫生都很困惑。有一天，比爾大量服藥自殺，被送到急診室，驗血結果顯示他在吸食大麻和古柯鹼。難怪治療無效。

很不幸地，比爾的例子並不少見。39%躁鬱症青少年酗酒嗑藥，一般青少年則是7%。這些青少年多半使用大麻，但越來越多的人開始使用其他常見毒品，例如類固醇、麻黃素（ephedrine）、甲基安非他命（methamphetamine）、古柯鹼和麻醉劑。

孩子必須不喝酒不嗑藥，他的藥物或治療才會有效。你知道喝酒嗑藥的危險，孩子大概不知道。你可以告訴他，酒精和毒品都會引起神經生理變化，導致腦部化學失衡，會讓躁鬱症更惡化。更糟的是，躁鬱症青少年比一般青少年更容易上癮。酗酒嗑藥會讓孩子不按時服用躁鬱症藥物或不記得服藥，也可能讓孩子做出危險衝動的行為，包括自殺，這些孩子最後往往因爲病情惡化而住院。

是毒品還是躁鬱症？

家長必須學會分辨喝酒嗑藥的亢奮、躁鬱症發作的亢奮和藥物中毒之間的不同，有時眞的很難分辨。如果孩子出現說話不清楚、走路無法平衡、眼神渙散、瞳孔放大、無法專注、看起來睏倦、頭搖來搖去、步伐不穩，就可能是鋰鹽或其他精神科藥物中毒。**請立刻打電話給醫生，或帶他去醫院急診室**。

古柯鹼和其他興奮劑引起的症狀和躁症發作很相似：心情愉快、易怒、坐立不安、焦慮、活力旺盛、偉大誇張的想法、過度刺激。如果長期服用，或服用的劑量較高，這些毒品可能引起偏執妄想。這些毒品的戒癮症狀則類似憂鬱症。

大麻的短期效果包括記憶及學習困難、認知扭曲、思考和解決問題的困難、統合困難。大麻的長期影響包括憂鬱、焦慮、個性改變。大麻影響記憶和學習能力，以及其他認知能力。

如果你不確定孩子是否喝酒嗑藥，先假設他是。你可以要求醫生幫孩子驗尿。檢驗結果如果證實孩子有嗑藥，要求醫生做進一步檢查，看看孩子是否已經上癮。孩子可能只是嘗試一下，尚未上癮，戒毒門診可以幫助他戒毒。如果孩子已經上癮（有戒斷症狀或毒癮越來越大），就需要住院戒毒。

我能做什麼？

首先，言教不如身教。很多青少年說，喝酒吸大麻沒什麼了不起，因爲他們的父母也是這樣。你自己不能酗酒嗑藥，家裡也不要有這些東西。

第二，盡量了解孩子去了哪裡、和什麼人交往。如果孩子去朋友家過夜，先認識孩子朋友的家長。如果孩子知道家長們互相連絡，就會知道無法胡作非爲。

第三，確定孩子有良好的藥物管理。有些孩子的情緒一旦被藥物控制下來之後就不再嗑藥吸毒。鋰鹽對躁鬱症青少年戒毒很有效果，帝拔癲則對躁鬱症成人的酒精戒斷症狀很有幫助。

本章提到的策略適用於孩子情緒較穩定、功能較良好的時期，可以預防復發。如果孩子已經開始發作，就難以執行這些策略了。接下來的三章都是關於早期症狀和早期干預。

【第十一章】

躁症發作時怎麼辦？

很難說我什麼時候變亢奮了。我會更興奮，動作比較大，好像百老匯和一般電視劇演出不同那樣。我說話的聲音變大……然後我對什麼都不滿，像是我不要任何人告訴我該做什麼，即使他們應該好好管束我。

——十七歲躁鬱症女生

派屈克和溫蒂接到電話，要他們去學校接十四歲的兒子麥克斯。他們立刻採取行動，出門前先打電話給精神科醫師。一路上，他們擔心著麥克斯這次的發作，他又會需要住院嗎？他們很小心的監督麥克斯按時服用理思必妥和帝拔癲，麥克斯也一直在看治療師。但是現在麥克斯又變得焦躁不安和憤怒了，退縮在餐廳角落哭泣。他說食物和飲水都受到污染，他的老師想要害死他。

雖然派屈克和溫蒂很擔心，卻比之前麥克斯躁症發作時顯得更有準備。三天前他們已經注意到，麥克斯正在準備他最不擅長的數學考試，越來越焦躁不安、不睡覺、易怒。他說：「我不需要讀書，我會讀心術，我知道老師要出什麼題目。」派屈克和溫蒂問他需不需要增加藥物劑量，麥克斯生氣的回答：「是老師爛，不是我爛。」

麥克斯之前的發作太晚被發現，以至於必須住院一個月。這次，派屈克和溫蒂仔細觀察，和治療團隊保持良好關係，快速採取行動。麥克斯不需要住院，只需要請假在家兩個星期、退選數學課。醫生增加理思必妥劑量，又開了Klonopin幫助睡眠，第一週每天讓麥克斯和精神科醫師或治療師會談，因此得以避免嚴重發作。

躁症發作的青少年可能變得暴力、有攻擊性、性行爲隨便、喝酒嗑藥。這些行爲可能對家庭造成很大的困擾，也讓孩子越來越衰弱。雖然你無法完全避免青少年躁症復發，但是有很多方法避免躁症發作太嚴重。派屈克和溫蒂可以在更早的時候就開始干預，但是他們的行動已經避免讓情況更加惡化，因此麥克斯這次的發作才能比較不嚴重，持續的時間也不那麼長。

躁症就像離開火車站的火車。火車剛開始開動時，你還能跳下火車不受傷。一旦火車全速前進就不可能了。前驅時期可能只有一兩天，也可能長達幾星期或更久。**你要做的第一步是判斷火車是否正在駛離月台，這是你最可能控制病情的一刻**。

學校打電話的時候，麥克斯的躁症已經發作了。如果你未能在火車出站時發現狀況不對，等到孩子發作後，你需要知道該做什麼事：緊急藥物治療、何時打電話叫警察、住院與否。你也需要知道如何協助孩子修補發作時破壞了的人際關係。不是所有的躁鬱症孩子都會完全發作。有些孩子是第二型躁鬱症或快速循環型躁鬱症，有短暫的憂鬱症和輕躁症交互循環出現或混合出現。本章將討論如何預防躁症、輕躁症或混合型復發。你需要學習早期發現、早期干預，避免輕躁症變成憂鬱症或惡化為躁症。

預防躁症發作

注意躁症早期症狀可以協助你預防發作、降低發作的嚴重程度、減短發作時間。即使你無法一開始就發現孩子快要發作了，只要你一看到躁症跡象就採取行動，還是可以減低傷害。我們發現，事前擬定一個躁症預防約定非常有用：寫下躁症早期跡象，並且計畫因應策略。有些策略需要醫生協助，有些可以在家自行操作。

「應該何時訂下約定？」

躁症預防約定最好是在孩子健康穩定的時候。如果孩子或其他家人抗拒，不要感到意外。孩子可能根本不承認自己有躁鬱症；配偶可能擔心討論會讓躁症更可能復發。你可以將躁症預防約定視為消防練習，早期症狀就像煙霧警報器：「我們可能永遠用不到這張約定，但最好還是事前有個計畫，一旦有狀況才知道要怎麼辦。」大部分青少年不願意去醫院，所以你可以用避免進醫院為說詞，以增強孩子的動機。你可以提醒大家，躁鬱症是一種醫學疾病。有糖尿病孩子的家庭也是會先準備緊急對策。

躁症的預防包括三個步驟：

一、辨認早期症狀（前驅症狀）。
二、弄清楚前後發生的事情。
三、列出預防症狀惡化的策略。把這些策略詳細寫下來，
你、配偶、孩子、治療團隊都要簽名。

第一步：辨認早期症狀

> 當她躁症發作時，一開始看起來很好。她很快樂、愛說話、有活力、更願意參與、更正向。我覺得自己在破壞一件好事，但是我們知道等得越久，她越有可能發展成延續幾個星期的亢奮。那是我們要極力避免的。
>
> ——十四歲躁鬱症青少年的母親

先完成表11.1的填寫。你可能不記得孩子之前發作的細節了，可以詢問孩子、醫生、其他照護者、手足或親戚。

躁症的前驅症狀指的是**情緒、行爲、思考、認知、睡眠的細微改變**。典型的前驅症狀是睡得比較少（不是第二天會很疲倦的失眠）、情緒較不穩定（例如循環比較快、經常突然從哀傷變成憤怒又變成焦慮再變成坐立不安）、精力更旺盛、活動更多、不切實際的計畫。有些孩子會出現明顯的問題行爲，例如和陌生人發生性關係、離家出走、常常喝醉酒或嗑藥嗑到茫、在學校和人打架。這些行爲顯示躁症即將發作了。有些孩子的躁症前驅時期看起來像憂鬱症，例如自殺意念、對許多活動失去興趣、不斷自責。如果孩子是混合型躁鬱症發作，而不是純粹躁症發作

表11.1　前驅症狀表：列出孩子躁症的前驅症狀

以下項目指的都是孩子在情緒、行爲、睡眠上的改變，而不是他的平常習慣。問問和孩子有接觸的人，他們的觀察如何？

1. 如果孩子以前發作過躁症或輕躁症，或者現在可能正在發作，描述一下前驅時期的症狀。在之前的發作經驗中，從第一個徵候（例如睡眠不夠）出現，到完全發作之間有多長的時間（例如幾小時、一天、一週）？____________________
2. 描述一下孩子躁症或輕躁症發作時的情緒（例如：易怒、脾氣暴躁、情緒起伏、跳來跳去、很容易哭、焦慮、快樂、坐不住、沒耐性、興奮、活力充沛、快樂、過度反應）。

____

____

____

____

3. 描述孩子病情加劇時的活動、能量、動作的改變（例如打電話給很多人、開始新的計畫、同時多工、花太多時間社交、說話很快、肢體侵犯了他人的個人空間、性行爲過度）。

____

____

____

____

4. 描述你觀察到的孩子的思考和觀點（飛躍思考、孩子認爲自己可以做任何事、過度自信、偏執、被迫害妄想、孩子說顏色看起來更鮮艷、聲音聽起來更大聲、很容易分心、談論死亡或暴力）。

____

____

____

____

5.描述孩子的睡眠變化（比平常少睡幾小時、晚上醒來很多次、雖然睡不夠還是精力旺盛、每天上床和起床時間都很不一樣）。

____

____

____

____

6.描述任何可能傷害孩子健康或讓孩子觸法的行為（買毒品、賣毒品、騎車超速或危險駕駛、公開場合大聲罵髒話、賭博、被學校開除、不安全的性行為）。

____

____

____

____

7.描述任何其他可能導致孩子病發的事情（停藥、家庭環境改變、新的戀愛對象、學校發生問題、和老師或同學起衝突、家人死亡或離開、醫生開了新藥、嘗試新的毒品、有時差的旅行、新的家庭衝突、經濟狀況改變）。

____

____

____

____

的話，尤其如此。如果你認爲孩子躁症發作前會先憂鬱的話，一定要把這些症狀寫下來。

這是新的症狀嗎？還是跟以前一樣？

有些孩子即使沒有發作也總是有一些躁症或輕躁症的跡象，因此很難分辨是否情緒或行爲有改變。但是如果你仔細觀察——尤其如果有情緒紀錄表的話——就可以看出細微的改變。凱瑟琳知道十七歲的薇妮莎和男友發生性關係已經一年了，但是當她開始說想跟別的男人發生性關係讓男友吃醋時，凱瑟琳猜想她是進入了躁症前驅期（過度的性行爲）。

FIND：找出躁症症狀和一般青少年行為的不同

你怎麼知道孩子表現出的是躁症前驅行爲，還是一般青少年都會這樣？什麼時候再跟醫生討論？通常，前驅行爲會有不止一項的症狀（睡眠、思考、行爲和情緒都會有改變），但有時只有一項。你無法每次都能分辨出何者是否爲前驅症狀，**但是寧可謹愼一些，先假設它是**。以我們的經驗，家長猜測是前驅症狀時，多半是對的。如果你覺得孩子進入前驅期，就打電話給治療師或精神科醫師。寧可讓他們覺得你過度緊張，也比錯失良機來得好。

醫生判斷是否前驅的方法之一就是FIND：

- F=Frequency，頻率。症狀（例如易怒）是否是新的症狀而且越來越頻繁？

· I=intensity，強度。強度是否越來越強？孩子吵架時越來越兇？

· N=number，次數。只有一種症狀還是數種？除了易怒，是否同時不需要那麼多睡眠、誇大、說話快速？

· D=duration，時間長度。這些症狀延續多久？只是一下子還是一天裡大部分的時間都是如此？

你也需要考慮孩子是否**功能降低**。如果孩子在學校、家裡、球隊、朋友之間開始惹上麻煩，這些症狀就可能需要你特別注意。如果只是和手足多吵了幾架，其他功能都沒有受到影響的話，就可能不是前驅現象。

即使不確定，也要把你觀察到的新行爲列在前驅症狀表上。只記錄發作前一兩週出現的症狀，不要寫六個月前出現過又消失了的症狀。

你可以把發作前一週的行爲重新塡寫在第三章的表3.5「一般行爲問卷—家長版」上。

第二步：弄清楚環境因素

你必須清楚症狀發生時的環境因素，尤其是那些可以控制（減低影響）的情況。孩子有停藥嗎？多久之前？很久沒去看醫生或治療師嗎？最近跟男友（女友）分手嗎？有家庭衝突（和父母、手足或親戚爭吵）嗎？這些事件可能是孩子的躁症前驅症狀引起的（易怒導致更多家庭衝突），但還是記下來，因爲它們可能影響孩子的情緒。露易絲注意到，如果她常對山姆生氣或和山姆吵架，就是山姆快要發作的時候了。山姆對環境小小改變更有反應時，他們就會吵架。這些爭吵進一步讓山姆情緒惡化、開始嗑藥、出現自殘行爲（例如用頭撞牆）。

有時候環境的改變和前驅症狀有**季節性**，因此是可以預期的。南西是會計師，注意到女兒艾莉絲在報稅季節會變得易怒、坐立不安、活力充沛，因爲南西待在辦公室的時間拉長了。艾莉絲年紀小的時候，南西以爲這是女兒爭取注意的方法。女兒連續幾年在這個時候發病之後，南西和醫生協商，春天快來時加重藥物劑量。

第三步：找出預防方法

醫生可以提出的預防策略

如果你注意到孩子越來越激動，第一件事就是打電話給精神科醫師，描述孩子的狀況，請他改變處方或立刻讓你帶孩子去看他。我們已經提過，你必須和醫生保持良好的合作關係，才能應付緊急狀況。如果你不信任這位醫生或認爲醫生不在乎你的孩子，事情就不好辦了。你必須相信這位醫生在乎並且會好好照顧你的孩子。

知道孩子症狀後，醫生可能（一）在電話裡或診所裡作評估；（二）如果孩子服的藥（例如鋰鹽、帝拔癲、癲通）需要追蹤血液濃度，要求他驗血；（三）換處方。換處方的方式包括提高情緒穩定劑（例如鋰鹽或帝拔癲）的劑量；加上一種非典型抗精神疾病藥物（例如理思必妥、金普薩或思樂康），或提高孩子正在服用的非典型抗精神疾病藥物的劑量；加上另一種情緒穩定劑（例如在鋰鹽之外又加上帝拔癲）。孩子行為失控的話，醫生也可能建議服用藥效快速的急診藥物，例如高劑量的巴非妥類藥物（benzodiazepine），像是安定文（Ativan）或Klonopin 。

醫生也可能決定**停止**某種藥物。最可能停的是抗憂鬱劑（可能引起躁症或讓躁症惡化）或治療過動症的興奮劑（也能讓躁症惡化）。如果孩子開始服用這些藥物之後不久出現躁症症狀，醫生就會停開這些藥物。

你也應該打電話給孩子的治療師。首先，治療師可能知道導致發作的原因（例如嗑藥或沒有吃藥），可能已經跟精神科醫師說過了。第二點，治療師可能要和孩子緊急會談，尤其如果導致發病的事件，是他們之前已經討論過的話（例如他和某位拒絕他的女生的關係）。第三點，如果孩子症狀嚴重到需要住院，治療師可能想在醫院和孩子繼續會談。最後，孩子復原之後，治療師會希望和孩子繼續會談。如果治療師清楚發作時發生了什麼事情，將有助於之後的會談。

你、孩子和家人可以執行的策略

在前驅時期，除了打電話給醫生之外，你還可以採取一些策略。最好是在孩子穩定時和孩子一起商量這些策略，鼓勵他列出自己在前驅時期可以做的事。然後考慮哪些項目需要你的協助，或是需要其他家人的協助。有些策略在第十章中已經約略提過。

當然，如果孩子相信自己有躁鬱症、相信自己正在前驅時期，這些策略會容易執行得多了。有些青少年會抗拒任何干預自由或獨立的作法，躁症也會讓青少年不切實際

表11.2　醫生可以安排的預防策略

- 和孩子做一次或多次的緊急會談。
- 在他不在時，轉介你另一位醫生。
- 讓孩子驗血，看看藥物在人體中的血液濃度是否足夠。
- 換處方——加新的藥、停止某一種藥、調整劑量。
- 安排諮商會談來處理造成發病的環境因素。

的以爲自己可以獨自操作事情。孩子不會了解自己的行爲是多麼打擾別人、危險或具有破壞性。和一個需要協助卻不願意接受協助的青少年協商，可能非常令人挫折。

這就是爲什麼必須在孩子穩定時和他溝通對策。跟他說：「當你的情緒開始改變時，除了吃藥以外，這是你可以控制病情的少數幾件事情之一。」青少年可能很高興這些策略將協助他逐漸邁向獨立。

避免毒品和酒精

孩子在前驅期最需要避免酒精或毒品。躁症患者會想要使用增加快感的毒品，像是古柯鹼、大麻和迷幻藥。雖然酒精不是興奮劑，但是孩子如果喝酒會有睡眠問題，也會降低藥物的效果。有些躁鬱症青少年陷入惡性循環，吸毒、不吃藥、進行危險的性行爲或其他危險活動，於是躁症更嚴重，更覺得需要吸毒嗑藥。

精神科醫師或治療師會知道孩子適合何種戒酒戒毒策略，包括參加青少年戒酒協會的支持團體、增加心理治療的次數、服用戒酒硫（Antabuse，吃了這個藥，一喝酒就會嘔吐）、驗尿。如果孩子不願意停止喝酒嗑藥，考慮讓他住院或進戒毒中心。如果孩子對自己或對別人造成危險，你得打電話叫警察。

孩子晚上出門時，要有可以信任的人與他同行

為了預防孩子嗑藥或進行危險的性行為，限制他晚上出門或是要求他和可以信賴的人一起出去。十六歲的卡蜜

表11.3　躁症症狀越來越嚴重，你、孩子和家人可以做什麼？

- 打電話給精神科醫師和治療師。
- 確定孩子按時服藥。
- 確定孩子天黑以後在家，保持固定睡眠作息（即使需要用處方安眠藥）。
- 記錄情緒和睡眠。
- 鼓勵孩子避免任何酒精或毒品，也避免任何可能讓孩子喝酒吸毒的同伴。
- 除非有值得信任的人陪伴，不然晚上不能讓小孩出去。
- 沒收車鑰匙。
- 建議孩子不要接觸大量金錢。
- 堅持不讓孩子做出重大的人生決定。
- 讓孩子減少活動。
- 降低對孩子的期待。
- 保持家庭生活結構，降低刺激。
- 對孩子的攻擊性或粗暴的行為施予合理的處罰。
- 如果什麼都沒用，打電話叫警察。

兒躁症發作時，會半夜爬出廁所窗戶，去公園和朋友吸大麻。母親威脅著要送她去住院或進戒毒中心。經過不斷協商，卡蜜兒同意：直到鋰鹽血液濃度達到理想治療劑量，醫生也認爲她夠穩定之前，她晚上出門一定會讓十八歲的表哥菲爾陪同。菲爾可以開車，並且很負責任。

如果孩子和一位她在乎的、比她年長的女性在一起，比較不會亂搞男女關係。如果孩子有這樣的朋友，堅持她出去的時候都跟這位朋友在一起，並請這位朋友幫忙注意。堅持要求孩子出門帶著手機，每兩個小時給你打個電話，讓你知道她人在哪裡、何時回家。如果她沒有遵守約定，你可以讓她禁足。

不給他車鑰匙

前驅時期的青少年騎車、開車會容易出車禍，躁症發作的青少年更糟。不要給孩子車鑰匙，他當然會又吵又鬧，但是你要堅持。在孩子情緒穩定時討論這個議題。

避免讓他接觸大筆的錢

前驅時期的青少年有時會亂花錢，躁症越嚴重就越容易亂花錢。孩子可能本來就很會亂花錢，但是躁症發作時更是毫無節制。如果孩子以前有過這種行爲，你可能需要取消他的信用卡或提款卡。堅持孩子身上不能帶太多錢。

避免做出重大的決定

當症狀逐漸累積，有些孩子會決定要把衣服賣掉、買機車、退出足球隊、轉學或搬離家。躁症及前驅時期都會有「過度樂觀」的現象，低估危險、高估好處。麥克斯躁症發作時，相信自己的音樂一定會讓他成名。情緒穩定時，他覺得自己的音樂很不錯但是還需要磨練。問孩子：「這件事情不成功的可能性有多大？10%？20%？你能想像任何可能出錯的事情嗎？」

有些家長成功運用「四十八小時」和「兩個人」的規則：鼓勵孩子先等四十八小時，在這段時間裡，問兩位他信任的人，這個主意好不好。如果經過四十八小時，他還認爲是個好主意，那兩個人也覺得是好主意，或許就可以眞的去做。麥克斯想要把存的錢都拿去買淨水裝置，父母堅持要他等兩天，還要問兩個人的意見，其中一個人必須是成人。躁症復原以前，麥克斯一直沒有放棄這個想法，但是他也承認，這個方法讓他暫緩實行計畫。

減少活動

進入躁症的青少年往往社交過度，經常三更半夜花幾小時打長途電話，跟多年不見的親友聊天。你可以限制他使用電話（包括傳簡訊），至少在某些時間不准他打電話。不要讓孩子每天晚上都安排活動，前驅時期的孩子需要可以預期的低壓日常規律。就像其他策略一樣，孩子可能會抗拒。跟孩子解釋：就像得了流行性感冒一樣，他需要休息才能恢復健康，一旦恢復健康了（以你和醫生的判斷爲準）就可以重新開始活動。

降低期待

孩子情緒不穩時，你還是要保持家庭作息規律，例如吃飯、上床、清掃。但是孩子可能無法遵守。他可能認知過於混亂，無法記得做家事，或者因爲受到過度刺激，無法好好坐下來一起吃飯。有些孩子會把過剩的精力花在清理房子上，父母當然很高興，但這是暫時的現象，而且他們清理的方式可能不盡理想，例如三更半夜用牙刷用力刷洗廚房櫃子。

孩子的學校表現會退步，也可能必須請假。最好不要對這些退步有過度的反應。孩子躁症發作時，會感到困惑、失焦、注意力不集中，無法維持平常的表現水準。等到孩子情緒穩定之後，再期待他回到規律的家庭和學校生活。當孩子回到學校時，幫他安排額外的補救教學，請老師讓他延期繳交作業，就像孩子生了一場病那樣。

保持環境結構，設限

第十章強調過保持生活低調、維持規律、支持互動、降低家庭衝突的重要性。這些策略在前驅時期益形重要，但也更加困難。孩子的易怒會引起家庭爭執，爭執則會進一步的讓孩子更易怒，於是爭執更嚴重，形成惡性循環。即使孩子變得很挑釁，也最好和他保持低衝突的互動。

這並不表示你就得任由孩子用語言或肢體攻擊你。雖然他的行爲是疾病導致，他還是需要知道界限。泰絲覺得自己不應該忍受女兒塔拉的攻擊。如果塔拉在車子裡謾罵，她就直接開到警察局或急診室去。車子接近目的地的時候，塔拉就會停止攻擊。其他時候，泰絲直接離開現場，不回應塔拉。

打電話叫警察

何時應該叫警察呢？如果孩子在肢體上出現攻擊性或破壞性，你覺得不安全就應該叫警察了。警察來了之後會問孩子一些問題，孩子這時可能已經冷靜下來了，看起來一副無辜的樣子。如果有鄰居圍觀，或是警察認爲你小題大做，你可能覺得很丟臉。警察也可能帶孩子去醫院作精神科評估（或許有其他治療方法）。無論如何，他們會寫一份報告。

你可能不滿意警察的處理方式，但只要他們出現，孩子的攻擊行爲就不至於太過分。十六歲的特瑞通常很溫和，躁症發作的前驅期會擋住母親不讓她出去。他會隨時衝進南西的房間，如果南西想要躲開，特瑞就用身體擋住她。有一次，南西打電話叫警察來，特瑞回到自己的房間。警察到了之後，到他房間問他問題。雖然警察沒有逮捕特瑞，這個經驗還是嚇壞了他。以後他再威脅南西時，南西只要說要叫警察來，他就會安靜下來。

有些家長不願意叫警察，他們覺得孩子不是故意的，是腦內化學失衡引起的。但是，**你必須給孩子設限，即使是疾病引起的症狀也要有界限**。雖然設限不會阻止下一次的發作，但是在他發作時會比較有分寸一些。

喬丹在躁症前驅期開車出去兜風，把家裡的車子撞毀了。警方開了危險駕駛的罰單，喬丹的父母認爲處罰得還不夠。等到喬丹住院一陣子、調整處方、情緒穩定之後，他們定了計畫，讓喬丹工作賺錢付修車的費用。喬丹花了四個月償還這筆錢。這件事情讓喬丹終於同意，躁症發作時應該把汽車鑰匙交給父母。

總結：預防躁症復發的約定

把這些策略都寫下來，要求你的孩子、配偶、治療師和精神科醫師看過。如果大家都同意，就請他們簽名，每個人保留一份。把你的這一份放在隨時可以拿到的地方。

「如果孩子還是躁症發作呢？」

即使你採取了這一切策略，孩子還是可能躁症發作。有些孩子的躁症發作迅速（一天之內），這些預防策略根本來不及用。這時，醫生可能爲了孩子的安全考量，讓孩子住院。這是最安全、最能有效控制躁症的作法。這並不表示你的預防措施失敗了。八分之一的躁鬱症青少年每年住院一次，通常是因爲躁症或混合型躁鬱症發作。即使孩子從來沒住院過，你也要熟悉醫院在哪裡。如果能及早住院，住院期間就能縮短。

是否讓孩子住院的最大考量是安全問題。如果孩子有以下現象就需要住院：

· 他或別人的生命有危險（例如他表達自殺或殺人意念）。
· 他在學校、家裡、公共場合無法保持正常功能。
· 拒絕服藥並拒絕看醫生。
· 酗酒嗑藥，無法控制。

你需要去醫院的急診室安排住院。醫生可以幫你安排優先住院。很多家長不願意讓孩子住院，尤其是孩子從來沒有住院過的話。其實，現代的醫院不像電影裡演的那樣，讓孩子和危險的病患關在一起。如果孩子以前住院過，你就不會那麼擔心了。住院可能是最有效的治療，尤其如果他的醫生和治療師可以在住院期間繼續提供服務的話。住院並不是長期收容。長期收容指的是把患者關幾個月或幾年，患者因爲精神疾病失去自由。這種事情現在很少了。就算要長期收容，也需要經過法院裁定。住院多半不超過一兩星期，目標是穩定急性發作、準備適應出院。你可以視住院爲讓孩子得到有結構的治療、重新評估處方、計畫未來治療方向的機會。你的家庭也可以趁機休息一下。

出院後，孩子可以參加日間照護（白天接受治療，晚上回家睡覺）或密集門診（每天兩三小時的諮商）。你仍然需要面對複雜的躁症後期。

請支持系統裡的其他人幫忙

第十章談到請他人協助你面對躁鬱症帶來的壓力，孩子躁症發作時特別如此。十五歲的凱洛琳躁症發作，和母親潘吵架後就衝動地離家出走。她打電話告訴母親，她決定自立門戶，因爲住在家裡讓她長不大；她說得很快、很模糊，說要去住在廟裡。她也說自己身上沒錢沒地方去，但是堅持她會想出辦法。潘打電話給警察，並聯絡前夫。潘和前夫關係不好，但是凱洛琳和爸爸關係很好，同意先

表11.4　預防躁症復發約定書

精神科醫師姓名：________________________________

電話：（公）____________（緊急連絡電話）____________

治療師姓名：________________________________

電話：（公）____________（緊急連絡電話）____________

附近的醫院：____________　　急診室電話：____________

孩子的躁症前驅症狀（參考表11.1）：

____

____

____

____

前驅症狀最可能出現的狀況（例如孩子拒絕服藥、春天時、分手、期末考、家庭衝突）：

____

____

____

____

列出你或家人在孩子出現前驅現象時可以做的事（例如：打電話給精神科醫師、安排緊急會談、安排住院、調整處方、保持環境低調、盡量減少家庭衝突、遵守家庭生活規律、照顧自己和其他家庭成員）。在每一個項目後面寫下誰願意做這件事。

____

____

____

____

列出你希望孩子負責的部分（例如按時服藥、避免喝酒嗑藥、看精神科醫師和治療師、準時上床、做功課、避免做出重大的人生決定、同意尋求別人的建議、晚上出門有可以信任的人陪伴、不說髒話、不欺負手足）。

____

____

____

____

列出你希望精神科醫師或治療師做的事（例如安排緊急會談、評估孩子的臨床狀況、驗血、調整處方、開立緊急處方、打電話給醫院安排住院、建議你如何處理家中狀況、安排家族治療會談）。

____

____

____

____

簽名　　　　　　　　　　　　　　日期

去爸爸那裡住。之後，三個人和治療師會談。凱洛琳和精神科醫師也談過，調整了處方。狀況穩定後，凱洛琳搬回母親家住。

調整約定

如果孩子遵守約定卻仍然發作的話，就需要和精神科醫師、治療師和家人，趁著孩子住院時一起開個會討論，調整約定的內容：出了什麼差錯？哪個策略無法執行？有沒有任何重要的前驅現象沒有被列出來？莅提西亞最近一次發作的前驅症狀之一，是把食物藏在床底下。她的父母之前沒有注意到這個現象和躁症的關連，因此沒有列在約定中。現在增列了這項前驅症狀。

如果孩子的精神科醫師常常不在，他可以事前寫下緊急處方。孩子有前驅症狀時，你可以先去取藥，等醫師回來後再安排緊急會談，因爲前驅時期的時間可能很短暫。孩子週末去你前夫家住的時候，附近是否有他可以拿到的酒精和毒品？你的前夫可能需要更仔細的監督孩子。最後，孩子是否擔心自己的情緒或行爲，卻不敢跟醫生和家長說？如果是這樣，他還可以跟誰說？把這些因素都考慮進去，調整約定，下一次就會更有效。

當然，簽下約定和執行約定是兩回事。孩子可能不願意合作，或者你可能覺得無法信任別人。醫生可能很難連絡。把這份約定當作隨時可以調整的藍圖，每次發作之後都可能需要調整。

重新整頓再出發

麥克斯穩定下來之後，必須做一些修補。派屈克和溫蒂去學校看輔導老師，討論麥克斯會不會被同學取笑、要不要讓麥克斯轉學。他們同意，回到學校後的頭一個月，麥克斯每天到輔導室看學校的心理師，並且暫時不上數學課。輔導老師也幫麥克斯取消留校察看的處罰，因為他的行為很明顯是疾病引起的。

在家裡也需要修補關係。他對十二歲的妹妹卡拉很殘忍，叫她「母狗、婊子、破鞋」。卡拉非常難過，雖然她知道哥哥病了。麥克斯必須道歉。麥克斯的發作讓卡拉覺得自己不重要、不被愛、沒有受到保護。因此，卡拉的父母決定和她多多單獨相處。他們也安排了一位了解青少年躁鬱症的家族治療師和全家會談。會談的重點就是麥克斯和妹妹的關係。

經過躁症的「風暴」之後，你的家庭會需要一些時間重整、修補關係。你和孩子之間、你和配偶之間、你和前夫之間，或許也曾出現許多傷人的行爲和言語。孩子也可能傷害了他的朋友。一旦孩子出院或是情緒穩定下來，就要開始思考如何修補關係。有時候需要家庭諮商，有時候家人彼此討論、互相支持就可以了。記得使用第九章提過的溝通技巧。提醒自己，也提醒家人：孩子說的不是他的眞心話，而是躁鬱症的症狀，雖然這樣還不夠。一位家長說：「如果你被車撞了，知道司機心臟病發作失控，當然會好過很多，但是你畢竟是被車撞了。」會有一些實際問題需要解決。如果孩子發作時花了很多錢，你必須付帳。有些帳單可以取消，有些問題或許需要請律師解決。你可能也需要和學校討論孩子對同學造成的影響。

最後，發作過後，你可能有一種空虛、絕望的感覺。你會想：我們必須終其一生的面對這樣的問題嗎？孩子會一輩子依賴我嗎？我要如何鼓勵他更獨立？他會一直在醫院進出嗎？他會完成學業，獨立生活，有自己的孩子嗎？

不要對孩子有不切實際的幻想，但是你仍然可以保持樂觀。躁鬱症患者最糟糕的發作多半是在青春期，年紀大一點以後，他們可能明白必須按時服藥、避免喝酒嗑藥、維持情緒穩定，他才能獨立生活。如果他願意遵守本章討論的各種策略，就非常可能長保健康，即使發作也不會那麼嚴重。最後，新藥和新的治療方法不斷出現。等到你的孩子成年，未來的躁鬱症治療會比現在的治療更有效了。

擁有一份躁症預防約定書，會讓你覺得更能掌控孩子和家庭的未來，這是治療計畫裡不可或缺的一部分。但是，憂鬱症和自殺引起的議題不同。憂鬱症的前驅現象（例如焦慮、悲觀、越來越沮喪）和躁症不同。雖然對孩子和家庭而言，憂鬱症很讓人難過，但是憂鬱症前驅時期有很多早期療癒的機會。家庭成員可以做的事情很多，接下來兩章即將討論這些策略。

【第十二章】

如何處理憂鬱症？

女兒憂鬱時，我好想跳窗。看著她憔悴的臉，聽她抱怨，我就受不了，想要逃跑。但是我知道這時候她最需要我，不管她知不知道。我對她說該說的話、傾聽她說話，結果她還說我不關心她。我必須把自己的情緒放到一邊，像猴子實驗裡那個絨布做的假猴子媽媽。她需要像小女孩似的黏著我，我必須在那裡被她黏。

——十八歲憂鬱症患者的母親

經過躁症風暴之後，憂鬱症可能看起來很容易對付，家長甚至覺得可以稍事喘息了。但是當孩子有憂鬱症跡象時，你必須嚴加注意。憂鬱症是很眞實而嚇人的，對孩子的影響很大。憂鬱症可能擾亂他的生活：因爲對事物失去興趣而讓他無法好好上課；退縮的狀態讓他和親友的關係受到傷害；沒有治療的憂鬱症可能惡化，導致自殺意念或試圖自殺。

你可能誤以爲憂鬱的人會自己振作起來，事實上，他們通常無法自拔。家長可能會覺得非常挫折，看著孩子越來越依賴人、無法自行上學、不洗澡、不做功課、不和家人互動。憂鬱症可能讓全家生活困難，但是請記得：憂鬱症青少年非常痛苦。

如果有好的精神科治療和使用本章提及的各種策略，將可以大幅減低憂鬱症爲孩子帶來的不良後果。早期的憂鬱症症狀很容易被忽略，因爲它們較不明顯。憂鬱症是可以治療的，而且是越早開始治療的效果越好。我們將提供你一些步驟及預防計畫，使前驅症狀不至於惡化成眞正的憂鬱症。

躁鬱症青少年的憂鬱症有多種相貌

躁鬱症青少年的憂鬱症現象包括：覺得沮喪、對活動失去興趣、疲倦、慢下來、失眠、專注力不足、無法做決定、體重減輕或增加、自責、覺得沒有價值、有自殺意念或試圖自殺。第二章討論過這些症狀，有很多症狀隱晦不明，因此有時很難覺察。大部分青少年不會承認有這些情緒，他們會說自己憤怒、易怒，無聊。如果你問孩子感覺如何，他可能生氣的說「我不知道」或「少管我」！

躁鬱症患者的憂鬱症有很多種。輕鬱症（dysthymia）指的是青少年有長期（一年以上）的穩定慢性憂鬱，一直不嚴重，但感到衰弱、抱怨無聊、對之前有興趣的事情（打球、彈鋼琴、聽音樂）不再覺得有趣、總是易怒。他們可能迷上某種活動（例如電玩），或一直窩在房間玩電腦、讀書。大部分青少年偶爾也會沮喪，但是憂鬱症則是一直沮喪，並且導致功能喪失。

躁鬱症青少年會有偶發性憂鬱（episodic depression）——情緒穩定（或有躁症或輕躁症）一陣子之後，忽然陷入（有時很快速）深沉的絕望，如果不治療的話可以長達幾個月。偶發性憂鬱症就像躁症一樣有前驅時期，孩子在前驅期會越來越憂鬱。早期治療可以預防憂鬱症完全發作，如果病情惡化了，嚴重程度會比輕鬱症高很多。如果沒有接受治療，躁鬱症成人的憂鬱症可能持續六到九個月。我們目前尚不知道躁鬱症青少年的憂鬱症一般會持續多久。

有些青少年有雙重憂鬱症（double depression）——持續的輕鬱症加上比較嚴重的憂鬱症發作。這種憂鬱症最難治療，但是就像偶發性憂鬱症一樣，通常有前驅時期。輕鬱症青少年惡化時不容易看出來，但是你還是可以學習察覺細微的變化，協助孩子運用本章提及的技巧。

最後，躁鬱症青少年的憂鬱症常常看起來像混合型（同時有躁症和憂鬱症）。你可能很難辨別埋藏在憤怒、敵意、活力旺盛、誇大之下的哀傷、自我形象低落、自殺意念。混合型躁鬱症對青少年來說，可能是最不舒服的狀況，雖然活力充沛卻疲倦不已。

青少年和成人的憂鬱症差別在於青少年憂鬱症發作可能很快速，成人則通常是逐漸惡化。青少年可能快速感覺頹喪，負面情緒引起負面思考，於是退縮，進一步強化了負面情緒和思考，以至於更加退縮。如果環境充滿壓力和衝突的話，惡性循環就更形嚴重。最好（一）協助孩子辨認憂鬱的早期症狀；（二）對孩子的學業和家務責任降低期待；（三）協助孩子得到治療；（四）如果孩子狀況退化到在家也失去生活功能的話，安排住院。

第一步：列出憂鬱症早期跡象

先列出你注意到的孩子快要憂鬱症發作前的情緒、活動、思考、行為、睡眠的細微變化。如果孩子很快地陷入憂鬱，什麼症狀表示憂鬱症已經發作了？把這張清單放在大家都容易找到的地方。試著回憶上次憂鬱症發作的跡象：你看到什麼？別人看到什麼？別人跟你說了什麼？正確辨認早期症狀是很重要的，如果沒有盡快治療，輕微的症狀可能惡化成嚴重的憂鬱症。你可能要把症狀標出分數（一是很輕微，十是極嚴重）。這些數值可以協助你分辨前驅時期和嚴重的急性憂鬱期。

要特別注意憂鬱症和躁症的前驅症狀的不同。通常，憂鬱症前驅症狀包括慢下來、沒精神和負面思考，而躁症前驅症狀包括動作變得比較快、跳來跳去、誇大和過度。有些症狀則在憂鬱症和躁症的前驅期都會出現：焦慮、易怒、睡眠困擾。此外，孩子如果是混合型躁鬱症發作，會出現躁症和憂鬱症的任何症狀組合。

有時候，分辨躁症和憂鬱症的最好方法，就是觀察你自己的反應。如果你對孩子的表現越來越覺得火大、失去耐性，他可能是憂鬱症發作。如果你覺得自己被粗暴對待、忍耐到了極限，並且害怕的話，他就可能是躁症發作。

接下來，註明是否有任何特殊環境因素可能導致這些症狀，即使你不清楚這些因素和病情之間的因果關係。以卡莉的例子來說，她和男生的糾葛通常和憂鬱症前驅期同時發生。當她感到憂鬱時會變得比較黏人，男友通常會受不了而離開。威爾的憂鬱前驅期則是和大麻用量增加同時發生。吉爾大學一年級時無法參加心目中的理想社團而導致憂鬱。

第二步：和精神科醫師討論，確定藥物一致

如果你覺得孩子有憂鬱症的跡象，立刻連絡精神科醫師。他可能根據最近的資料知道孩子為何憂鬱（例如最近的一次驗血顯示血液中的鋰鹽濃度過低）。醫師可能建議緊急會談，包括評估、驗血、調整處方。最常見的作法是提升孩子血液中的情緒穩定劑濃度（例如提高鋰鹽劑量可以驅除憂鬱）、加一種具有抗憂鬱作用的非典型抗精神疾病藥物（例如思樂康），或是加一種抗癲癇劑（例如樂命達）。

醫生可能會加抗憂鬱劑，但也可能不會。我們在第六章討論過，抗憂鬱劑可能導致躁症或快速循環型躁鬱症發作。如果孩子同時服用情緒穩定劑就不會。如果醫生開抗憂鬱劑給孩子吃，接下來的幾週你要特別留意孩子是否焦躁不安、活動過多、失眠、有攻擊性、有自殺意念或行動。有些孩子只對抗憂鬱劑有反應，所以也不能完全不考慮這個選擇。

這個時候應該檢查一下孩子是否按時服藥。偷偷停藥的孩子有時候會變得憂鬱（尤其是忽然停止服用抗憂鬱劑的話）。有些孩子憂鬱起來會對一切事物抱持著負面想法，包括藥物。他們可能誤認為藥物導致憂鬱。讓精神科醫師和治療師說服孩子繼續按時服藥。有時候，只要傾聽孩子的想法並跟他解釋清楚，就足以說服孩子了。

第三步：讓孩子參與活動

憂鬱不止讓人覺得哀傷，也讓人想避免痛苦焦慮。第

表12.1　列出憂鬱症早期跡象

以下項目都是指孩子平時情緒、行爲或睡眠的改變，而不是指一般的行爲狀況。問問其他人的觀察。

1. 之前的憂鬱症發作從第一個跡象（例如失眠）出現，到症狀變得嚴重後，花了多久時間（例如幾小時、一天、一週）？

___

2. 描述孩子在憂鬱期的情緒（例如易怒、害怕、焦慮、生氣、沮喪、脾氣壞、沒勁、無聊、憂鬱、沒情緒、麻木）。

___

___

___

___

3. 描述憂鬱症日形嚴重時，活動、能量、行爲的改變（例如慢下來、不跟人說話、黏人、說話緩慢、說得很少、在家不做事、忘記洗澡、不刷牙、聞起來很臭、衣服穿得亂七八糟、不怎麼笑、看起來很疲倦、失去胃口、對男友或女友失去興趣）。

___

___

___

___

4. 描述孩子思考和認知上的改變（例如思考緩慢、對事物失去興趣、自我懷疑、覺得自己沒有價值或無趣；自責、懊悔；覺得無望或無助；無法專心或做簡單的決定；想自殘或自殺；談到死亡或其他陰暗的話題；過度擔心）。

___

___

___

___

5. 描述睡眠模式的改變（想要睡更多或一直睡、半夜醒來無法再睡著、比平時早醒來一兩個小時而且第二天覺得疲倦、睡很多午覺）。

____

____

____

____

6. 描述任何其他的改變。

____

____

____

____

7. 描述可能導致這些症狀的因素（停藥、喝酒嗑藥、家庭環境改變、失戀、成績不及格、和老師或同學起衝突、服用新的精神科藥物、有時差的旅行、家庭衝突）。

____

____

____

____

三步的基本信念就是行為激發（behavioral activation）：讓孩子參加活動、增加他和環境的接觸、改變他的情緒。行為激發讓孩子重新接觸生命中的正向經驗，協助他解決帶來壓力的問題。但是知易行難，憂鬱的人會退縮，退縮讓人更憂鬱，於是更退縮，形成惡性循環。對於憂鬱的孩子，你能夠做的就是設法讓他參與活動、有效解決問題。

憂鬱的孩子當然不想參與活動，他會需要你的支持，取得重新和環境互動的動力。但是他不會一下子就改變，必須慢慢來，一次一小步。一旦他覺得好一些了，就會願意持續下去。

把自己當作教練，教導孩子認識憂鬱症，讓他知道長久失去活動力的後果。孩子必須了解建立短期目標以及根據這個目標實際執行的重要性，而不是一直逃避。鼓勵孩子從外而內的運用環境和個人目標，來決定自己的行動，而不是從內而外的，讓情緒決定自己的所作所為。有些人誤以為憂鬱時需要休息，其實這樣會更糟。

保持最低期待

雖然我們需要同理孩子的哀傷和衰弱，但是必須對孩子保持某種程度的最低期待，例如每天幾點一定要起床（尤其如果還在上學的話）、鋪床（比較不會又躺回去睡）、洗澡、吃早餐。你可能要規定他每天只能看電視或玩電腦一兩個小時。週末不要讓孩子狂睡。

第十章強調過，日常生活和睡眠時間的規律常常被憂鬱症或躁症打亂。你必須幫助孩子重新建立生活規律，才能讓他參與活動，實踐行爲激發計畫。把你的最低期待列出來，貼在他容易看到的地方。如果孩子情緒穩定時就很熟悉這些要求的話，憂鬱時會比較容易遵守，等到憂鬱症惡化時就不容易了。

孩子可能會說，你要求他參與活動是因爲你無法理解他的憂鬱有多麼嚴重。他會覺得你很嘮叨、有控制慾、缺乏同情。你可以說：「我了解這有多麼困難，我沒說這很容易，我知道你已經盡了最大努力，但是我相信這個會有幫助。」讓孩子了解你是希望他覺得更好，不是更糟。

列出愉快的活動

和孩子坐下，一起回憶過去上個星期的生活。他的生活是否缺乏結構？是否長時間無事可做？每天有某個時刻最難過嗎？或是最可能躲在房間裡不出來？如果他白天沒有上學，早上會覺得時間很長，無所事事嗎？是否不喜歡週末，因爲沒事做所以整天睡覺？他做的事情是否都是不得不做的事，毫無樂趣可言？

請孩子列出之前喜歡做的所有事情（見表12.2），即使現在覺得不喜歡或不可能再做。這些活動會給人正向回饋或讓人愉快。如果孩子的反應只是「還好啦，我不知道……隨便啦，我不在乎」，也沒關係，這可能是他所能表達的最熱切的回應了。

接下來，協助孩子塡寫「安排愉快活動」的表格（見表12.3）。要求他計畫一個每天都做的活動，甚至一天兩次（早晚各一次）。然後要設定時間，如果孩子覺得每天

表12.2　列出愉快的活動

盡量列出孩子可能喜歡（或至少不覺得無聊）的活動。盡量找可以增加和其他孩子互動、讓他覺得有信心、感到正向情緒（喜悅、興奮、愉快）的活動。把前驅時期或輕鬱症時孩子還可以做得到的活動，和嚴重憂鬱時可以做的活動分別列出。

輕鬱時期：

______________________　______________________
______________________　______________________
______________________　______________________
______________________　______________________
______________________　______________________

（例如：運動、騎腳踏車、溜滑板、玩樂器、打球、去動物收容中心、維持一個嗜好或興趣、跳舞、烹飪、重新布置房間、換髮型、協助妹妹做功課、穿美麗的衣服、伸展運動或瑜珈、去教堂、去社交活動、去購物中心、玩牌、爲某人做一件早就想爲他做的事）

重度憂鬱時期：

______________________　______________________
______________________　______________________
______________________　______________________
______________________　______________________
______________________　______________________

（例如：照相、洗澡、泡澡、散步、埋在枕頭裡大喊、畫畫、寫信、洗臉、聽音樂、和朋友即時通或傳簡訊、坐車兜風、和朋友通電話、挪動傢俱、讀漫畫、讀小說、看喜劇電影、玩電玩、在花園裡靜坐、冥想、燒香、和寵物玩、做日光浴）

一次太多，就先設定比較鬆的時間，例如三天一次，然後慢慢變成兩天一次，最後變成每天一次。如果孩子的憂鬱已經很嚴重，選擇一個簡單的活動（例如聽音樂、穿上最喜歡的衣服），然後協助孩子逐漸進入比較難或比較有互動的活動（例如運動、參加社交活動）。

協助孩子製定計畫時，要顧及家庭生活的實際面。例如孩子可能希望你每天早上帶她去咖啡館坐坐，但是你可能需要工作，而且那樣也太花錢了。如果她可以自己去咖啡店，自己付錢買咖啡的話，就值得一試。他可能舉出一些需要計劃或花大錢的事情（例如去聽音樂會、去海邊渡假），肯定他的好點子，但是鼓勵他想一些現在就可以做得到、不需要很多計畫的事情。

表格填好後，你和孩子一人保留一份。請他每次做完活動就寫下日期時間和活動**前後**的情緒，從-5（嚴重憂鬱）到+5（嚴重躁症）計分。如果計分有困難，孩子可以用文字描述自己的情緒（例如：很生氣）。在表格最下面列出進行活動需要的任何資源。會需要錢嗎？需要搭便車嗎？需要你或其他家人的配合嗎？例如，塔妮卡想要星期五晚上吃披薩並和家人一起看片子，但是弟弟星期五晚上要練棒球不能參加。

爲什麼需要記錄情緒高低呢？有些愉快的活動，例如和朋友講電話，可能過度刺激他（請參考第十章），不會減少他的哀傷。有些人上床前運動，結果睡不著，第二天覺得坐立不安、有輕躁現象。當然，有時候我們不知道某些活動的影響如何，必須試了才知道。

調整計畫

執行行爲激發計畫一週後，你會知道是否有效。如果沒有立即生效，不要覺得意外，可能需要幾個星期的時間，再加上藥物和諮商，才能減輕憂鬱。表12.3可以協助你判斷計畫是否有效。記錄每天的情緒以及孩子是否有照著計畫進行（大部分的）活動。如果孩子一天裡的情緒有不同的變化，試著記錄整天的整體情緒。你可能覺得只記錄「好」或「不好」比較容易。

如果孩子照著計畫活動的日子裡情緒比較好的話，就表示計畫有效，否則，你可能需要再觀察一陣子。如果孩子很努力的執行計畫，記得給他很多誇獎。提醒他抵抗憂鬱症確實很辛苦，但是只要持續努力，幾個星期內他就會覺得好多了。

第二，選擇的活動是否太難？太不切實際？或是需要別人提供資源？西恩娜以爲騎腳踏車上學會有幫助，但是她的腳踏車爆胎了，需要拿到腳踏車店修理。她的父親週末才有時間做這件事，但到時卻又出差了，於是這個計畫就逐漸被遺忘了。所以選擇活動時，要注意是否可以取得所需資源。

第三，計畫是否貼在孩子看得到的地方？他們知道何時要做什麼嗎？有些家長會抱怨說小孩把計畫弄丟了，或是忘記了，害他們得一直提醒孩子。一位家長覺得這個計畫讓她變成怪物，因爲她一直需要提醒孩子：「記得嗎？你今天要開始練小提琴。」或是「你今天應該打電話給黛比，約她去遊樂中心玩。」結果，娛樂活動感覺上卻像家務責任了。計畫應該由孩子自己擬定，反應他當時認爲自己做得到的事情，你只是從旁協助。在「資源」一欄寫下你可以如何提醒孩子。

最後，檢討與調整計畫時，考慮這個平衡：協助孩子解決問題和增加愉快活動。和孩子討論一下，他的憂鬱來自於太少正向經驗（太少愉快的活動）或太多負向經驗（許多他想逃避的問題，但是這些問題又讓他無法享受其他活動）。碧安娜整個學期一直在逃避不做社會科功課，很怕成績會不及格。她說溜滑板是愉快的活動，但是溜滑板對她一點幫助也沒有。母親協助她，一步步的解決學業問題：她何時可以讀完第五章並寫下心得？何時可以開始思考期末報告？會需要什麼資源？一點一點地做功課雖然並不愉快，卻對碧安娜的情緒更有幫助。

克里斯的計畫則有太多「必做事項」，太少眞正喜歡做的事情。他把做功課列出來，因爲他知道自己欠了很多功課，以爲如果努力趕上進度心情會好些。不幸的是，他無法做到的時候感覺更糟糕。他的父親協助他寫下眞正愉快的活動，鼓勵他只要有做功課就獎勵自己一下。

如果孩子不肯怎麼辦？

行爲激發的最大阻力就是孩子不肯合作。抗拒可能是憂鬱症的症狀，也可能是全面抗拒治療的態度。如果孩子拒絕合作，不要意外，也不要反應過度，跟孩子說：「你可能說得對，這件事情可能很蠢。但是除非你試過，我們永遠不會知道是否很蠢。我覺得很有可能對你有幫助。讓

表12.3安排愉快活動

日期及時間	愉快的活動	實際發生的時間	活動之前與之後的情緒（從-5到+5記分）
週一 __________ __________			
週二 __________ __________			
週三 __________ __________			
週四 __________ __________			
週五 __________ __________			
週六 __________ __________			
週日 __________ __________			

列出需要的資源（錢、便車、預約）：

____

____

____

資料來源：Adapted with permission from Miklowitz, D. J., *The Bipolar Disorder Survival Guide.* Copyright 2002 by The Guilford Press.

表12.4　行為活動計畫的記錄

日期	當天情緒（從-5到+5記分）	活動是否如計畫進行
週一		
週二		
週三		
週四		
週五		
週六		
週日		

計畫如期進行的日子裡平均情緒爲：________________
計畫未如期進行的日子裡平均情緒爲：______________

資料來源：Adapted with permission from Miklowitz, D. J., *The Bipolar Disorder Survival Guide.* Copyright 2002 by The Guilford Press.

我們試著保持開放好嗎？」

孩子抗拒也可能因爲他怕自己無法達到你的期望。他可能覺得自己無法做到，或做了也不會覺得好過，或是計畫失敗的話你會怪他。他也可能害怕讓自己失望。憂鬱症會讓整個世界像個巨大的「再努力也贏不了」的黑洞。雖然你無法完全消除他的這種想法，試著表示理解他的恐懼，並解釋爲什麼你的看法不同。

當然，負面思考是憂鬱症的一部分。跟孩子說你知道讓事情有所改善有多麼困難，也跟他說你會和他一起合作：「做這些事情可能會讓你感覺好些，這是我現在唯一在乎的事情。但是我也知道，如果事情眞有那麼好辦，你大概早就搞定了。」

你可以考慮提供獎賞。有些孩子只需要口頭獎勵，但是你還是可以提供某些特權作爲獎勵。例如，如果孩子睡太晚，上學遲到，把「準時上學」列在單子上，放學時煮一頓他愛吃的飯，或讓他看電視當作獎勵。孩子情緒開始穩定、可以自己準時起床後，你可以逐漸取消這些特權。

最後，每週結束後和孩子一起討論調整計畫。什麼有用、什麼沒用？情緒變化如何？什麼活動無效或花太多力氣，需要用其他活動取代？如果他忘記了，你可以如何幫忙？你們可以隨時調整計畫，或整個重新設計。你和孩子已經建立了一個合作計畫來面對他的情緒和退縮，他的狀況至少不會惡化。孩子情緒變好之後，會因爲自己的計劃實施成功而得到成就感，這個感覺可以加強他繼續遵守計畫的動機。

第四步：改變負面思考

憂鬱症患者的重要症狀就是：自動的負面思考或負面自我描述。憂鬱的人對事情會有快速的、自動反應式的負面詮釋，通常包括很多自責。這些負面思考來自「核心失能信念」，例如「我不值得愛」、「我的問題永遠不可能解決」、「我永遠不可能健康了」。潔西卡十六歲，很漂亮、很受歡迎、很聰明。她憂鬱時會把很小的事情看得很重、以爲都是針對自己，例如她走過時有一個女生笑起來，她就覺得人家在笑她；老師的微笑有敵意，是在嘲笑她；幾何拿了乙等足以證明她很笨。

在認知治療裡，個案學習用不同的角度了解發生在他們身上的事情，解讀自己的狀況。由臨床醫師協助，讓個案學會辨認自動的負面思考和核心信念，並將之連結到負面情緒（焦慮、哀傷、自責）。讓他們檢視支持或反對這些信念的證據，練習比較平衡的解讀，然後再請他們看看這些新的信念對情緒的影響。精神科醫師稱之爲**認知重建**（cognitive restructuring）。潔西卡認知重建的第一個任務就是溫和的問同學：他們在笑什麼？結果發現跟她一點關係也沒有。她逐漸學習到「大家通常想著與我無關的事情」。

你怎麼知道孩子可以從認知重建治療中獲益呢？首先，孩子在憂鬱症前驅期或輕躁期進行認知重建比較有效。眞的很憂鬱時，孩子會無法辨認負面思考，更不會相信其他思考角度。第二，即使不憂鬱時，孩子是否也傾向於負面思考？他會因爲別人對他冷淡就假設別人不喜歡他，而不會假設那人自己心情不好嗎？他是否總是只看事情的問題？如果孩子本來就有輕鬱症，你很難看出他的情緒是否有改變。但是無論如何，認知治療可能都有幫助。

我們不鼓勵你自己當孩子的認知治療師。這種治療需要足夠的臨床訓練，有很多方法很微妙、很容易搞砸。如果你覺得孩子需要認知治療，我們會建議你：

一、找一位好的認知治療師或認知治療團體。你可以請孩子的醫生推薦。

二、閱讀相關書籍，讓孩子學習辨認並挑戰自己的思考模式。丹尼斯・格林柏格（Dennis Greenberger）和克里絲汀·佩斯基（Christine Padesky）寫的《掌握好心情》（*Mind over Mood*，創意力出版）和大衛·柏恩斯（David Burns）寫的《好心情手冊：焦慮會傷人》（*Feeling Good: The New Mood Therapy*，張老師文化出版）都很合適。

第五步：和孩子正向溝通

雖然孩子憂鬱症或躁症發作時，家庭壓力會達到最高峰，但這也是孩子最需要你的關愛和支持的時候。親子衝突是青少年憂鬱症或自殺最常見的原因。孩子憂鬱時特別需要家庭支持，因爲她不會和同儕在一起，非常孤獨。孩子憂鬱（或有自殺意念）時，和孩子溝通有一些基本的規則，有一些事你可以做，有一些事你不可以做。

即使是最有同理心的父母，也會受到憂鬱症青少年的挑戰。所以，如果你偶爾不小心做了「不可以做」的事，不要自責。只要你遵守這些規則，孩子就可能打開心胸，認爲家庭能夠支持他。

這些規則的重點就是給孩子支持的同時，也給他足夠的空間，這二者的平衡很難，但是很重要。如果你能不帶判斷的傾聽孩子述說，給孩子足夠空間，並能維持界限的話，孩子會越來越信任你。很多孩子說，憂鬱時最有幫助的是「和我爸媽談談」。

有時候，最好的辦法就是承認自己的有限。例如，你可以說：「我現在太餓（或太累）了，沒辦法處理這個問題。等一下一定和你談談。」這句簡單的話設下了合理界限，讓你有機會照顧自己或照顧其他孩子，而不是隨時待命，但是保證等一下還是會照顧他的需要。

如果孩子還是憂鬱症發作怎麼辦？

即使你做了這麼多的努力，孩子還是可能憂鬱症發作，無法起床、整天睡覺、充滿懊悔、無法上學、表示要自殺。躁鬱症的憂鬱症前驅時期和急性憂鬱症之間沒有清楚的分際，如果是雙重憂鬱症（一直持續有輕躁症的嚴重憂鬱症發作）就更難分辨。一般是用憂鬱症症狀的強度和失能的程度分辨。例如，從前驅期進入憂鬱期時，孩子可能從早上趕不到學校變成完全不上學。她在前驅期可能表示人生不值得一活，在憂鬱期則更常表示強烈的自殺意念或絕望，甚至真的嘗試自殺。如果孩子狀況已經惡化到這個地步，最好讓他住院。

住院可以確保孩子的安全，也讓精神科醫師有機會在可以控制的環境中，重新評估孩子的處方。出院後，日間照護或密集門診可以協助他逐漸回到正常生活。

關於自殺的提醒

當孩子憂鬱時，一定要注意任何自殺徵兆，有計畫的維護孩子安全並和治療團隊保持連絡。躁鬱症青少年經常有自殺意念，絕對不可以忽視。

如果孩子說人生不值得活、明顯變得焦慮、表示絕望、開始自殘（割傷自己、用香菸燙自己），你就要小心，他可能想要嘗試自殺。如果你看到任何跡象——即使

表12.5　家庭溝通：對青春期憂鬱症的孩子，做什麼、不做什麼？

可以做：

- 不帶判斷的傾聽，表達溫暖，即使孩子很憤怒或排斥你。
- 表示理解孩子的絕望，但表達你認爲他可以克服。
- 鼓勵孩子談自己的感覺，如果他不願意，不要堅持。
- 即使是很小的進步或努力（鋪床、梳頭、回別人電話）都要大大的誇獎。
- 放下長期衝突，暫時熄火。
- 用清楚嚴肅但平靜的口吻表達你的期待，即使你是在說負面的話。
- 提出建議之前，先問孩子是否要聽你的建議。

不要做：

- 給孩子老掉牙的建議，例如「打起精神來」、「加油，你會克服的」。
- 把孩子的憤怒和敵意視爲人身攻擊——其實那是他的疾病在說話。
- 對孩子的狀況或未來表現過度的焦慮。和醫生、配偶或朋友討論你的擔心，不要跟孩子討論。
- 說一些讓孩子覺得自責的話。
- 在孩子面前討論你自己或其他家人的憂鬱或自殺意念。
- 讓孩子陷在親子衝突中。

表格12.6　孩子憂鬱時什麼有幫助、什麼沒幫助

根據你認爲是否有效，勾選所有你試過的方法。下次看到前驅症狀時，可以根據這張表格採取更有效的策略。

策略	試過有效	無效	不確定有效
列出前驅徵兆			
行爲激發計畫			
認知治療			
調整藥物			
確定按時服藥			
提供支持			
運用良好的家庭溝通技巧			

你覺得孩子是在操控你或過度戲劇化——也請馬上閱讀第十三章，準備尋找專業協助。第十三章將描述自殺意念的早期症狀，以及如何在第一時間採取行動。

對躁鬱症青少年的家長而言，最困難也最重要的學習，就是如何和憂鬱的孩子討論自殺。許多家長認爲討論自殺會把自殺的想法根植於孩子的腦海中，但是，你需要知道孩子在想些什麼，才可以預防他眞的自殺。雖然很不舒服，但是你得主動提起這個話題。青少年痛恨去醫院，因此可能不敢跟家長說自己想自殺，以免被送進醫院。你得跟孩子解釋，光是有自殺意念並不表示一定得住院，但是表示她可能需要更多的幫助以及專業協助。

【第十三章】

處理自殺意念和行爲

要和其他家人討論孩子的自殺意念可能會讓人非常痛苦。但是事前的討論可以預防實際的發生。有些家長擔心，越討論孩子越會想自殺。其實不會。不討論才危險。

自殺意念和試圖自殺是躁鬱症的常見現象。大家常誤以爲只有在憂鬱症發作時才可能自殺，事實上，自殺意念和行爲在躁鬱症的任何階段都可能發生，不論是憂鬱症、躁症，甚至是情緒穩定的時候，孩子都會有自殺意念，只是憂鬱時更強烈。**這是爲什麼每一位家長都應該讀這一章**。自殺意念有時不容易看出來，孩子可能突然衝動的自我毀滅——有些孩子說，他們從想自殺到實際行動之間只有幾分鐘——也可能事先仔細計劃。**你應該重視任何一個自殺意念或自殘行爲，即使看起來像是孩子的刻意安排或操控**。

本章的目的是協助你盡力保護孩子。你需要了解自殺的危險因子和早期跡象，並讓孩子簽署安全計劃、同意自我保護。

青少年爲何自殺？

> **表13.1　自殺意圖的跡象**
>
> 如果你的孩子有出現底下的情況，立刻打電話給醫生。如果你有安全計劃，立刻執行。
>
> · 表達自殺的意願和計劃。
> · 持續產生自殺意念，常常提及死亡。
> · 表達想要逃避某個痛苦的狀況或情緒。
> · 計畫自殺的時間、事先吐露自殺計畫。
> · 無法或拒絕答應保護自己的安全。
> · 準備的行爲（把東西送人）。

孩子企圖自殺有很多原因：想引起家長或同儕注意、求救、表達憤怒或敵意、逃避痛苦的家庭或學校環境、解除內在焦慮、想讓別人自責、報復，有些青少年會用自殺來處罰變心的男友（女友）。即使自殺的理由很瑣碎，家長也不能掉以輕心。不論原因爲何，即使孩子不眞的想死，嘗試自殺也可能意外導致悲劇。

想到孩子可能有自殺意念確實讓人難過。有的人認爲自殺代表了人格有某些缺陷或者是缺乏道德感，其實，自殺意念是躁鬱症的一部分。孩子不應該覺得自己有自殺的念頭是可恥的，有些小孩盡了全力卻仍無法避免走上自殺一途。你也可能誤以爲孩子想自殺代表你是失敗的家長，其實不是。我們看過很多家長非常努力的支持孩子，但是孩子最終還是自殺了。

毫無疑問地，你的任務很艱難。你需要用同理心面對孩子的自殺意念，但是又不能過度，以免反而鼓勵了自殺行爲。本章將討論如何使用**選擇正向增強的方式協助孩子**，同時照顧自己和其他家人。

「我的孩子有危險嗎？」

青少年是有自殺意念的高危險族群：20-45%的青少年有過自殺的念頭。7-14%的青少年確實有過自殘行爲（包括非自殺性的割腕），但是有高達三分之一的躁鬱症青少年曾經自殘。躁鬱症青少年經常有強烈自殺意念，有可能一時衝動就付諸行動，特別是處於混合型或憂鬱期的孩子。如果孩子有容易導致自殺的合併症，例如喝酒嗑藥、破壞性的行爲或焦慮症，自殺的機率就更高。自殺也有家族遺傳性。自殺者的腦內血清素濃度異於常人。

導致自殺的因素可能來自遺傳、臨床（躁鬱症症狀）或環境。增加自殺機率的臨床症狀：

· 之前嘗試過自殺或自殘
· 以敵意和攻擊行爲（衝動的攻擊性）應付挫折
· 持續覺得無望悲觀
· 有焦慮症的合併症，尤其是有恐慌現象
· 喝酒嗑藥
· 混合型躁鬱症或精神病症
· 有一等親自殺的家族史

增加自殺機率的環境因素：

· 持續的家庭衝突
· 最近有失落或羞辱的創傷經驗
· 有法律、紀律、學校問題（例如被欺負）
· 可以接觸到武器或藥物
· 沒有接受治療
· 接觸到曾經自殺或自殺成功的人
· 和重要社會支持網路失聯（家庭或學校）

改善環境因素就可以盡量降低自殺的機率（例如讓孩子戒毒、用藥物治療焦慮症）。仔細地跟醫生討論孩子是否有自殺傾向，比方說孩子是否提到自殺（「如果我不在了會怎樣？」）？是否曾經表達明確的自殺計劃（說她會什麼時候自殺、如何自殺等等）？他是否很孤立、沒有朋友？是否有學業問題？他最近有喝酒嗑藥嗎？他是否認識曾經自殺或自殺成功的人？**如果有多於一項的因素，尤其如果和憂鬱症或混合型躁鬱症同時出現的話，就要當作急診處理，立刻連絡治療團隊或打電話給醫院的急診室，看看需不需要住院。**

我們可以降低很多環境因素對孩子的影響。有些因素則可以完全去除，例如化學失衡可以用藥物治療。長期鋰鹽治療可以大幅降低自殺機率，其他藥物可以控制焦慮、攻擊行為和焦躁不安的現象，這些現象有時會使自殺意念變成實際行動。環境或多或少可以影響自殺行為，例如，有些父母平時忽略孩子的沮喪抱怨，等到孩子一提到自殺就忽然過度關心，孩子的自殺意念會受到強化。有些躁鬱症青少年說，自殘會讓他們暫時感覺好一點（自我傷害會讓大腦釋出嗎啡）。所以，雖然自殺的根源是生理的，治療卻應該包括調整環境，讓自殺行爲不至受到強化。

本章重點就是「安全計劃」——重要的環境控制。安全計劃可以防止自殺、協助孩子得到他需要的治療、讓他更相信自己可以度過看似無解的難關。安全計劃包括（一）辨認孩子是否有自殺危機；（二）讓孩子減少接觸自殺工具；（三）增加孩子接觸**良好適應策略**（例如轉移注意）的機會和社會支持（家人、朋友、治療）、協助他消除內在的壓力。如果孩子、家人、治療團隊之間持續合作，安全計劃將是孩子的最佳保護。

如果一切策略都無效，或是孩子具有多種自殺跡象，你就必須考慮讓孩子住院，以維護他的安全，並在一個有結構的環境中觀察他的進展。

以下環境因素可以**保護**孩子，你可以運用這些因素支持孩子：

· 正向的親子連結（花時間相處）
· 家長積極監護
· 家長對孩子行爲和學業成就的高度期待
· 學校和孩子的正向連結
· 反對自殺的宗教或文化信仰

「我怎麼知道孩子有自殺意念？」

你無法確定孩子有自殺意念，但你可以學習辨認早期跡象，進一步了解自殺意念（自殺或自殘的想法）、嘗試自殺（不一定表明是自殺的自我傷害）、完成自殺（自殺身亡）、非自殺性的自殘（身體自殘，通常是割傷自己，不一定要自殺）。躁鬱症青少年常有非自殺性的自殘，你需要特別留意，因爲自殘很容易惡化爲自殺。

十七歲的黛比說要結束生命，說她死了比較好，但是她從來沒有眞正傷害自己。這就是自殺意念。十五歲的黛娜和同樣有躁鬱症的哥哥吵架後用玻璃割傷自己來「發洩憤怒」，但是從來沒有嚴重到有生命威脅。這是非自殺性的自殘。十七歲的傑克吞了很多安眠藥嘗試自殺，但是後來說他當時只是「一時糊塗」。他吞了安眠藥之後很害怕，發現自己其實不想死。

你的工作就是不讓孩子從自殺意念演變成自殘或自殺的行動。家長有時可以看到自殺的早期跡象，尤其是如果孩子一直很憂鬱、一直有自殺意念，或曾經嘗試自殺的話。注意突然的行爲改變（把東西送人、焦躁不安、越來越退縮）、焦慮或恐慌、攻擊性升高、對死亡議題特別有興趣。這些臨床跡象都很危險。

早期跡象可能包括孩子說人生不值得活、想死、覺得絕望悲觀、有自殘行爲、越來越沮喪憂鬱。許多嘗試自殺的青少年不是想死，而是想逃避嚴重的內在壓力、焦慮和極度的寂寞。這些青少年說，有些情況讓他們再也無法忍受，他們的情緒如此負面，以至於自殺成了一種解脫。如果你想進一步了解自殺的心理機制，請參考凱·傑米森寫的《躁鬱之心》和《夜，驟然而降》（*Night Falls Fast: Understanding Suicide*，天下文化出版）。

嘗試自殺不一定和憂鬱症或躁症同時出現——青少年可能很衝動的吞下一大把藥，事前毫無計劃。如果剛剛發生過壓力事件（和女友或男友吵架）、孩子有衝動的攻擊性（用敵意面對挫折）、很容易拿到自殺工具（槍枝、藥物），孩子嘗試自殺的機率最高。有些孩子隱藏自己的憂鬱，沒有人知道。**爲了減少衝動的嘗試自殺，你的最佳對策就是拿走任何可能用來自殺的工具，並讓孩子持續接受心理治療和藥物治療**。

十六歲的尼爾長期有自殺意念，但是只在混合型躁鬱症發作時嘗試過一次（割腕）。他變得很衝動、具攻擊性。他打壞房間裡的東西、打破窗戶、對家人大聲咒罵、踢家裡的狗。下一次他又混合型躁鬱症發作時，他的父母已經準備好安全計劃，包括拿走尖銳物品、增加鋰鹽劑量、增加諮商次數讓他發洩憤怒。這一次他沒有嘗試自殺，但是持續有自殺意念。

預防自殺：制定安全計劃

如果你懷疑孩子可能嘗試自殺，或者覺得他不會自殺但是有嚴重憂鬱，都應該和孩子以及治療團隊製作一套安全計劃。就像你製作的躁症預防約定一樣，安全計劃會列出自殺跡象（總是想到死亡、表示絕望）、環境因素（和家人衝突、受到侮辱、在學校受欺負），以及孩子、家人和治療團隊在自殺跡象出現時，可以採取的行動。按照優先順序寫下來，從最優先的策略（孩子同意告訴至少一位成人他想自殺）排到候補策略（轉移他的焦慮）。這個安全計劃並不假設孩子躁症或憂鬱症發作，自殺意念隨時可能出現。

第一步：屋子裡不要有任何可能傷害自己的物品

家中不要有任何大量藥物，包括退燒止痛的成藥。如果你覺得孩子有自殺意念，一次只給他少量的藥物，尤其是安眠藥。家中只放有限的藥物，其他放在辦公室或親戚家。買單獨包裝的藥，孩子比較難一下子拿到一大把。

第二步：降低孩子接觸酒精毒品的機會

青少年自殺和酒精絕對有關聯。青少年常常用酒精伴隨大量藥物自殺。一定要把烈酒鎖起來。如果孩子本來就喝酒嗑藥，一定要讓孩子戒酒戒毒。精神科醫師可以固定給孩子驗尿，以確保他沒有喝酒嗑藥。

第三步：和孩子討論自殺

要不要讓孩子住院要看他的自殺計劃、意願和行爲是否可能致死。最好由精神科醫師或心理師評估決定孩子是否有危險，但是有時候孩子會拒絕看醫生。你可以和孩子討論他的自殺意念，最好是在他情緒比較平靜的時候，很自然而有同理心的直接問他：「有時候，小孩子覺得憂鬱時會想傷害自己或是自殺。你曾經有過這種想法嗎？」他可能拒絕討論，你可以說：「等到你想討論的時候，我隨時可以和你討論。」

要和其他家人討論孩子的自殺意念可能會讓人非常痛苦。但是事前的討論可以預防實際的發生。有些家長擔心，越討論孩子越會想自殺。其實不會。不討論才危險。大部分躁鬱症患者表示，如果家人保持冷靜、不加以判斷的話，能夠和家人討論自殺意念讓他們感到輕鬆。

鼓勵孩子說出自己的自殺意念、絕望、想逃避的心情、懊悔、羞恥感或自責。試著保持冷靜，不要焦慮、苛刻或惱火。記得要公開討論、傾聽、承認、解決問題。協助孩子想出取代自殺的對策。**讓孩子明白：自殺意念會消失、問題是暫時的、不要用永遠不能改變的方式面對暫時的問題。**

第四步：評估環境及前後事件

產生自殺意念之前發生了什麼事？和之前想自殺或自殘時的引發事件有何相似性？青少年會很在意家庭衝突、溝通時家長否定他的情緒、大家不在乎他的想法（可能是扭曲的想法）。失去的經驗（例如分手、朋友死亡）和受到羞辱的經驗（例如強暴、性侵、在同儕面前丟臉）也可能引起自殺意念。

孩子可能沒有覺察到這些事件和自殺意念之間的關聯。你可能需要一步一步協助孩子重建一連串的事件、想法、感覺。莎拉的朋友在網路上說莎拉和別人的男朋友上床並且帶有性病。莎拉覺得非常受辱。她本來就不確定男生怎麼看她。她是否言行太大膽？男生覺得她有吸引力嗎？她也喜歡女生嗎？網路事件後，莎拉出現了自殺意念。第二天到學校又被罵是「賤貨」，自殺慾望就更強了。她吞了藥，睡了十二個小時。後來，她才明白自己只是想逃避這個可怕的經驗。

一連串的情緒、思想和行爲導致自殺意念。孩子在某一個時間點上，覺得自己沒有其他出路了。困在自我毀滅、憤怒、焦慮的情緒中，孩子覺得其他的選擇越來越少。莉絲麗的爸媽不准她週六晚上出門，她威脅說要從三樓往下跳。她的父母覺得不可能，覺得莉絲麗只是在操控他們。結果當天夜裡，莉絲麗吞藥自殺。去了急診室之後，父親責備莉絲麗「怎麼這麼傻」。莉絲麗無法解釋爲什麼吞藥，她自己也覺得很蠢，但是「當時就覺得只有這條路了」。她因爲帶給父母痛苦而感到羞恥自責，更想自殺。

和孩子一起回顧這些事件、想法、感覺，你可能覺得很不自在。精神科醫師或治療師當然是與孩子會談的合適人選，不過孩子可能只願意跟你說。協助他了解這一連串事件的關係，以後再發生時，你們就可以採取不同的行動了。例如，莉絲麗若是熟悉「改變當下」的技巧（第九章），父母知道可以如何讓她轉移注意，她就可能不會吞藥了。

第五步：寫下安全計劃的約定

安全計劃的重要工具就是安全約定。讓孩子簽名並同意，如果出現自殺跡象或觸媒，他將會採取某種行動。最好等孩子穩定時，再和孩子一起製作這張約定，或是在他剛嘗試自殺被救之後。約定包括：

一、**孩子答應不再傷害自己**，並答應一有自殺或自殘意念出現，就通知家長、醫師或其他可以信任的成人。

二、**你和孩子列出替代自殺的其他策略，以對抗自殺意念**。如果有類似事件發生時（比如說莎拉受到公開羞辱），她要怎麼辦？除了傷害自己，她還可以怎麼做以解除痛苦？如果自殺意念頻繁、孩子會忘記原本約定的話，鼓勵她把這些策略寫在小卡片上，隨時可以溫習。

復習第十章的「壓力溫度計」練習。問孩子，在一到一百之間，她覺得自己會崩潰（壓力大到想自殺）的點在哪裡？假設她說六十。當她的壓力達到六十的時候，她要如何讓自己放輕鬆，直到壓力降到四十？一般的方法包括正向自我對話（請參考《掌握好心情》）、專注靜心（請參考第九章的三分鐘呼吸法）、聽輕鬆的音樂、散步、大哭一場。孩子能夠轉移注意嗎？打電話給朋友、上網、照顧寵物、看電影、畫畫、寫日記都可以。這些策略雖然只是暫時轉移注意，但是可以打斷自殺意念和阻止情緒惡化。

三、**讓孩子列出他活著的理由**。如果一個人覺得自己有能力解決問題、生命有價值或有人還需要他，就不會自殺。在孩子沒有自殺傾向的時候，請他勾選表13.2「活著的理由」的項目。當他有自殺意念時，請他重讀這張單子。

表13.2 活著的理由

請勾選讓你**不用**自殺的理由：

____我有問題時，總是可以從家庭得到支持和建議。

____自殺很痛苦，也很可怕。

____我接受自己的真實樣貌。

____我長大會有很多值得期待的事情。

____我覺得我的好朋友愛我、接受我。

____我在情感上和家人很親近。

____我很怕死，所以不會考慮自殺。

____我的朋友在乎我、關懷我。

____我希望完成我的人生目標。

____我的家人肯花時間聽我說學校、工作或家庭裡發生的事情。

____我期待未來會有好的事情發生。

____我對未來目標抱有希望。

____我相信朋友喜歡我的陪伴。

____我喜歡跟我的家人在一起。

____我害怕任何自殺的方法。

____如果我有問題，朋友會幫助我。

____大部分的時候，我的家庭會鼓勵我，支持我達到目標。

____我的未來發展很樂觀。

____我的朋友接受我的真實樣貌。

____我的家人很關心我。

____我對自己很滿意。

列出其他活下去的理由：

____

____

____

資料來源：Reprinted with permission of John Wiley & Sons, Inc. from Osman, A., Downs, W. R., Kopper, B. A., Barrios, F. X., Besett, T. M., Linehan, M. M., et al. (1998). The Reasons for Living Inventory for Adolescents(RFL-A): Development and psychometric properties. *Journal of Clinical Psychology, 54,* 1063-1078.

有些孩子會用物品提醒自己活著的理由。琳西把自己的單子放在一個音樂盒裡，盒裡還放了貓咪的照片、妹妹的照片、她得的美術獎章、好友寫給她的信。音樂盒的音樂是她小時候很喜歡的一首曲子。

四、**你和孩子討論緊急精神科治療的必要性**。要讓孩子知道，如果他表達自殺意願，你就會打電話給他的精神科醫師——如果當時他無法自己打電話的話。醫師可能需要見他，調整處方。跟孩子說，這並不表示他就得住院。只要持續看醫生並遵守安全約定上的策略，他就很可能不用住院。

一旦寫好安全約定，請孩子、每一位家庭成員、醫生和治療師簽名。請參考表13.3。如果孩子再度有自殺傾向而約定書上的某些項目沒有效果，可以隨時修改。這是很常見的現象，不要誤以爲是孩子或你的表現失敗。

執行安全計劃：克萊兒

克萊兒十七歲，和父母一起住，家中還有一個十五歲的弟弟。克萊兒有第一型躁鬱症。她承認自己即使不是在憂鬱期也每天都想到自殺。她兩度嘗試自殺，都是瞞著父母吞大量的止痛藥。她把藥嘔吐出來，上床睡覺，好像沒事一樣。第一次是因爲她和男友分手，第二次是因爲父母暫時分居。

在接受家族核心治療時，克萊兒的父母首度知道她曾經嘗試自殺。他們很難過，但是並不意外。於是諮商重點放在如何設計安全計劃：克萊兒願意告訴父母自己想自殺嗎？克萊兒可以打電話給醫師或治療師嗎？或是告訴母親，請母親打電話？想自殺時，一個人獨處安全嗎？如果不安全的話，父母要如何做才能讓她覺得得到支持？

克萊兒和父母經過很多嘗試錯誤，終於寫好她的安全計劃。克萊兒同意，如果自殺意念強烈就會打電話告訴爸爸。大家同意，父母和克萊兒應該有簡短而支持的對話，並建議她轉移注意的策略。克萊兒同意有自殺傾向時不去父母的浴室（以免看到藥物而衝動吞藥）。

雖然如此，克萊兒還是再度嘗試自殺，這次是因爲好朋友搬家了。母親桌上有一瓶止痛藥，她把大部分藥片都吞下去了。然後她感到害怕，自己催吐。她打電話給父親。她的父母非常難過失望，覺得她沒有遵守安全計劃。第一次緊急諮商時，他們傾聽克萊兒、理解她的絕望。克萊兒也傾聽父母的挫折。她和精神科醫師會談、驗了血、提高鋰鹽劑量、安排一週後的再次會談。

克萊兒一直有輕度憂鬱，但是父母的支持讓她比較能懷抱希望。她發現自己絕望時有其他的選擇，覺得好過多了。她的父母發現醫生比他們想像的容易連絡上，覺得放心多了。

防治自殺的住院

如果孩子不願意遵守安全計劃，你一直覺得他在家裡不安全的話（參見表13.1），就安排孩子住院。即使孩子願意遵守安全計劃，如果你覺得他情緒太不穩定，不會覺

表13.3　青少年安全計劃

青少年同意書

如果我，________，有自殺意念或自殺衝動，我答應採取以下行動，持續努力，直到自殺意念消失爲止。

以下是我有自殺意圖的跡象（列出典型的早期憂鬱跡象或過去有自殺意念或行爲的言行表現）：

____

____

____

以下是讓我難過，使我想自殺的環境因素（例如家庭問題、分手）：

____

____

如果我或我父母看到這些早期跡象，我同意做以下的事：

1. 答應不傷害自己，至少要讓父母親、精神科醫師或治療師其中一位知道。
2. 不喝酒、不嗑藥。

如果這樣還不夠，我也會用以下方式減少自殺意念（勾選所有的適用方法）：

3. 安排愉快或讓我轉移注意的活動（行爲激發）。
4. 使用改善當下的技巧（例如放鬆、冥想、舞蹈、瑜珈、運動）。
5. 復習讓我活下去的理由。
6. 接受可以信賴的家人、朋友或宗教的指引。

我也願意嘗試以下方法：

____

____

孩子簽名________________　　日期________________

家長同意書

如果我的孩子有一項以上的自殺意念或行動的跡象，我，________，答應採取以下行動（勾選所有的適用方法）：

1. 把家中所有的危險用品拿走，放在朋友家或親戚家。
2. 把家中可以用來自殺的藥物拿走，只存放少量且單獨包裝的藥。
3. 打電話給醫生安排緊急會談——如果孩子無法自己打電話給精神科醫師或治療師的話。
4. 家中不要有酒，讓孩子無法獲得酒精。
5. 陪伴孩子直到他覺得安全。

如果這樣還不夠，我也會用以下方式協助孩子（勾選所有的適用方法）：

6. 和孩子討論感覺：傾聽、承認、討論自殘之外還有什麼其他策略。
7. 協助孩子執行行為激發計劃， 安排低調的愉快活動或讓他轉移注意的活動。
8. 避免批評、判斷、責備的語言。
9. 降低對孩子的學校表現和家務事責任的期待，直到自殺意念消失。
10. 確定孩子飲食和睡眠規律。

我們也會嘗試以下方法：

____

____

____

____

家長簽名__________________ 日期__________________

醫生／治療師同意書

如果＿＿＿＿＿有以上的自殺跡象，我，＿＿＿＿，答應採取以下行動（勾選所有的適用方法）：

1. 安排緊急會談並調整處方。
2. 和他討論管理情緒、不讓自殺意念變成自殺行動的策略。
3. 安排住院。
4. 其他：＿＿＿＿＿＿＿＿＿＿＿＿＿＿＿＿＿＿＿＿＿＿

治療師簽名＿＿＿＿＿＿＿＿＿＿　日期＿＿＿＿＿＿＿＿＿＿
精神科醫師簽名＿＿＿＿＿＿＿＿　日期＿＿＿＿＿＿＿＿＿＿

列出緊急時可以連絡的近親、鄰居、好朋友：
姓名：＿＿＿＿＿＿＿＿＿＿＿＿＿＿＿＿＿＿＿＿＿＿＿＿＿
＿＿＿＿＿＿＿＿＿＿＿＿＿＿＿＿＿＿＿＿＿＿＿＿＿
電話：＿＿＿＿＿＿＿＿＿＿＿＿＿＿＿＿＿＿＿＿＿＿＿＿＿
＿＿＿＿＿＿＿＿＿＿＿＿＿＿＿＿＿＿＿＿＿＿＿＿＿
列出醫生的姓名電話：＿＿＿＿＿＿＿＿＿＿＿＿＿＿＿＿＿＿
＿＿＿＿＿＿＿＿＿＿＿＿＿＿＿＿＿＿
自殺防治熱線電話：＿＿＿＿＿＿＿＿＿＿＿＿＿＿＿＿＿＿＿
＿＿＿＿＿＿＿＿＿＿＿＿＿＿＿＿＿＿＿

察自己的自殺意念有多危險，因此可能無法執行安全計劃的話，你也需要考慮讓他住院。

住院至少持續三天，以控制自殺意念並計劃未來的治療方案，同時讓孩子遠離可能導致自殺的刺激（例如某些朋友打電話來、即時通、家庭衝突）。防止自殺的住院可能爲期很短（重新評估和穩定藥物治療效果），也可能很長（尋找引起自殺的因素、處理孩子的絕望感、建立更好的適應機制）。不幸的是，即使孩子需要長期住院，也會受到保險給付、孩子肯不肯合作、醫院有沒有足夠病床的限制。

如果孩子有自殺意圖卻拒絕住院的話，我們建議你安排強制住院。當然，孩子會不高興被強迫住院，你可能也覺得不安，但是強迫住院的長期效果（有足夠時間穩定新的藥物處方）值得家長付出短期代價。

孩子出院後，你可以幫他安排過渡治療，例如日間照護治療或密集的門診治療。十八歲的莉絲麗短期住院後，進入爲期十週、每週七小時的治療計劃：每週兩次，每次兩小時的團體治療；每週兩次個人心理治療；每週一次精神科醫師門診。十週結束後，她比較穩定，也比較了解自己爲什麼嘗試自殺了。

出院後的適應

持續觀察孩子

嘗試自殺後的三到六個月是最危險的時期。同樣的刺激可能再度發生（例如看到前男友和現任女友在一起），如果她尚未穩定的話，這些刺激可能更有殺傷力。所以，如果無法安排過渡治療的話，一定要提供孩子很多支持，家人和朋友需要密切注意她，確定她很安全。出院後，她還會很憂鬱沮喪——可能拒絕協助——她需要知道絕望時

表13.4　自殺防治計劃——克萊兒，十七歲

克萊兒列出自己典型的自殺早期跡象：
我不想看我一向最喜歡的電視節目。
好朋友打電話來之後，我不回她電話。
我不想離開自己的房間出去吃飯。
我開始想割傷自己。
我開始幻想死了有多麼平靜。
我想像葬禮的細節：誰會來、大家會說什麼。

父母列出克萊兒的憂鬱症早期跡象：
她很退縮，不跟我們或朋友說話。
她看起來很擔心焦慮。
她不注意儀容。

如果以上跡象出現一項以上，克萊兒可以做什麼：
1. 同意不傷害自己，並打電話給醫生。
2. 打電話給爸爸。如果找不到他，打電話給媽媽。
3. 一個人在家的時候不去父母的浴室（家裡的藥都放在那裡）。

除了以上措施，克萊兒也會嘗試以下策略控制自殺意念：
1. 做一些事情轉移注意力或讓自己感覺比較好，像是聽音樂或讀自己寫的詩。
2. 閱讀並思考活下去的理由。
3. 尋求好朋友和父母的鼓勵，支持我撐下去。
4. 冥想、祈禱。
5. 做瑜珈。

克萊兒希望父母做的事：
1. 打電話請醫生安排緊急會談。
2. 請爸爸隨時帶著手機，我才能找到你。
3. 如果我需要在你上班的時候打電話給你，請不要生我的氣，請聽我說話、給我一些轉移注意力的建議。
4. 不要為了我的情緒批評我、責備我。

早期跡象出現時，父母認為自己可以做的事：

1. 鼓勵她打電話給醫師和治療師。如果她沒辦法自己打，就幫她打電話。
2. 如果克萊兒一個人在家，隔幾個小時就打電話回家關心一下。傾聽並理解她的感覺。
3. 當克萊兒執行適應技巧時（例如正向自我對話、轉移注意、培養新的興趣），給與鼓勵。
4. 不要讓她覺得自責或覺得自己是家庭的負擔。
5. 協助弟弟了解克萊兒的心情。

醫師和治療師同意：

1. 盡快安排緊急會談。
2. 如有需要，調整處方。
3. 如果克萊兒無法答應不傷害自己的話，安排住院。
4. 協助她了解自殺意念從何而來。
5. 協助她保持安全。

克萊兒認為她的朋友可以：

1. 和我一起做我們都喜歡做的事情，讓我轉移注意。
2. 陪著我，直到我覺得不會傷害自己。
3. 如果我想傷害自己，朋友又無法阻止我的時候，打電話給我父母。

資料來源：Adapted with permission from Miklowitz, D. J., & Taylor, D. O.(2006). Family-focused treatment of the suicidal bipolar patient. *Bipolar Disorders, 8,* 640-651.

有人可以傾訴。不要讓她長時間獨處。她可能不願意讓你或別人侵入她的生活，但是提醒她，這只是暫時的，直到她可以控制自我傷害的衝動爲止。

對孩子好、欣賞他、愛他、讓他知道你喜歡他的陪伴。這些都很有幫助。花時間和他做一些與病症無關的活動：玩牌、買冰淇琳、看電影。他可能看出你的意圖，抱怨說你太刻意了，但是這些正向增強的行為和社會支持，會減少出院後的自殺衝動。一項研究顯示，只要每週寄一張鼓勵的明信片給嘗試自殺的人，就能夠降低出院一年內的自殺率。

如果孩子能夠出門，從事助人或社區活動（例如在慈善機構當義工），會很有幫助。克萊兒以前覺得和家人關係疏離，在第三次嘗試自殺後，克萊兒表示想幫忙父母和弟弟。她希望和家人有「雙向的關係」。

個人適應及家庭適應

事情過後，你一定要好好照顧自己——情緒上和身體上。對於導致孩子自殺的事件，家庭成員往往覺得非常的自責、羞恥和憤怒。你的憤怒可能針對孩子，也可能針對配偶或治療團隊，尤其如果你覺得你在需要他們的時候，他們沒有提供協助的話。你可能對現有的解釋不滿意，一直想找出孩子嘗試自殺的原因。有些家長覺得很丟臉，覺得別人會認為他是無能或不關心孩子的父母。你可能感到莫名的焦慮。

如果你或其他家人感到憂鬱、焦慮或想自殺，不管這些感覺和孩子的嘗試自殺有沒有直接關係，一定要尋求適當的治療和親友支持。家長一定不可以讓孩子知道自己的自殺意念，因為如果家人也有自殺意念的話，躁鬱症青少年比較可能嘗試自殺。如果家裡其他人有自殺意念，也需要啓用本章討論的安全計畫。

盡量回到正常家庭生活，越早越好。青少年需要規律的生活，孩子若是知道在他嘗試自殺後，家人照樣一起吃晚飯、還是和他一起看電影、還是要遛狗，他會感到安慰。其他家人也會因爲回到正常生活而鬆了一口氣。花些時間和自己相處：去健身房、在公園散步、和配偶或朋友一起玩。盡量保持正向的生活，以便面對孩子嘗試自殺所帶來的負面氣氛。記得第九章說的：不要讓孩子的情緒決定其他家人的情緒。

你可能覺得自己像個多頭馬車：我要如何照顧這個才剛剛嘗試自殺的孩子？如何確保他的安全？同時照顧其他覺得被忽略了的孩子？還要照顧自己？我的配偶？這時候，伴侶關係和家庭關係可能都需要修復——私下談談、花些時間相處、安排伴侶諮商或家族治療。要如何才能撥出時間做這些事？這個問題沒有絕對的答案。**讓治療師、精神科醫師和任何願意協助的親友，協助你分擔責任。了解自己的極限，請別人幫忙**。

最後，保持樂觀，不要放棄！等到孩子比較穩定之後，你的生活就會開始改善了。長期下來，你的努力會有成果的。孩子會慢慢了解，因爲你的支持幫助他活了下來。

【第十四章】

面對學校環境

躁鬱症青少年有多項社交困難。他們可能不善社交或比較不成熟，因此很難交朋友。他們可能跟人說話時站得太近、說話太大聲，或是因為沒洗澡身上有臭味。躁鬱症孩子可能對別人如何對待他很敏感，對自己如何對待別人卻不夠敏感。

學校可能是你和孩子要面對的最大挑戰，也可能是最沒問題的一環，這要視許多因素而定——孩子的躁鬱症控制得如何、他的認知受到多少影響。孩子的學業或許跟得上，或許跟不上。如果你的孩子原本很資優，看著他的學業被躁鬱症打斷，你可能很心痛。幸好，有很多方法可以提供協助。

很多家長表示，即使躁鬱症被控制住了，孩子在學校還是有困難。本章將討論最常見的問題——學業、人際、功課。你會看到其他家長提出的擔心以及我們提供的策略。很多因素會影響孩子的學業表現，例如老師和學校在特殊教育上的專業程度和資源、學校是否願意合作。我們提供的策略確實可以幫助孩子，但是你可能需要做一些調整，以適應個別狀況。

尋找適合的學校、適合的教育計劃

躁鬱症青少年需要多少學業上的協助？需要何種環境才能在情緒上和人際關係上有所成長？答案因人而異。如果孩子表現不錯，你可能只需要定期和老師溝通就好了。如果孩子有困難，你可能就得要求學校提供特殊服務。不過，決定孩子有什麼特殊需求、如何滿足這些特殊需求，過程可能崎嶇難行。接下來，本章將簡要說明如何讓孩子上合適的學校、得到合適的服務。如果還是不成功，你可以找法律顧問幫你爭取應有權益。

第一步：徹底評估

首先，你需要完整而徹底的教育評估。特殊服務可以是教室裡的調整或是申請特殊教育。除了學業計劃外，躁鬱症青少年往往也需要行為問題上的協助或緊急處理計劃。請參考表14.1。

有些評估可以在學校裡做，如果你擔心學校無法提供合適的評估，可以自己請心理師評估。評估報告應該包括給學校的建議。你要確定你是否同意以下的報告內容：（一）孩子的問題；（二）解決問題的方法；（三）如何評鑑計劃是否有效；（四）如果無效，將如何修改。

第二步：個人教育計畫（IEP）

個人教育計畫（IEP）包括四個部分（一）列出孩子的優勢和弱勢（根據學校或你提供的評估）；（二）學業

目標和發展；（三）如何達到學業目標；（四）如何評估過程。請見表14.1的建議。

「我的孩子很聰明，雖然得到一些特殊待遇，但是成績還是只有丙和丁等。我們不懂為什麼學校無法讓他進步。」

即使做了種種調整，孩子成績可能還是跟不上、常常缺課（這和拒絕上學不同）、有嚴重同儕衝突、情緒明顯因為某些課程或老師而起伏。學業失敗的原因很多。你需要檢查以下原因，才能找出有效對策：

· 如果你覺得是因為學校的緣故，可以經由IEP取得特殊待遇。
· 如果孩子情緒持續起伏，學業表現一定會受到影響。用第十章的情緒紀錄表持續觀察孩子，看他的情緒是否影

表14.1　躁鬱症青少年的個人教育計畫（IEP）元素

· 在學校有個特定的地方，讓他隨時可以去冷靜下來。
· 准許孩子離開課堂去冷靜一下。
· 減少畢業的最低學分要求。
· 調整課表，讓他可以每天晚一點上學。
· 給予特殊的考試待遇（例如不計時考試、口試、發作時可以不用考試）。
· 孩子因為住院或發病缺課時，成績或作業的特殊考量。
· 特定的行為計劃，學校要如何處理嚴重的行為以避免孩子被退學。

響學業。如果是，和精神科醫師會談，調整處方。

- 如果親子之間溝通困難，無法有效解決關於學校的問題，孩子的學業表現也會出問題。專門處理溝通和解決問題技巧的治療師，可以協助你和孩子討論學校問題及解決方法。
- 你可能需要調整對孩子的期望，以符合實際狀況。如果孩子以前只有乙等的成績，即使有再多調整，你也無法期待他現在表現比乙等更好。如果孩子以前都是甲等，現在只有丙等，你需要考慮或許這就是他有躁鬱症之後能有的學業表現了。

孩子學業成績不佳的原因很複雜，你還需要考慮到孩子的合併症、廣泛性發展障礙、閱讀障礙或其他學習障礙。如果你什麼都考慮到了，孩子的學業表現還是不好，你可能需要接受他現在就是這個樣子了。或者，你可以考慮讓孩子轉學。很多孩子找到合適的學校後表現都更好。

「我女兒就是不肯去念公立學校，但是我們不知道還有什麼選擇。」

以我們的經驗，**症狀不斷**並且有認知或行爲問題的躁鬱症青少年，在非傳統學校的表現較佳，因爲有些傳統的學校無法提供他們所需要的支持。如果病情穩定了，有些孩子在一般的學校也可以表現良好。

你需要做些研究才找得到合適的替代學校。你可以先從附近的其他公立學校開始，看看是否有學校比較了解孩子的需要、資源比較充足。

第二個選擇是私立學校，如果你能夠負擔學費的話。私立學校通常班級較小、學生可以得到較多注意、行爲紀律比較嚴格，對孩子的病情控制可能比較有利。但是，私立學校依法並不需要提供特殊教育，你的法律權益比較有限。

第三，考慮在家學習或在家自學。家長必須自己主動找在家學習的計畫。

在家自學指的是你自己教孩子，這和傳統學習完全不同。如果你和孩子合作良好，可能每天上幾小時課就可以跟上學校進度了（很多青少年說，在傳統學校的時間大部分都沒在做什麼）。在家學習的教育標準可能比較鬆。但是如果家長自己教的話，孩子可能比較不肯做功課。你需要有固定的上課時間和休息時間，也要安排孩子和同儕相處的時間。

很多家庭選擇複合式教育，例如孩子可能上午比較晚才上學，在學校待到吃午飯，下午在家學習。如果你有興趣，可以和學校輔導老師討論。

「我們原本對女兒抱著很高的期望——我們擔心如果她無法完成正常教育，她的未來堪慮。」

許多家長說，他們必須對孩子的教育保持彈性。你原本可能對孩子有些夢想和期待，你以前可能從來沒想過孩子大概連高中都無法畢業，你可能感到極度失望。第四章提過，很多家長說孩子原本非常聰明、好奇、熱情、早熟。當這些孩子無法完成傳統教育時，家長更加失望。

有些家長擔心非傳統教育會不利於孩子的未來。這是不正確的觀念。高中同等學歷並不會讓孩子找不到工作或無法上大學，卻可以讓孩子不用在學校裡備受挫折。很多躁鬱症孩子在非傳統教育環境中表現良好。

解決日常的學校問題和社交問題

即使在最合適的學習環境裡，孩子還是可能遇到問題，影響他的學業和人際關係。以下是常見的問題：

「早上簡直無法叫醒兒子去上學。就算起床了，他也迷迷糊糊的，我們不知道是否需要逼他去上學。」

最常見的抱怨就是孩子早上起床的問題。家長常常無法叫醒孩子、讓孩子準時上學。試試以下策略，不過，即使這些策略奏效，你可能還是需要降低期待。

馬歇爾早上總是很累，在課堂上完全無法專心，等他真正醒來通常已經是午餐時間了。他的父母找了一個不容易按掉的鬧鐘，放在房間裡離床頭最遠的地方。有些青少年喜歡用定時播放的音樂叫醒自己。你也可以提供獎賞，例如放學後可以和朋友玩一下，不用立刻回家。

如果試過各種方法都不奏效，你可能需要和學校商量，讓孩子不用上第一堂課。或者和精神科醫師討論，是否需要調整他的夜間處方。

「孩子拒絕上學，我們一點辦法也沒有。」

躁鬱症青少年因爲情緒不穩、覺得沒有希望、在學校很無聊、對自己的表現感到焦慮或是有同儕問題，因此常常拒絕上學。如果你的孩子有這種現象，一定要讓精神科醫師知道並調整處方。即使有最好的教育計畫、老師和家長，只要孩子有躁鬱症症狀，在學校就會遇到困難，自然不會想上學了。

如果孩子非常堅決的不肯上學，你可能得和學校老師、輔導室或治療師談談。

「學校拒絕接受我兒子的行爲是情緒疾患的症狀，他們覺得他就是又壞又懶惰。」

精神行爲疾患（包括躁鬱症）是「隱形障礙」，我們看不到他的障礙，只看到他的行爲。沒有經驗的人很難接受看不見的障礙。告訴老師孩子有躁鬱症，可以幫助老師接受孩子生病的事實，讓他比較能理解孩子的行爲。不過，你需要先評估一下得失（請參考表14.2）。

瑪麗亞不希望母親跟學校說她有躁鬱症，後來她和老師的關係變得很緊張。老師認爲她的表現是出於叛逆和反抗。數學老師說：「我以爲我和瑪麗亞關係很好，但是有時候她看起來很生氣、不聽話。有什麼事情讓她生我的氣嗎？」瑪麗亞和母親請老師一起參加會談，讓治療師解釋瑪麗亞的診斷和症狀。老師發現，原來問題不是出在她和瑪麗亞的關係之後鬆了一口氣，並開始討論如何協助瑪麗

表14.2　讓學校知道孩子患躁鬱症的好處與壞處

讓學校知道孩子患躁鬱症的好處：

- 孩子可以受到法律保障，獲得額外的服務和資源，若是因爲發病而觸犯校規也不會被退學。
- 學校人員較不會誤會孩子的行爲是因爲態度惡劣或懶惰，比較可能運用策略來回應他的行爲。

讓學校知道孩子患躁鬱症的壞處：

- 孩子可能希望你不要說。他可能擔心即使行爲正常，老師也會幫他貼標籤。
- 孩子可能擔心同學知道了會笑他或欺負他。

亞的數學。

一定要先跟孩子討論公開的後果。如果你要跟學校說，必須先想清楚。如果你只是很挫折、需要支持，最好是找治療師、朋友或支持團體傾訴。

跟學校說之前，先問問自己：「如果不跟學校說，孩子是否可以靠著有限的調整就繼續求學？」如果答案是肯定的，孩子在學校適應得還算不錯，你可能不需要跟學校說，也就不用擔心孩子被貼上負面標籤了。

「有兩位老師對我的孩子很有愛心，能夠理解他的問題。但是有些老師無法容忍他，或是叫他『自愛一點』，因此他就不上他們的課，惹上麻煩。」

即使學校願意處理精神疾患，有些老師還是缺乏相關知識、經驗或意願來了解問題。老師可能認爲孩子不是有病，是被寵壞了。即使你跟老師說孩子有躁鬱症，他也不一定了解。瑪麗亞跟老師說了之後，一位老師說：「我小時候有閱讀障礙，還不是好好的把學校念完了。」

如果你跟學校說，一定要同時提供相關資訊給學校人員。瑪麗亞的家長列出躁鬱症症狀給老師參考。你可以使用第九章的表9.2。

無論老師能夠提供何種程度的協助，你都要和老師保持良好關係。如果學校提供的特殊待遇不足以滿足孩子的需求，和老師的良好關係就益形重要。畢竟，老師是直接負責教育孩子的人，可能是對孩子幫助最大的資源。好的親師關係也讓老師更敢跟你談到他們的擔心，讓你有機會教育他們，讓他們了解孩子的易怒和敵意是症狀，而不是故意的行爲。如果老師能夠了解並同理孩子的學習和行爲問題，孩子在學校的表現會很不同。

你要先跟老師溝通，不要直接去找學校當局。如果你願意信任老師，他們通常會比較願意合作。如果溝通之後老師仍然不合作，再跟學校要求轉班。

請參考以下的親師會談：

老師：今天午飯後，哈維出了一點狀況。

家長：發生什麼事了？

老師：他一進教室就很不高興，坐在那裡塗鴉。我叫他停下來，他很生氣，把課本丟在地上。另外一位同學開了個玩笑，哈維對他大吼。他沒問我就自己去教室後面坐著生氣。我要他回來時，他衝出教室，用力摔上門。我會把他和笑他的同學座位拆開。我知道哈維有困難，但是他還是得聽老師的話。如果他無法控制自己的行為，就不能回來上我的課。

家長：謝謝你告訴我這些。我很抱歉發生了這些事情。希望我們能夠一起合作，讓教室保持秩序。我贊成把哈維的桌子挪開，他很不喜歡被人取笑。但是很遺憾的，要哈維鬧情緒時控制自己的行為，就像是要求坐輪椅的學生走樓梯一樣不可能。

老師：你這話是什麼意思？

家長：不是哈維不願意聽你的話。他沒辦法聽你的話。他走進教室時的情緒我們稱爲「封閉」。他卡在情緒中，無法聽道理。如果受到壓力，接下來就是「崩潰」。我們和他討論過，他看得出自己的情緒進入「封閉」了，可以用一些策略防止自己進入「崩潰」。

老師：那我應該做什麼呢？

家長：他可以離開現場、換座位、自己坐在那邊畫畫，直到他冷靜下來。我們知道你不希望學生上課上到一半換座位或畫畫，但是當他快要崩潰時，讓他一個人獨處、安靜下來，通常是最佳對策。

「我的孩子成績時好時壞，差距非常大。我不知道是他懶惰還是躁鬱症症狀。」

躁鬱症的症狀——無法專注、神智迷糊、分心、飛躍思考——會影響學習，使得孩子的學業表現時好時壞。有些家庭發展出三種標準，在孩子症狀嚴重程度不同的時候，有不同的學業期待。標準一是孩子症狀不影響學校表現時，家長期待他有較好的學業表現。標準二是孩子有一些症狀影響到學校表現，可能仍然繼續上學，但是考試成績不佳、無法完成作業。標準三是孩子根本無法上學。每天觀察孩子狀況，知道何時需要降低期待。

「我兒子一直在教室發作。我很擔心，他也很痛苦。」

躁鬱症青少年的外顯行爲，通常讓家長和孩子都感到喪氣。如果孩子常常發脾氣，讓學校知道他有躁鬱症，老師才能採取預防措施（請參考哈維的例子）。連絡學校的輔導老師或特殊教育老師，了解學校如何評估並執行處理課堂攻擊行爲的策略。

如果你能協助老師預防或減少攻擊性行爲所帶來的負面後果，會很有成就感。首先，你可以教育老師辨認孩子情緒不穩的跡象，和老師分享你覺得有效的策略。對某些孩子而言，轉移注意很有幫助，例如畫圖、用電腦、用耳機聽音樂、坐在軟沙發上、和其他同學保持一些距離，都可以預防情緒崩潰。有時候孩子需要離開教室。有些學校會有支援人員或資源教室，孩子有困難時可以去找他們。老師通常很願意接受這些建議，因爲可以幫他們維持教室秩序。

最後，第十一章提過孩子可能需要修補他和老師或同學的關係。他可能需要道歉。雖然道歉是一個簡單的動作，但是可以減少躁症發作時造成的傷害。

「我女兒在學校極為焦慮，經常上學上到一半打電話要我去接她。」

焦慮是躁鬱症的常見症狀，可能讓孩子因此無法適應學校。家長經常接到孩子電話，工作被打斷。家長不知道是否要忽視這種行為，還是去學校「拯救」孩子。

首先，試著控制你自己的焦慮，保持平靜，不要有情緒反應。這個很難，但可以讓你比較知道如何回應。第二，你需要評估孩子為什麼打電話給你。如果她只是焦慮，你的回應可能是安慰她。如果她變得非常不穩定，每天打好幾通電話給你，就需要精神科醫師協助了。

你可以陪孩子練習第十三章改善當下的技巧。他可以練習放鬆的呼吸、面對自己的恐懼、解決問題以處理自己的焦慮（例如在學校附近散步、去廁所洗把臉、吃點東西、和輔導老師談一談）

「我的孩子在學校很難交到朋友或覺得被接受。」

所有青少年在某個時候都會經歷同儕問題，但是躁鬱症青少年的同儕關係尤其困難。他們面對的困難比過動症青少年更大。即使沒有發作的時候，躁鬱症青少年的社會功能都比一般青少年差。他們可能有「不合宜的自我堅持」（例如挑戰老師的權限和規定），也可能無法同理別人。他們其實知道應該怎麼做，但是缺乏情緒自制力，無法在合宜的時候做出合宜的事情。

有些孩子情緒穩定時，可以恢復社交功能，但是需要時間和耐性。他們可能抱怨說別人不理他，他們和朋友或男友（女友）的關係變差了。發作過很多次的孩子則可能一直有同儕問題，和別人吵架、和朋友分分合合、有過度的性關係。

一般而言，我們建議你提供越多的成功人際互動越好。如果孩子在家裡犯了錯，你需要處罰他的話，不要禁止他和朋友見面。你可以用其他處罰方法替代（例如不准他打電動）。但是如果他的情緒紀錄表或壓力表顯示他有症狀出現，可能在社交關係中受到刺激時，你可以建議他待在家裡，不要去參加社交活動把自己搞得更不愉快。**孩子必須知道何時可以和朋友在一起，何時自己的狀況不適合社交。這個技巧終生受用。**

關於同儕，孩子和家長都會感到失落。很多躁鬱症青少年從來沒有被邀請參加生日宴會、舞會、和朋友一起吃飯。孤立讓他們更沒有機會發展社交技巧。家長也會覺得被孤立了。他們得不到一般家長習以為常的支持——互相交換養育孩子的心得。

躁鬱症青少年有多項社交困難。他們可能比較不善社交或比較不成熟，因此很難交朋友。他們可能跟人說話時站得太近、說話太大聲，或是因為沒洗澡，身上有異味。別的孩子可能覺得他們很兇、很奇怪。躁鬱症孩子可能對別人如何對待他很敏感，對自己如何對待別人卻不夠敏感。一個十五歲女孩問一個男同學是不是剪了頭髮，他說是。她笑起來，說他的頭髮看起來很蠢。她母親聽到了，跟她說這樣很無禮，她說她只是在開玩笑。

躁鬱症青少年的情緒經常起伏不定，很容易對朋友感到厭倦或生氣。有些孩子每個月都換朋友。如果孩子憂鬱症發作，他可能失去興趣，無法維持友誼。

有很多方法幫助孩子。首先，如果孩子不善社交，但是和年紀小的孩子相處比較好，設法讓他和小孩子有相處的機會，或讓他參加學校或社區活動接近小孩子。你也可以讓孩子參加培養社交技巧的團體。如果孩子很容易對朋友感到厭倦，協助他看到自己的行爲模式，感到厭倦時就暫時與人保持一些距離，不需要完全斷絕關係。如果孩子感到憂鬱，你可以鼓勵他逐漸增加社交接觸。

「孩子在學校被欺負，我完全不知道怎麼辦。」

躁鬱症孩子很容易成爲欺負的對象。藥物可能影響他的統合協調能力，同學可能因此取笑他。他可能有時顯得很愚蠢、缺課或不上學、情緒比較不穩定、得到特別待遇、儀容不整、體重過重，以及其他問題。同學可能爲了好玩故意惹他生氣。有些玩笑別的孩子或許可以忽視，躁鬱症孩子會特別敏感。

孩子說自己被欺負時，家長不知道該如何反應。插手會有幫助還是讓他更難做人？最好先跟孩子討論一下他希望如何處理。你們可能想出各種策略，遇到被欺負時，如何忽視、回應或尋求協助。多半的家長和孩子都認爲不理會是最好的對策。不過，如果不理對方，一開始對方會取笑得更厲害。如果孩子感覺越來越生氣，最好離開現場。

你需要了解學校對於欺負同學的政策如何。很多學校都有對應的政策。

「我女兒躁症發作的時候會有過度的性行爲。我們擔心同學會誤會她，以爲她就是那樣的人。」

性和約會本來就是很困難的親子議題。麥可・布蘭德利（Michael Bradley）在《是的，你的孩子瘋了》（*Yes, Your Teen Is Crazy*）書中提供一些有用的策略，讓父母和孩子討論約會、性、懷孕、性病——這些現象在躁鬱症青少年身上特別突出。

第二章提過，很多躁鬱症青少年很早就有性經驗、在性上言行失檢或受害。很多家長無時無刻地盯著孩子，就是想確保孩子安全，但是有時候你必須讓別人督導孩子，例如學校老師。

你能做的第一件事就是跟孩子談談，承認她的好奇是正常的，大部分這個年紀的孩子都會對性感到好奇。讓她知道喜歡一個人、愛上一個人的感覺和過度性行爲之間的不同。

你們可以討論正常的性和過度的性之間的分野。例如，一般的青少年談戀愛時會緊張、溫柔、慢慢地去經驗，過度的性行爲則是衝動、快速、一路到底。如果孩子了解過度性行爲指的是什麼，請她寫在情緒紀錄表上，並發展對應的策略（例如晚上只和信任的朋友出去、教育自己的男友躁鬱症是怎麼一回事、每個小時打電話回家）。

如果過度的性行爲使她被同儕排斥，或許你可以參考漢娜的母親卡蘿的作法。漢娜出現嚴重躁鬱症症狀之前，她有很多成績很好、能力很強的朋友。卡蘿說，漢娜開始出現「奇怪的行爲」（到朋友家過夜時表演脫衣舞、和成年男子談論性）之後，這些女孩就不跟她做朋友了。

卡蘿認識某些女孩的母親，她們去同一個教會。經過漢娜同意之後，她告訴其他母親漢娜的行爲是躁症症狀，問這些女孩願不願意放學後或在教會中繼續和漢娜做朋友。這些母親們同意了，女孩們也願意。漢娜的處方調整過之後，慢慢地，奇怪的行爲消失了。她的社交圈子穩定了下來。

如果孩子不肯合作，你可以試著把問題分解爲許多個小問題，運用羅斯．格林在《家有火爆小浪子》書裡說的「籃子策略」。例如，你可以把「出門沒人陪伴」當作第二個籃子來進行協商（如果孩子每小時都給你打電話就可以自己出門）；把她的衣著當作你可以忽視的第三個籃子（除非她的衣著會讓她身陷危險）；把安全問題當作無法妥協、沒得商量的第一個籃子（例如徹夜不歸、帶男生回家過夜）。這樣一來，你可以選擇什麼議題最重要，以確保她的安全爲第一要務。

有些家長可以接受孩子有性行爲，有的家長不能接受。有些家長堅持不可以有任何婚前性行爲，有些家長只堅持孩子用避孕措施和保險套，以防止性病。孩子可能寧願和輔導老師討論這個議題，但是父子之間和母女之間的討論更能預防負面行爲。

「我的孩子放學回家情緒非常糟糕，我沒辦法叫他做任何跟學校有關的事情，例如寫功課。」

躁鬱症青少年在學校和在家裡的言行很不一樣。孩子在學校可能好好的，一回家就發脾氣或把自己整個封閉起來。

孩子放學後情緒差的原因很多。一項研究發現：有躁鬱症傾向的青少年下午三點時，血液中的壓力荷爾蒙可體松濃度最高。這正是放學時間。這可能就是爲什麼孩子放學時情緒最差的原因。

可能有來自學校的壓力源因而給孩子造成負面影響（例如老師的負面話語、和同學衝突）。一個青少年說，如果學校有人取笑他，放學時他的情緒一定很差。到家之後，只要一點點小事就可以讓他失控發飆。

我們在第十章討論過，躁鬱症青少年很容易受到刺激或過度興奮。不幸的是，學校環境會加強孩子情緒起伏的程度。十六歲的辛西亞覺得，下課的時候走廊裡都是人、非常吵、非常粗魯，讓她覺得很難受。

最後，如果孩子缺乏動機——因爲各種原因，例如憂鬱、失去希望、無聊——可能很難讓他完成作業。有時候老師不會注意到，尤其是如果孩子很安靜退縮的話。

很多家長覺得叫孩子做功課是一場鬥爭。孩子剛放學回家時可能完全無法寫功課。試著讓他先做些肢體活動（例如游泳、打球），協助他轉換並發洩情緒。等到他有力氣再寫功課。

很多家長說孩子情緒不好時，爭執要不要寫功課的時間比寫功課實際花的時間更多。如果這樣，你可以請一位家教。孩子跟外人可能比較容易合作，尤其是年紀比他大一些的青少年或年輕人。

有些家長表示，固定的作息表幫助很大。你可以用第十章的家庭作息表設計孩子放學回家、開始寫功課、上床的時間。

最後，常常讓孩子休息，常常獎勵他好好做功課。例如，每半個小時休息五分鐘。有些家長依照有沒有寫完功課發零用錢。不過，有時候孩子還是無法完成作業（換處方、症狀、固執不合作）。有些家長讓學校處理這個問題，減少作業，或讓孩子延期交作業。學校輔導老師或特殊教育老師可以和孩子一起研究這個問題。

未來會如何？

除了成績、出席率、同儕關係之外，家長最希望的就是孩子能堅持下去、發展某種技術，以便將來獨立生活。如果孩子學業不佳，家長自然會擔心他的未來。孩子是否能夠面對、忍受、管理他在學校每天遇到的挑戰，似乎代表了他的未來藍圖。

躁鬱症青少年學業順利的因素很多。一位母親認爲是「關心、負責、有能力、勤奮」的老師們，讓她的兒子表現良好。她也認爲兒子能夠管理他自己，亦是成功的關鍵之一。

賴夫的藥物尚未穩定，不可能達到大家的期望，也無法達到他自己的期望。慢慢地，他發現必須接受自己不是每天都會好好的，有些日子就是會不好。這很有幫助。情況好的時候，他可以做些補償。他這方面做得很好。

賴夫的成功也歸因於他可以自我管理：

另一個重要的改進是：賴夫覺察到每天運動、飲食均衡、睡眠規律的好處。要保持睡眠規律很困難，但是賴夫試了各種方法，每一種方法都有一點幫助。他每天運動、每天晚上遛狗，對失眠很有幫助。另一個很有助益的活動，是他每週兩次當義工。他和同事談話，覺得大家尊重他、喜歡他，對他的自我形象大有幫助。

這個家庭對溝通及解決問題的技巧反應很好，經由練習，進一步運用在日常生活之中。賴夫的母親說，溝通讓賴夫和家人之間開誠布公，彼此越來越信任。他變得比較願意討論困難的話題，例如嗑藥：

我們樂觀的迎接每一天，希望這是美好的一天。如果不是，我們重申彼此的愛，以及我們對賴夫的承諾。我們不進行有破壞性的溝通。我們等到心情準備好了才開會。

他們也認爲家族核心治療使賴夫願意更主動解決自己的問題：

> 我們做了兩年家族核心治療，賴夫發展出表達自己的能力，試著為自己的需要負起責任。這對他、對我們都非常有幫助。這個治療的好處是讓我們了解到：我們的處境並不孤單，不是只有我們在掙扎著面對學校、老師、特殊教育資源和同儕問題。

最後，這個家庭也認爲持續治療是成功的關鍵：

> 我們每週都接受家族治療，包括我們其他的孩子，持續了一年。我覺得每次會談的幫助都很大。如果沒有這些會談的引導，我們的生活一定非常混亂。一起學習如何保持正向家庭動力，將是我們每一個家庭成員永遠的寶貴資產。

我們和許多自一九九九到二〇〇六年，參與我們的治療計畫的個案保持連絡。這些青少年現在都是年輕成人了。雖然我們才剛開始有系統地收集著他們的最新資料，但是已經發現有許多人的狀況非常好了。最糟糕的症狀到了二十出頭似乎也逐漸減弱了。大部分的人持續有情緒波動，但是獨立生活、戀愛或婚姻關係讓他們變得負責了。有些在念大學，有些在軍隊裡，或是已經在工作了。有些人說生病以及學習管理自己的疾病，讓他們變得更有智慧、更有同理心、更能理解別人。

有幾位已經有自己的孩子了。很有意思的是，這幾位的狀況都因爲生了孩子而更穩定，而不是更糟糕。潔西卡在青春期時和母親吵得很兇。她未婚懷孕、墮胎、吸毒、不按時服藥。她現在二十二歲了，有個兩歲大的女兒。她的男友有固定工作，潔西卡正在念社區大學。她不再吸毒、按時服藥，因爲「我知道我必須維護我和男友的關係，確保我女兒的需要得到滿足。」

這些成功的案例，和持續發病、不斷進出醫院的個案有何不同？按時服藥是一大關鍵，但不是唯一因素。我們覺得，接受躁鬱症的現實、負起個人責任——記錄自己的情緒、看到前驅症狀就立刻就醫、不喝酒嗑藥、維持固定睡眠作息規律、避免會引起情緒波動的社會壓力（例如徹夜狂歡）——也同樣重要。

和父母及手足維持良好關係，從家人身上獲得情感上的支持，可以讓長期發展更樂觀。大部分的個案表示，非常感激父母在他青春期時給他的陪伴。有幾個人說，若不是父母給的承諾、愛與了解，不知道自己今天還會不會活著。潔西卡說：「如果我女兒不幸也得到躁鬱症，我希望我能像我母親照顧我一樣，好好照顧她。」

附錄一：參考文獻

Chapter 1

Egeland, J. A., Hostetter, A. M., Pauls, D. L., & Sussex, J. N. (2000). Prodromal symptoms before onset of manic–depressive disorder suggested by first hospital admission histories. *Journal of the American Academy of Child and Adolescent Psychiatry, 39,* 1245–1252.

Kessler, R. C., Chiu, W. T., Demler, O., & Walters, E. E. (2005). Prevalence, severity, and comorbidity of 12–month DSM-IV disorders in the National Comorbidity Survey Replication. *Archives of General Psychiatry, 62,* 617–627.

Lish, J. D., Dime-Meenan, S., Whybrow, P. C., Price, R. A., & Hirschfeld, R. M. (1994). The National Depressive and Manic–Depressive Association (DMDA) Survey of Bipolar Members. *Journal of Affective Disorders, 31,* 281–294.

Miklowitz, D. J., George, E. L., Axelson, D. A., Kim, E. Y., Birmaher, B., Schneck, C., et al. (2004). Family-focused treatment for adolescents with bipolar disorder. *Journal of Affective Disorders, 82*(Suppl. 1), 113–128.

Miklowitz, D. J., George, E. L., Richards, J. A., Simoneau, T. L., & Suddath, R. L. (2003). A randomized study of family-focused psychoeducation and pharmacotherapy in the outpatient management of bipolar disorder. *Archives of General Psychiatry, 60,* 904–912.

Miklowitz, D. J., & Goldstein, M. J. (1997). *Bipolar disorder: A family-focused treatment approach.* New York: Guilford Press.

Miklowitz, D. J., Goldstein, M. J., Nuechterlein, K. H., Snyder, K. S., & Mintz, J. (1988). Family factors and the course of bipolar affective disorder. *Archives of General Psychiatry, 45,* 225–231.

Rea, M. M., Tompson, M., Miklowitz, D. J., Goldstein, M. J., Hwang, S., & Mintz, J. (2003). Family focused treatment vs. individual treatment for bipolar disorder: Results of a randomized clinical trial. *Journal of Consulting and Clinical Psychology, 71,* 482–492.

Simoneau, T. L., Miklowitz, D. J., Richards, J. A., Saleem, R., & George, E. L. (1999). Bipolar disorder and family communication: Effects of a psychoeducational treatment program. *Journal of Abnormal Psychology, 108*, 588–597.

Chapter 2

Findling, R. L., Gracious, B. L., McNamara, N. K., Youngstrom, E. A., Demeter, C. A., Branicky, L. A., et al. (2001). Rapid, continuous cycling and psychiatric co-morbidity in pediatric bipolar I disorder. *Bipolar Disorders, 3*, 202–210.

Geller, B., Zimerman, B., Williams, M., Bolhofner, B., Craney, J. L., Frazier, J., et al. (2002). DSM-IV mania symptoms in a prepubertal and early adolescent bipolar disorder phenotype compared to attention-deficit hyperactive and normal controls. *Journal of Child and Adolescent Psychopharmacology, 12*, 11–25.

Lewinsohn, P. M., Seeley, J. R., & Klein, D. N. (2003). Bipolar disorders during adolescence. *Acta Psychiatrica Scandinavica, 108*(Suppl. 418), 47–50.

Pavuluri, M. N., Birmaher, B., & Naylor, M. W. (2005). Pediatric bipolar disorder: A review of the past 10 years. *Journal of the American Academy of Child and Adolescent Psychiatry, 44*, 846–871.

Wagner, K. D., Hirschfeld, R. M., Emslie, G. J., Findling, R. L., Gracious, B. L., & Reed, M. L. (2006). Validation of the Mood Disorder Questionnaire for bipolar disorders in adolescents. *Journal of Clinical Psychiatry, 67*, 827–830.

Wilens, T. E., Biederman, J., Kwon, A., Ditterline, J., Forkner, P., Moore, H., et al. (2004). Risk of substance use disorders in adolescents with bipolar disorder. *Journal of the American Academy of Child and Adolescent Psychiatry, 43*, 1380–1386.

Wozniak, J., Biederman, J., Mundy, E., Mennin, D., & Farone, S. V. (1995). A pilot family study of childhood-onset mania. *Journal of the American Academy of Child and Adolescent Psychiatry, 34*, 1577–1583.

Chapter 3

American Academy of Child and Adolescent Psychiatry. *www.aacap.org/publications/factsfam/72.htm.*

Biederman, J., Faraone, S. V., Chu, M. P., & Wozniak, J. (1999). Further evidence of a bidirectional overlap between juvenile mania and conduct disorder in children. *Journal of the American Academy of Child and Adolescent Psychiatry, 38*, 468–476.

Birmaher, B., Axelson, D., Strober, M., Gill, M. K., Valeri, S., Chiappetta, L., et al. (2006). Clinical course of children and adolescents with bipolar spectrum disorders. *Archives of General Psychiatry, 63*(2), 175–183.

Faraone, S. V. (2003). *Straight talk about your child's mental health: What to do when something seems wrong*. New York: Guilford Press.

Geller, B., Zimerman, B., Williams, M., Bolhofner, K., Craney, J. L., Frazier, J., et al. (2002). DSM-IV mania symptoms in a prepubertal and early adolescent bipolar disorder phenotype compared to attention deficit hyperactive and normal controls. *Journal of the American Academy of Child and Adolescent Psychopharmacology, 12*, 11–25.

Goldstein, T. R., Birmaher, B., Axelson, D., Ryan, N. D., Strober, M. A., Gill, M. K., et al. (2005). History of suicide attempts in pediatric bipolar disorder: Factors associated with increased risk. *Bipolar Disorders, 7*(6), 525–535.

Kovacs, M., & Pollock, M. (1995). Bipolar disorder and comorbid conduct disorder in childhood and adolescence. *Journal of the American Academy of Child and Adolescent Psychiatry, 34*, 715–723.

Kowatch, R. A., Fristad, M., Birmaher, B., Wagner, K. D., Findling, R. L., Hellander, M., et al. (2005). Treatment guidelines for children and adolescents with bipolar disorder. *Journal of the American Academy of Child and Adolescent Psychiatry, 44*(3), 213–235.

Kupfer, D. J., Frank, E., Grochocinski, V. J., Luther, J. F., Houck, P. R., Swartz, H. A., et al. (2000). Stabilization in the treatment of mania, depression, and mixed states. *Acta Neuropsychiatrica, 12*, 110–114.

Leverich, G. S., McElroy, S. L., Suppes, T., Keck, P. E. J., Denicoff, K. D., Nolen, W. A., et al. (2002). Early physical and sexual abuse associated with an adverse course of bipolar illness. *Biological Psychiatry, 51*, 288–297.

Lewinsohn, P. M., Klein, D. N., & Seeley, J. R. (2000). Bipolar disorder during adolescence and young adulthood in a community sample. *Bipolar Disorders, 2*, 281–293.

Post, R. M. (1992). Transduction of psychosocial stress into the neurobiology of recurrent affective disorder. *American Journal of Psychiatry, 149*, 999–1010.

Quinn, C. A., & Fristad, M. A. (2004). Defining and identifying early onset bipolar spectrum disorder. *Current Psychiatry Reports, 6*(2), 101–107.

Regier, D. A., Farmer, M. E., Rae, D. S., Locke, B. Z., Keith, S. J., Judd, L. L., et al. (1990). Comorbidity of mental disorders with alcohol and other drug abuse: Results from the Epidemiologic Catchment Area (ECA) Study. *Journal of the American Medical Association, 264*, 2511–2518.

Scheffer, R. E., Kowatch, R. A., Carmody, T., & Rush, A. J. (2005). Randomized, placebo-controlled trial of mixed amphetamine salts for symptoms of comorbid ADHD in pediatric bipolar disorder after mood stabilization with divalproex sodium. *American Journal of Psychiatry, 162*(1), 58–64.

Smoller, J. W., & Finn, C. T. (2003). Family, twin, and adoption studies of bipolar disorder. *American Journal of Medical Genetics, Part C: Seminars in Medical Genetics, 123*(1), 48–58.

Strakowski, S. M., DelBello, M. P., Fleck, D. E., & Arndt, S. (2000). The impact of substance abuse on the course of bipolar disorder. *Biological Psychiatry, 48*, 477–485.

Youngstrom, E. A., Findling, R. L., & Calabrese, J. R. (2004). Effects of adolescent

manic symptoms on agreement between youth, parent, and teacher ratings of behavior problems. *Journal of Affective Disorders, 82*(Suppl. 1), S5–S16.
Youngstrom, E. A., Findling, R. L., Calabrese, J. R., Gracious, B. L., Demeter, C., DelPorto-Bedoya, D., et al. (2004). Comparing the diagnostic accuracy of six potential screening instruments for bipolar disorder in youths age 5 to 17 years. *Journal of the American Academy of Child and Adolescent Psychiatry, 43*, 847–858.

Chapter 4

Akiskal, H. S. (1996). The prevalent clinical spectrum of bipolar disorders: Beyond DSM-IV. *Journal of Clinical Psychopharmacology, 16* (Suppl. 1), 4–14.
Alda, M. (1997). Bipolar disorder: From families to genes. *Canadian Journal of Psychiatry, 42*, 378–387.
Butzlaff, R. L., & Hooley, J. M. (1998). Expressed emotion and psychiatric relapse: A meta-analysis. *Archives of General Psychiatry, 55*, 547–552.
Cicchetti, D., & Rogosch, F. A. (2002). A developmental psychopathology perspective on adolescence. *Journal of Consulting and Clinical Psychology, 70*(1), 6–20.
Greenberg, J. S., Kim, H. W., & Greenley, J. R. (1997). Factors associated with subjective burden in siblings of adults with severe mental illness. *American Journal of Orthopsychiatry, 67*(2), 231–241.
Greene, R. W. (1998). *The explosive child: A new approach for understanding and parenting easily frustrated, chronically inflexible children*. New York: HarperCollins.
Harris, G. (2006, November 23). Proof is scant on psychiatric drug mix for young. *New York Times*, p. A1. Retrieved from *www.nytimes.com/2006/11/23/health/23kids.html?ex=1321938000&en=fl766195258101f2&ei=5088partner=rssnyt&emc=rss*.
Miklowitz, D. J. (2002). *The bipolar disorder survival guide*. New York: Guilford Press.
Miklowitz, D. J., Goldstein, M. J., Nuechterlein, K. H., Snyder, K. S., & Mintz, J. (1988). Family factors and the course of bipolar affective disorder. *Archives of General Psychiatry, 45*, 225–231.
Perlick, D. A., Hohenstein, J. M., Clarkin, J. F., Kaczynski, R., & Rosenheck, R. A. (2005). Use of mental health and primary care services by caregivers of patients with bipolar disorder: A preliminary study. *Bipolar Disorders, 7*(2), 126–135.
Robertson, H. A., Kutcher, S. P., Bird, D., & Grasswick, L. (2001). Impact of early onset bipolar disorder on family functioning: Adolescents' perceptions of family dynamics, communication, and problems. *Journal of Affective Disorders, 66*, 25–37.
Simeonova, D. I., Chang, K. D., Strong, C., & Ketter, T. A. (2005). Creativity in familial bipolar disorder. *Journal of Psychiatric Research, 39*(6), 623–631.

Simoneau, T. L., Miklowitz, D. J., & Saleem, R. (1998). Expressed emotion and interactional patterns in the families of bipolar patients. *Journal of Abnormal Psychology, 107*, 497–507.

Chapter 5

Alda, M. (1997). Bipolar disorder: From families to genes. *Canadian Journal of Psychiatry, 42*, 378–387.

Chang, K., Adleman, N. E., Dienes, K., Simeonova, D. J., Menon, V., & Reiss, A. (2004). Anomalous prefrontal–subcortical activation in familial pediatric bipolar disorder: A functional magnetic resonance imaging investigation. *Archives of General Psychiatry, 61*, 781–792.

Chang, K., Steiner, H., & Ketter, T. (2003). Studies of offspring of parents with bipolar disorder. *American Journal of Medical Genetics C: Seminars in Medical Genetics, 123*, 26–35.

DelBello, M. P., Adler, C. M., & Strakowski, S. M. (2006). The neurophysiology of child and adolescent bipolar disorder. *CNS Spectrums, 11*, 298–311.

Hammen, C., & Gitlin, M. J. (1997). Stress reactivity in bipolar patients and its relation to prior history of the disorder. *American Journal of Psychiatry, 154*, 856–857.

Kim, E. Y., Miklowitz, D. J., Biuckians, A., & Mullen, K. (2007). Life stress and the course of early-onset bipolar disorder. *Journal of Affective Disorders, 99*(1–3), 37–49.

LaPalme, M., Hodgins, S., & LaRoche, C. (1997). Children of parents with bipolar disorder: A meta-analysis of risk for mental disorders. *Canadian Journal of Psychiatry, 42*, 623–631.

Malkoff-Schwartz, S., Frank, E., Anderson, B., Sherrill, J. T., Siegel, L., Patterson, D., et al. (1998). Stressful life events and social rhythm disruption in the onset of manic and depressive bipolar episodes: A preliminary investigation. *Archives of General Psychiatry, 55*, 702–707.

Manji, H. K., Quiroz, J. A., Payne, J. L., Singh, J., Lopes, B. P., Viegas, J. S., et al. (2003). The underlying neurobiology of bipolar disorder. *World Psychiatry, 2*(3), 136–146.

Miklowitz, D. J., Biuckians, A., & Richards, J. A. (2006). Early-onset bipolar disorder: A family treatment perspective. *Development and Psychopathology, 18*, 1247–1265.

Pavuluri, M. N., Henry, D. B., Nadimpalli, S. S., O'Connor, M. M., & Sweeney, J. A. (2006). Biological risk factors in pediatric bipolar disorder. *Biological Psychiatry, 60*(9), 936–941.

Post, R. M., & Weiss, S. R. (1996). A speculative model of affective illness cyclicity based on patterns of drug tolerance observed in amygdala-kindled seizures. *Molecular Neurobiology, 13*, 33–60.

Rich, B. A., Vinton, D. T., Roberson-Nay, R., Hommer, R. E., Berghorst, L. H., McClure, E. B., et al. (2006). Limbic hyperactivation during processing of neutral facial expressions in children with bipolar disorder. *Proceedings of the National Academy of Sciences, 103*(23), 8900–8905.

Smoller, J. W., & Finn, C. T. (2003). Family, twin, and adoption studies of bipolar disorder. *American Journal of Medical Genetics, Part C: Seminars in Medical Genetics, 123*(1), 48–58.

Chapter 6

Biederman, J., Mick, E., Faraone, S. V., Wozniak, J., Spencer, T., & Pandina, G. (2006). Risperidone for the treatment of affective symptoms in children with disruptive behavior disorder: A post hoc analysis of data from a 6-week, multicenter, randomized, double-blind, parallel-arm study. *Clinical Therapeutics, 28*(5), 794–800.

Bowden, C. L., Brugger, A. M., Swann, A. C., Calabrese, J. R., Janicak, P. G., Petty, F., et al. (1994). Efficacy of divalproex vs. lithium and placebo in the treatment of mania: The Depakote Mania Study Group. *Journal of the American Medical Association, 271*, 918–924.

Bowden, C. L., Calabrese, J. R., Ketter, T. A., Sachs, G. S., White, R. L., & Thompson, T. R. (2006). Impact of lamotrigine and lithium on weight in obese and nonobese patients with bipolar I disorder. *American Journal of Psychiatry, 163*(7), 1199–1201.

Bowden, C. L., Calabrese, J. R., Sachs, G., Yatham, L. N., Asghar, S. A., Hompland, M., et al. (2003). A placebo-controlled 18–month trial of lamotrigine and lithium maintenance treatment in recently manic or hypomanic patients with bipolar I disorder. *Archives of General Psychiatry, 60*, 392–400.

Brown, E. B., McElroy, S. L., Keck, P. E. J., Deldar, A., Adams, D. H., Tohen, M., et al. (2006). A 7–week, randomized, double-blind trial of olanzapine/fluoxetine combination versus lamotrigine in the treatment of bipolar I depression. *Journal of Clinical Psychiatry, 67*(7), 1025–1033.

Calabrese, J. R., Sullivan, J. R., Bowden, C. L., Suppes, T., Goldberg, J. F., Sachs, G. S., et al. (2002). Rash in multicenter trials of lamotrigine in mood disorders: Clinical relevance and management. *Journal of Clinical Psychiatry, 63*, 1012–1019.

Chang, K., Saxena, K., & Howe, M. (2006). An open-label study of lamotrigine adjunct or monotherapy for the treatment of adolescents with bipolar depression. *Journal of the American Academy of Child and Adolescent Psychiatry, 45*, 298–304.

Chang, K. D., Keck, P. E. J., Stanton, S. P., McElroy, S. L., Strakowski, S. M., & Geracioti, T. D. J. (1998). Differences in thyroid function between bipolar manic and mixed states. *Biological Psychiatry, 43*(10), 730–733.

DelBello, M. P., Findling, R. L., Kushner, S., Wang, D., Olson, W. H., Capece, J. A., et al. (2005). A pilot controlled trial of topiramate for mania in children and adolescents with bipolar disorder. *Journal of the American Academy of Child and Adolescent Psychiatry, 44*(6), 539–547.

DelBello, M. P., & Kowatch, R. (2006). Pharmacological interventions for bipolar youth: Developmental considerations. *Development and Psychopathology, 18*, 1231–1246.

DelBello, M. P., Kowatch, R. A., Adler, C. M., Stanford, K. E., Welge, J. A., Barzman, D. H., et al. (2006). A double-blind randomized pilot study comparing quetiapine and divalproex for adolescent mania. *Journal of the American Academy of Child and Adolescent Psychiatry, 45*(3), 305–313.

DelBello, M. P., Schwiers, M. L., Rosenberg, H. L., & Strakowski, S. M. (2002). A double-blind, randomized, placebo-controlled study of quetiapine as adjunctive treatment for adolescent mania. *Journal of the American Academy of Child and Adolescent Psychiatry, 41*, 1216–1223.

Faraone, S. V. (2003). *Straight talk about your child's mental health: What to do when something seems wrong*. New York: Guilford Press.

Findling, R. L., McNamara, N. K., Youngstrom, E. A., Stansbrey, R. J., Gracious, B. L., Reed, M. D., et al. (2005). Double-blind 18-month trial of lithium versus divalproex maintenance treatment in pediatric bipolar disorder. *Journal of the American Academy of Child and Adolescent Psychiatry, 44*(5), 409–417.

Goldberg, J. F. (2000). Treatment of bipolar disorders. *Psychiatric Clinics of North America, 7*, 115–149.

Goodwin, G. M., Bowden, C. L., Calabrese, J. R., Grunze, H., Kasper, S., White, R., et al. (2004). A pooled analysis of 2 placebo-controlled 18-month trials of lamotrigine and lithium maintenance in bipolar I disorder. *Journal of Clinical Psychiatry, 65*, 432–441.

Hunkeler, E. M., Fireman, B., Lee, J., Diamond, R., Hamilton, J., He, C. X., et al. (2005). Trends in use of antidepressants, lithium, and anticonvulsants in Kaiser Permanente-insured youths, 1994–2003. *Journal of Child and Adolescent Psychopharmacology, 15*, 26–37.

Joffe, H., Cohen, L. S., Suppes, T., McLaughlin, W. L., Lavori, P., Adams, J. M., et al. (2006). Valproate is associated with new-onset oligoamenorrhea with hyperandrogenism in women with bipolar disorder. *Biological Psychiatry, 59*(11), 1078–1086.

Kafantaris, V., Coletti, D. J., Dicker, R., Padula, G., Pleak, R. R., & Alvir, J. M. (2004). Lithium treatment of acute mania in adolescents: A placebo-controlled discontinuation study. *Journal of the American Academy of Child and Adolescent Psychiatry, 43*(8), 984–993.

Kowatch, R., & DelBello, M. P. (2003). The use of mood stabilizers and atypical antipsychotics in children and adolescents with bipolar disorders. *CNS Spectrums, 8*, 273–280.

Kowatch, R. A., Fristad, M., Birmaher, B., Wagner, K. D., Findling, R. L., Hellander,

M., et al. (2005). Treatment guidelines for children and adolescents with bipolar disorder. *Journal of the American Academy of Child and Adolescent Psychiatry, 44*(3), 213–235.

Kowatch, R. A., Suppes, T., Carmody, T. J., Bucci, J. P., Hume, J. H., Kromelis, M., et al. (2000). Effect size of lithium, divalproex sodium, and carbamazepine in children and adolescents with bipolar disorder. *Journal of the American Academy of Child and Adolescent Psychiatry, 39*, 713–720.

Melkersson, K., & Dahl, M. L. (2004). Adverse metabolic effects associated with atypical antipsychotics: Literature review and clinical implications. *Drugs, 64*, 701–723.

Patel, N. C., DelBello, M. P., Bryan, H. S., Adler, C. M., Kowatch, R. A., Stanford, K., et al. (2006). Open-label lithium for the treatment of adolescents with bipolar depression. *Journal of the American Academy of Child and Adolescent Psychiatry, 45*(3), 289–297.

Post, R. M., Uhde, T. W., Roy-Byrne, P. P., & Joffe, R. T. (1986). Antidepressant effects of carbamazepine. *American Journal of Psychiatry, 143*, 29–34.

Scheffer, R. E., Kowatch, R. A., Carmody, T., & Rush, A. J. (2005). Randomized, placebo-controlled trial of mixed amphetamine salts for symptoms of comorbid ADHD in pediatric bipolar disorder after mood stabilization with divalproex sodium. *American Journal of Psychiatry, 162*(1), 58–64.

Strober, M., Schmidt-Lackner, S., Freeman, R., Bower, S., Lampert, C., & DeAntonio, M. (1995). Recovery and relapse in adolescents with bipolar affective illness: A five-year naturalistic, prospective follow-up. *Journal of the American Academy of Child and Adolescent Psychiatry, 34*, 714–731.

Suppes, T., Baldessarini, R. J., Faedda, G. L., Tondo, L., & Tohen, M. (1993). Discontinuation of maintenance treatment in bipolar disorder: Risks and implications. *Harvard Review of Psychiatry, 1*, 131–144.

Thase, M. E. (2006). Bipolar depression: Diagnostic and treatment challenges. *Development and Psychopathology, 18*, 1213–1230.

Tohen, M., Kryzhanovskaya, L., Carlson, G., DelBello, M. P., Wozniak, J., Kowatch, R., et al. (2005). Olanzapine in the treatment of acute mania in adolescents with bipolar I disorder: A 3-week randomized double-blind placebo-controlled study. *Neuropsychopharmacology, 30*(Suppl. 1), 176.

Tohen, M., Vieta, E., Calabrese, J., Ketter, T. A., Sachs, G., Bowden, C., et al. (2003). Efficacy of olanzapine and olanzapine-fluoxetine combination in the treatment of bipolar I depression. *Archives of General Psychiatry, 60*, 1079–1088.

Tondo, L., & Baldessarini, R. J. (2000). Reducing suicide risk during lithium maintenance treatment. *Journal of Clinical Psychiatry, 61*(Suppl. 9), 97–104.

Vitiello, B., & Swedo, S. (2004). Antidepressant medications in children. *New England Journal of Medicine, 350*, 1489–1491.

Wagner, K. D., Kowatch, R. A., Emslie, G. J., Findling, R. L., Wilens, T. E., McCague, K., et al. (2006). A double-blind, randomized, placebo-controlled trial of oxcarbazepine in the treatment of bipolar disorder in children and adolescents. *American Journal of Psychiatry, 163*(7), 1179–1186.

Chapter 7

Feeny, N. C., Danielson, C. K., Schwartz, L., Youngstrom, E. A., & Findling, R. L. (2006). CBT for bipolar disorders in adolescence: A pilot study. *Bipolar Disorders, 8*(5, Pt. 1), 508–515.

Frank, E., Kupfer, D. J., Thase, M. E., Mallinger, A. G., Swartz, H. A., Faglioni, A. M., et al. (2005). Two-year outcomes for interpersonal and social rhythm therapy in individuals with bipolar I disorder. *Archives of General Psychiatry, 62*, 996–1004.

Geller, B., Tillman, R., Craney, J. L., & Bolhofner, K. (2004). Four-year prospective outcome and natural history of mania in children with a prepubertal and early adolescent bipolar disorder phenotpye. *Archives of General Psychiatry, 61*, 459–467.

Goldstein, T. R., Axelson, D. A., Birmaher, B., & Brent, D. A. (2007). Dialectical behavior therapy for adolescents with bipolar disorder: A 1-year open trial. *Journal of the American Academy of Child and Adolescent Psychiatry, 46*, 820–830.

Hlastala, S. A. (2003). Stress, social rhythms, and behavioral activation: Psychosocial factors and the bipolar illness course. *Current Psychiatry Reports, 5*, 477–483.

Johnson, S. L. (2005). Life events in bipolar disorder: Towards more specific models. *Clinical Psychology Review, 25*, 1008–1027.

Lam, D. H., Watkins, E. R., Hayward, P., Bright, J., Wright, K., Kerr, N., et al. (2002). A randomized controlled study of cognitive therapy for relapse prevention for bipolar affective disorder: Outcome of the first year. *Archives of General Psychiatry, 60*(2), 145–152.

Linehan, M. M. (1993). *Cognitive-behavioral treatment of borderline personality disorder.* New York: Guilford Press.

Miklowitz, D. J., George, E. L., Richards, J. A., Simoneau, T. L., & Suddath, R. L. (2003). A randomized study of family-focused psychoeducation and pharmacotherapy in the outpatient management of bipolar disorder. *Archives of General Psychiatry, 60*, 904–912.

Miklowitz, D. J., Otto, M. W., Frank, E., Reilly-Harrington, N. A., Wisniewski, S. R., Kogan, J. N., et al. (2007). Psychosocial treatments for bipolar depression: A 1-year randomized trial from the Systematic Treatment Enhancement Program. *Archives of General Psychiatry, 64*, 419–427.

Pavuluri, M. N., Graczyk, P. A., Henry, D. B., Carbray, J. A., Heidenreich, J., & Miklowitz, D. J. (2004). Child and family-focused cognitive behavioral therapy for pediatric bipolar disorder: development and preliminary results. *Journal of the American Academy of Child and Adolescent Psychiatry, 43*, 528–537.

Rea, M. M., Tompson, M., Miklowitz, D. J., Goldstein, M. J., Hwang, S., & Mintz, J. (2003). Family focused treatment vs. individual treatment for bipolar disorder: Results of a randomized clinical trial. *Journal of Consulting and Clinical Psychology, 71*, 482–492.

Scott, J., Paykel, E., Morriss, R., Bentall, R., Kinderman, P., Johnson, T., et al. (2006). Cognitive behaviour therapy for severe and recurrent bipolar disorders: A randomised controlled trial. *British Journal of Psychiatry, 188*, 313–320.

Chapter 8

Coletti, D. J., Leigh, E., Gallelli, K. A., & Kafantaris, V. (2005). Patterns of adherence to treatment in adolescents with bipolar disorder. *Journal of Child and Adolescent Psychopharmacology, 15*(6), 913–917.

Cromer, B. A., & Tarnowski, K. J. (1989). Noncompliance in adolescence: A review. *Developmental and Behavioral Pediatrics, 10*(4), 207–215.

DelBello, M. P., Hanseman, D., Adler, C. M., Fleck, D. E., & Strakowski, S. M. (2007). Twelve-month outcome of adolescents with bipolar disorder following first-hospitalization for a manic or mixed episode. *American Journal of Psychiatry, 164*(4), 582–590.

Frank, E. (2005). *Treating bipolar disorder: A clinician's guide to interpersonal and social rhythm therapy*. New York: Guilford Press.

Hack, S., & Chow, B. (2001). Pediatric psychotropic medication compliance: A literature review and research-based suggestions for improving treatment compliance. *Journal of Child and Adolescent Psychopharmacology, 11*(1), 59–67.

Jamison, K. R. (1993). *Touched with fire: Manic–depressive illness and the artistic temperament*. New York: Maxwell Macmillan International.

Jamison, K. R. (1995). *An unquiet mind*. New York: Knopf.

Jamison, K. R., Gerner, R. H., & Goodwin, F. K. (1979). Patient and physician attitudes toward lithium: Relationship to compliance. *Archives of General Psychiatry, 36*, 866–869.

Kowatch, R. A., Fristad, M., Birmaher, B., Wagner, K. D., Findling, R. L., Hellander, M., et al. (2005). Treatment guidelines for children and adolescents with bipolar disorder. *Journal of the American Academy of Child and Adolescent Psychiatry, 44*(3), 213–235.

Liptak, G. S. (1996). Enhancing patient compliance in pediatrics. *Pediatric Review, 17*, 128–134.

Miller, W. R., & Rollnick, S. (2002). *Motivational interviewing (2nd ed.): Preparing people for change*. New York: Guilford Press.

Millett, K. (1990). *The loony-bin trip*. New York: Simon & Schuster.

Reilly-Harrington, N. S., & Sachs, G. S. (2006). Psychosocial strategies to improve concordance and adherence in bipolar disorder. *Journal of Clinical Psychia-*

try, 67(7), e04. Retrieved from *www.medfair.com/content/cme/classes/pubweb/bipolarreports7/harrington.htm.*

Schou, M. (1979). Artistic productivity and lithium prophylaxis in manic–depressive illness. *British Journal of Psychiatry, 135,* 97–103.

Simeonova, D. I., Chang, K. D., Strong, C., & Ketter, T. A. (2005). Creativity in familial bipolar disorder. *Journal of Psychiatric Research, 39*(6), 623–631.

Strakowski, S. M., Keck, P. E., McElroy, S. L., West, S. A., Sax, K. W., Hawkins, J. M., et al. (1998). Twelve-month outcome after a first hospitalization for affective psychosis. *Archives of General Psychiatry, 55,* 49–55.

Strober, M., Schmidt-Lackner, S., Freeman, R., Bower, S., Lampert, C., & DeAntonio, M. (1995). Recovery and relapse in adolescents with bipolar affective illness: A five-year naturalistic, prospective follow-up. *Journal of the American Academy of Child and Adolescent Psychiatry, 34,* 714–731.

Tondo, L., & Baldessarini, R. J. (2000). Reducing suicide risk during lithium maintenance treatment. *Journal of Clinical Psychiatry, 61*(Suppl. 9), 97–104.

Wilens, T. E. (2004). *Straight talk about psychiatric medications for kids* (rev. ed.). New York: Guilford Press.

Chapter 9

Karp, D. A. (2002). *The burden of sympathy: How families cope with mental illness.* New York: Oxford University Press.

Miklowitz, D. J., & Goldstein, M. J. (1997). *Bipolar disorder: A family-focused treatment approach.* New York: Guilford Press.

Simoneau, T. L., Miklowitz, D. J., & Saleem, R. (1998). Expressed emotion and interactional patterns in the families of bipolar patients. *Journal of Abnormal Psychology, 107,* 497–507.

Chapter 10

Bricker, J. B., Russo, J., Stein, M. B., Sherbourne, C., Craske, M., Schraufnagel, T. J., et al. (2006). Does occasional cannabis use impact anxiety and depression treatment outcomes?: Results from a randomized effectiveness trial. *Depression and Anxiety, 0,* 1–7. Retrieved from *www3.interscience.wiley.com/cgi-bin/abstract/113456498/ABSTRACT.*

Deas, D., & Brown, E. S. (2006). Adolescent substance abuse and psychiatric comorbidities. *Journal of Clinical Psychiatry, 67*(7), e02.

Geller, B., Cooper, T. B., Sun, K., Zimerman, B., Frazier, J., Williams, M., et al. (1998). Double-blind and placebo-controlled study of lithium for adolescent bipolar disorders with secondary substance dependency. *Journal of the American Academy of Child and Adolescent Psychiatry, 37,* 171–178.

Jamison, K. R. (2000). Suicide and bipolar disorder. *Journal of Clinical Psychiatry, 61*(Suppl. 9), 47–56.

Post, R. M., & Leverich, G. S. (2006). The role of psychosocial stress in the onset and progression of bipolar disorder and its comorbidities: The need for earlier and alternative modes of therapeutic intervention. *Development and Psychopathology, 18,* 1181–1211.

Sonne, S. C., & Brady, K. T. (1999). Substance abuse and bipolar comorbidity. *Psychiatric Clinics of North America, 22,* 609–627.

Strakowski, S. M., DelBello, M. P., Fleck, D. E., & Arndt, S. (2000). The impact of substance abuse on the course of bipolar disorder. *Biological Psychiatry, 48,* 477–485.

Strakowski, S. M., Keck, P. E., McElroy, S. L., West, S. A., Sax, K. W., Hawkins, J. M., et al. (1998). Twelve-month outcome after a first hospitalization for affective psychosis. *Archives of General Psychiatry, 55,* 49–55.

Wilens, T. E. (2004). *Straight talk about psychiatric medications for kids* (rev. ed.). New York: Guilford Press.

Wilens, T. E., Biederman, J., Kwon, A., Ditterline, J., Forkner, P., Moore, H., et al. (2004). Risk of substance use disorders in adolescents with bipolar disorder. *Journal of the American Academy of Child and Adolescent Psychiatry, 43,* 1380–1386.

Chapter 11

Birmaher, B., Axelson, D., Strober, M., Gill, M. K., Valeri, S., Chiappetta, L., et al. (2006). Clinical course of children and adolescents with bipolar spectrum disorders. *Archives of General Psychiatry, 63*(2), 175–183.

Kowatch, R. A., Fristad, M., Birmaher, B., Wagner, K. D., Findling, R. L., Hellander, M., et al. (2005). Treatment guidelines for children and adolescents with bipolar disorder. *Journal of the American Academy of Child and Adolescent Psychiatry, 44*(3), 213–235.

Newman, C., Leahy, R. L., Beck, A. T., Reilly-Harrington, N., & Gyulai, L. (2001). *Bipolar disorder: A cognitive therapy approach.* Washington, DC: American Psychological Association Press.

Chapter 12

Beck, A. T., Rush, A. J., Shaw, B. F., & Emery, G. (1979). *Cognitive therapy of depression.* New York: Guilford Press.

Brent, D. A., & Poling, K. (1997). *Cognitive therapy treatment manual for depressed and suicidal youth.* Pittsburgh, PA: University of Pittsburgh STAR Center Publications.

Burns, D. D. (1999). *Feeling good: The new mood therapy* (rev. ed.) New York: Avon Books.
Greenberger, D., & Padesky, C. A. (1995). *Mind over mood*. New York: Guilford Press.
Jacobson, N. S., Martell, C. R., & Dimidjian, S. (2001). Behavioral activation treatment for depression: Returning to contextual roots. *Clinical Psychology: Science and Practice, 8*, 255–270.
Lewinsohn, P. M., Munoz, R. F., Youngren, M. A., & Zeiss, A. M. (1992). *Control your depression*. New York: Fireside/Simon & Schuster.
Perlis, R. H., Ostacher, M. J., Patel, J., Marangell, L. B., Zhang, H., Wisniewski, S. R., et al. (2006). Predictors of recurrence in bipolar disorder: Primary outcomes from the Systematic Treatment Enhancement Program for Bipolar Disorder (STEP-BD). *American Journal of Psychiatry, 163*(2), 217–224.
Poling, K. (1997). *Living with depression: A survival manual for families* (3rd ed.). Pittsburgh, PA: University of Pittsburgh Star Center Publications.

Chapter 13

Baldessarini, R. J., Tondo, L., Davis, P., Pompili, M., Goodwin, F. K., & Hennen, J. (2006). Decreased risk of suicides and attempts during long-term lithium treatment: A meta-analytic review. *Bipolar Disorders, 8*(5, Part 2), 625–639.
Brent, D. A., Perper, J. A., Goldstein, C. E., Kolko, D. J., Allan, M. J., Allman, C. J., et al. (1988). Risk factors for adolescent suicide: A comparison of adolescent suicide victims with suicidal inpatients. *Archives of General Psychiatry, 45*, 581–588.
Bridge, J. A., Goldstein, T. R., & Brent, D. A. (2006). Adolescent suicide and suicidal behavior. *Journal of Child Psychology and Psychiatry, 47*(3–4), 372–394.
Carter, G. L., Clover, K., Whyte, I. M., Dawson, A. H., & D'Este, C. (2005). Postcards from the Edge Project: Randomised controlled trial of an intervention using postcards to reduce repetition of hospital treated deliberate self-poisoning. *British Medical Journal, 331*, 805.
Fawcett, J., Golden, B., & Rosenfeld, N. (2000). *New hope for people with bipolar disorder*. Roseville, CA: Prima Health.
Goldstein, T. R., Birmaher, B., Axelson, D., Ryan, N. D., Strober, M. A., Gill, M. K., et al. (2005). History of suicide attempts in pediatric bipolar disorder: Factors associated with increased risk. *Bipolar Disorders, 7*(6), 525–535.
Goldston, D. B., Daniel, S. S., Reboussin, D. M., Reboussin, B. A., Frazier, P. H., & Kelley, A. E. (1999). Suicide attempts among formerly hospitalized adolescents: A prospective naturalistic study. *Journal of the American Academy of Child and Adolescent Psychiatry, 38*, 660–671.
Greenberger, D., & Padesky, C. A. (1995). *Mind over mood*. New York: Guilford Press.
Hawton, K., Sutton, L., Haw, C., Sinclair, J., & Harriss, L. (2005). Suicide and at-

tempted suicide in bipolar disorder: A systematic review of risk factors. *Journal of Clinical Psychiatry, 66*(6), 693–704.

Linehan, M. M. (1993). *Cognitive-behavioral treatment of borderline personality disorder.* New York: Guilford Press.

Mann, J. J., Oquendo, M., Underwood, M. D., & Arango, V. (1999). The neurobiology of suicide risk: A review for the clinician. *Journal of Clinical Psychiatry, 60*(Suppl. 2), 7–11.

Miklowitz, D. J., & Taylor, D. O. (2006). Family-focused treatment of the suicidal bipolar patient. *Bipolar Disorders, 8,* 640—651.

O'Carroll, P. W., Berman, A. L., Maris, R. W., Moscicki, E. K., Tanney, B. L., & Silverman, M. M. (1996). Beyond the Tower of Babel: A nomenclature for suicidology. *Suicide and Life-Threatening Behavior, 26,* 237–252.

Sloan, J. H., Rivara, F. P., Reay, D. T., Ferris, J. A., & Kellerman, A. L. (1990). Firearm regulations and rates of suicide: A comparison of two metropolitan areas. *New England Journal of Medicine, 322,* 369–373.

Turvill, J. L., Burroughs, A. K., & Moore, K. P. (2000). Change in occurrence of paracetamol overdose in UK after introduction of blister packs. *Lancet, 355,* 2048–2049.

Chapter 14

Bradley, M. J., & Giedd, J. N. (2003). *Yes, your teen is crazy!: Loving your kid without losing your mind.* Gig Harbor, WA: Harbor Press.

Ellenbogen, M. A., Hodgins, S., & Walker, C. D. (2004). High levels of cortisol among adolescent offspring of parents with bipolar disorder: A pilot study. *Psychoneuroendocrinology, 29,* 99–106 .

Geller, B., Bolhofner, K., Craney, J. L., Williams, M., Delbello, M. P., & Gunderson, K. (2000). Psychosocial functioning in a prepubertal and early adolescent bipolar disorder phenotype. *Journal of the American Academy of Child and Adolescent Psychiatry, 39,* 1543–1548.

Goldstein, T. R., Miklowitz, D. J., & Mullen, K. (2006). Social skills knowledge and performance among adolescents with bipolar disorder. *Bipolar Disorders, 8*(4), 350–361.

Greene, R. W. (1998). *The explosive child: A new approach for understanding and parenting easily frustrated, chronically inflexible children.* New York: HarperCollins.

Josselyn Center. (2004). *Understanding and educating children and adolescents with bipolar disorder: A guide for educators.* Chicago: Josselyn Center for Mental Health.

Leverich, G. S., McElroy, S. L., Suppes, T., Keck, P. E. J., Denicoff, K. D., Nolen, W. A., et al. (2002). Early physical and sexual abuse associated with an adverse course of bipolar illness. *Biological Psychiatry, 51,* 288–297.

附錄二：延伸閱讀

- 《家有躁鬱兒》（2009），莘蒂・辛格、雪兒・柯任芝著，世茂。
- 《養育情感性障礙的孩子：如何克服憂鬱症和躁鬱症的障礙》（2008），弗里斯塔德、高德柏阿諾德，心理。
- 《當孩子得了躁鬱症：該做什麼？如何做？》（2008），賈尼・費達、南希・奧斯汀，張老師。
- 《躁鬱症完全手冊》（2006），福樂・托利醫師，麥可・克內柏著，心靈工坊文化。
- 《蛻變・躁鬱症患者的告白》（2006），張瑜著，藝軒。
- 《惡靈：破除躁鬱症》（2006），高橋信次著，商鼎。
- 《不要叫我瘋子》（2003），派屈克・柯瑞根、羅伯特・朗丁著，心靈工坊文化。
- 《他不知道他病了》（2003），哈維爾・阿瑪多著，心靈工坊文化。
- 《當所愛的人有憂鬱症：照顧他，也照顧好自己》（2003），蘿拉・艾普斯坦・羅森、沙維亞・阿瑪多著，張老師文化。
- 《幫他走過精神障礙：該做什麼，如何做？》（2003），陳俊欽著，張老師文化。

- 《美麗境界》（2002），西爾維雅．娜薩，時報文化。
- 《瘋狂天才：藝術家的躁鬱之心》（2002），凱．傑米森著，心靈工坊文化。
- 《快樂是我的奢侈品》（2002），蔡香蘋、李文瑄著，心靈工坊文化。
- 《誰在決定命運：精神疾病的診斷與預防》（2002），亞倫．弗朗西斯，邁可．B．弗斯特著，新自然主義。
- 《為什麼我的孩子和別人不一樣：精神疾病的診斷與預防》（2002），亞倫．弗朗西斯，邁可．B．弗斯特著，新自然主義。
- 《我需要看醫生了嗎？精神疾病的診斷與預防》（2002），亞倫．弗朗西斯，邁可．B．弗斯特著，新自然主義。
- 《三種靈魂：我與躁鬱症共處的日子》（2001），莊桂香著，天下文化。
- 《杜鵑窩的春天：精神疾病照顧手冊》（1999），楊延光著，張老師文化。
- 《躁鬱之心》（1998），凱．傑米森著，天下文化。

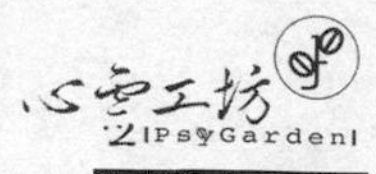

SelfHelp 014

是躁鬱，不是叛逆：青少年躁鬱症完全手冊

The Bipolar Teen: What You Can Do to Help Your Child and Your Family

作者—大衛·米克羅威茲博士（David J. Miklowitz, PhD）、
伊利莎白·喬治博士（Elizabeth L. George, PhD）
譯者—丁凡
審閱—張學岺

臺灣心理治療學會／贊助出版

出版者—心靈工坊文化事業股份有限公司
發行人—王浩威　諮詢顧問召集人—余德慧
總編輯—王桂花　特約編輯—祁雅媚　內文編排—李宜芝
通訊地址—10684台北市大安區信義路四段53巷8號2樓
郵政劃撥—19546215　戶名—心靈工坊文化事業股份有限公司
電話—02）2702-9158　傳眞—02）2702-9258
Email—service@psygarden.com.tw　網址—www.psygarden.com.tw

製版·印刷—彩峰分色製版印刷事業股份有限公司
總經銷—大和書報圖書股份有限公司
電話—02）8990-2588　傳眞—02）2990-1658
通訊地址—248台北縣五股工業區五工五路二號
初版一刷—2010年2月　ISBN—978-986-6782-77-0　定價—380元

國家圖書館出版品預行編目資料

是躁鬱，不是叛逆：青少年躁鬱症完全手冊
大衛·米克羅威茲博士、伊利莎白·喬治博士／著；丁凡／譯　心靈工坊
初版. -- 台北市：心靈工坊文化，2010.2　面；公分. --（selfhelp；14）
ISBN 978-986-6782-77-0（平裝）
1. 躁鬱症　2. 青少年心理　3. 通俗作品

415.985　99000935

心靈工坊 PsyGarden 書香家族 讀友卡

感謝您購買心靈工坊的叢書，爲了加強對您的服務，請您詳塡本卡，
直接投入郵筒（免貼郵票）或傳眞，我們會珍視您的意見，
並提供您最新的活動訊息，共同以書會友，追求身心靈的創意與成長。

書系編號—SH014　　書名—是躁鬱，不是叛逆

姓名　　是否已加入書香家族？□是 □現在加入

電話（公司）　（住家）　手機

E-mail　生日　年　月　日

地址 □□□

服務機構／就讀學校　職稱

您的性別—□1.女 □2.男 □3.其他

婚姻狀況—□1.未婚 □2.已婚 □3.離婚 □4.不婚 □5.同志 □6.喪偶 □7.分居

請問您如何得知這本書？

□1.書店 □2.報章雜誌 □3.廣播電視 □4.親友推介 □5.心靈工坊書訊
□6.廣告DM □7.心靈工坊網站 □8.其他網路媒體 □9.其他

您購買本書的方式？

□1.書店 □2.劃撥郵購 □3.團體訂購 □4.網路訂購 □5.其他

您對本書的意見？

封面設計	□ 1.須再改進	□ 2.尙可	□ 3.滿意	□ 4.非常滿意
版面編排	□ 1.須再改進	□ 2.尙可	□ 3.滿意	□ 4.非常滿意
內容	□ 1.須再改進	□ 2.尙可	□ 3.滿意	□ 4.非常滿意
文筆／翻譯	□ 1.須再改進	□ 2.尙可	□ 3.滿意	□ 4.非常滿意
價格	□ 1.須再改進	□ 2.尙可	□ 3.滿意	□ 4.非常滿意

您對我們有何建議？

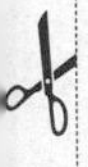

▲您的意見，我們將轉貼在心靈工坊網站上，www.psygarden.com.tw

廣告回信
台北郵局登記證
台北廣字第1143號
免貼郵票

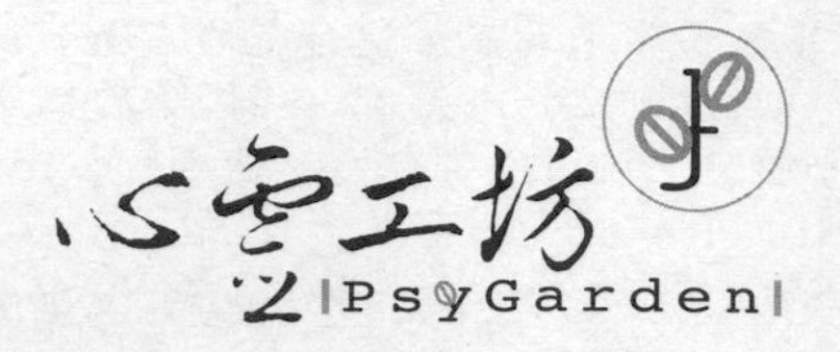

台北市106 信義路四段53巷8號2樓

讀者服務組　收

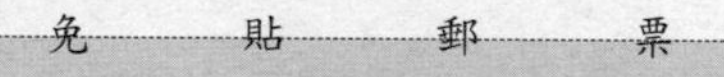

（對折線）

加入心靈工坊書香家族會員
共享知識的盛宴，成長的喜悅

請寄回這張回函卡（免貼郵票），
您就成爲心靈工坊的書香家族會員，您將可以——

⊙隨時收到新書出版和活動訊息

⊙獲得各項回饋和優惠方案